Eubiotik.

Oder

Grundzüge der Kunst,

als Mensch

richtig, tüchtig, wohl und

lang zu leben;

entworfen von

Dr. Joh. Mich. Leupoldt,

öffentl. ordentl. Lehrer der Heilkunde an der Universität zu
Erlangen und Mitgliede einiger gelehrten Gesellschaften.

....

Τὸ πνεῦμα ζωοποιεῖ.

Berlin und Leipzig,

bei G. Reimer.

1828.

Die

Diätetik

des

physischen und psychischen Menschenlebens,

im

wissenschaftlichen Grundrisse

und in Verbindung mit

anthropologischen Betrachtungen

dargestellt von

Dr. Joh. Mich. Leupoldt,

öffentl. ordentl. Lehrer der Heilkunde an der Universität zu Erlangen und Mitgliede einiger gelehrten Gesellschaften.

....

Τὸ πνεῦμα ζωοποιεῖ.

Berlin und Leipzig,

bei G. Reimer.

1828.

Vorrede.

Ich bin mit Friedrich Hoffmann (opuscula physico-medica Tom. I. praefat.) der Ueberzeugung, daß der Arzt — im Ganzen, und abgesehen von leidigen, aber keineswegs völlig unüberwindlichen Hindernissen — mehr und dankenswerther wirken könnte Behufs der Verhütung von Krankheiten und Abwendung größerer Uebel, als Behufs der Beseitigung bereits vorhandener mehr oder weniger beträchtlicher Krankheiszustände. Um so mehr wäre dieß der Fall, wenn diese verhütende und abwendende Wirksamkeit nicht blos dem physischen, sondern in gewisser Weise auch dem psychischen Menschenleben gälte, wodurch eigentlich auch die Sorge für das physische erst vollständig und gründlich wird. Und vollends gut zu Statten kommen möchte sie einer Zeit, der, wie sehr wahrscheinlich unserer kritischen, noch mächtige

Seuchen bevorstehen. Gleichwohl ist nicht leicht zu verkennen, daß auch selbst nur die Literatur der Diätetik oder Eubiotik, deren Endzweck jene Verhütung und Abwendung ist, namentlich in unseren Tagen, und sehr ungleich anderen Zeiten, in quantitativer und qualitativer Hinsicht, und auch selbst nur in Beziehung auf das Physische, ziemlich weit hinter der des übrigen Theils der Heilkunde zurücksteht.

Schon allein diese Umstände sind geeignet, neue literarische Erscheinungen in jenem Fache zu begünstigen, so sehr auch in anderen Beziehungen eine, die gegenwärtige Zeit charakterisirende, quantitativ leicht übermäsige Fruchtbarkeit in Entstehung von Büchern berechtigen mag, Angesichts jedes neuen Buches vor Allem zu fragen: was wohl überhaupt sein Daseyn rechtfertigen oder entschuldigen könne?

Zudem sind zwar unter den bisher der Diätetik gewidmeten Werken verhältnißmäßig hinreichend viele, die sich eine ehrenwerthe und seegensreiche Wirksamkeit zu verschaffen wußten. Gleichwohl aber gehören davon wiederum manche ursprünglich einer Zeit an, in welcher, so wenige Jahre auch zwischen ihr und der Gegenwart liegen mögen, dennoch sowohl der Grund und Boden, auf welche sie ihre Verfasser gründen mußten, als auch das Bedürfniß derer, die sich ihrer bedienen wollen, bedeutend anders beschaffen waren, als sie es jetzt sind. Und manche sind dadurch weniger befriedigend, daß sie sich mehr darauf beschränkten, Vorschriften und Regeln aufzustellen, ohne sich auf eine weitere eigentlich wissenschaftliche Rechtfertigung derselben einzulassen, als an Erfahrung zu appelliren. Unsere Zeit ist nun aber einmal dahin gekommen, daß sie mehr wissen als glauben, daß sie lieber in den Stand gesetzt seyn will, sich ihre Gesetze selbst machen zu können, als ihr fertig dargebotene blindlings zu befolgen, und daß die Gebildeteren derselben in der sich allein überlassenen Erfahrung, in einem gewissen engeren, gewöhnlicheren, aber zugleich schwankenden Sinne des Worts, etwas eben so Unzureichendes und Unzuverlässiges gewahren, als in einem anderweitigen lauen und vereinzelten oder auch in einem zwar lebendigen und umfassenden, zugleich aber blos schwärmerischen Meinen, Dafürhalten u. dergl.

So mußte ich den Druck der gegenwärtigen Diätetik oder Eubiotik, in der ich das eben Erwähnte möglichst zu vermeiden und zu ergänzen strebte, auf's Allgemeinste gerechtfertigt finden — mir übrigens wohlbewußt, wie eine gewisse Beschränktheit, Verwöhnung und Bequemlichkeit auch eigentlich Wissenschaftliches nur gar zu gerne unversucht durch Beinamen, wie schwärmerisch, poetisch, mystisch, unpraktisch rc. sich vom Leibe hält, obwohl nur das wahrhaft Wissenschaftliche auch das praktisch Fruchtbarste ist.

Dieselbe wird nun aber Layen und Aerzten gemeinschaftlich dargeboten. An beide Partheien will ich noch einige Worte dieser Vorrede abgesondert richten.

Unter den Layen ist dieses Buch nur für wahrhaft Denken- und eigentlich Wissen-wollende bestimmt. Diesen aber hab' ich weiter nichts zu sagen, als daß sie den in demselben enthaltenen Lehren nur recht ernsthaft nachdenken, und nach den auf diese gegründeten, und zum Theil von ihnen selbst erst noch zu gründenden, Regeln zu leben versuchen mögen, um inne zu werden, in wie weit jene wahr, diese richtig seyen.

Aerzte aber und unter ihnen vollends diejenigen, welche dieses Buch öffentlich zu beurtheilen Lust haben sollten, möchte ich insbesondere noch auf Folgendes aufmerksam zu machen, mir erlauben.

Ich trage als akademischer Lehrer seit zehen Jahren Diätetik — ein gegenwärtig in der Regel stiefmütterlich behandeltes, nicht selten ganz verwaistes Lehrfach — vor, ohne ausdrücklich vom Staate dazu beauftragt zu seyn, sondern zum Theil wegen wiederholter Aufforderung von Seiten der Studirenden, mehr noch aber um mir dadurch für den Vortrag der Pathologie, und insbesondere für die wesentlichsten Theile derselben, die allgemeine Aetiologie und Pathogenie, von somatischer und psychischer Seite, den Weg gehörig zu bahnen. Zu gleichem Behufe entzog ich mich bis jetzt auch dem Vortrage der Physiologie nicht, die ja denn doch wohl an sich den besten Theil eines guten Grundes der Heilkunde überhaupt ausmacht.

Da suchte ich denn unter Anderem sogleich einer häufigen, äusserlichen, in die Augen fallenden Ungleichheit der Behandlung der Diätetik im Vergleich mit der anderer medicinischer Disciplinen zu begegnen, indem ich — anstatt nach einander zu handeln: von der Luft, von den Nahrungsmitteln, von der Bewegung und Ruhe u. s. w. nach der Ordnung der sog. sechs nicht natürlichen Dinge —

den ganzen Inhalt der Diätetik vielmehr nach den einzelnen natürlichen Lebensgebieten anordnete, wie dieß Naturgemäß auch in der Physiologie, Pathologie und Therapie geschieht. Dadurch gewinnt die Diätetik zugleich fast nothwendig auch an materieller Vollständigkeit, wie dieß eine Vergleichung in Beziehung auf die Athmung, die Cirkulation, die insbesondere sog. Metamorphose u. s. w. darthun wird.

Gleicher Weise fand ich von Seite der Diätetik, wie der Pathologie und Therapie, ein weiteres Eingehen auf das psychische Leben nöthig, als nicht selten blos in einem Kapitelchen über psychische Einwirkungen auf die Gesundheit an den Tag gelegt wird.

Ungeeignet dagegen mußt' ich es finden, den Inhalt der Diätetik mehr nur nach gewissen abstrakten Begriffen aus einander zu legen, wie es in einem neueren dahin gehörigen Werke geschehen ist. Vielmehr hab' ich selbst die mir ganz natürlich und an sich nothwendig erscheinenden Abtheilungen nur in den ersten Abschnitten strenger aus einander gehalten, und mehr nur zur Probe und um einem Theile der Leser die Methode zu bezeichnen, nach der er selbst im Einzelnen zergliedern und individualisiren könne, wo ihm die concretere Darstellung in ihrer Ganzheit nicht sogleich deutlich genug seyn sollte, um leicht das nöthige Besondere zu entnehmen. Ebenso fand ich es, trotz meiner Ueberzeugung, daß die Heilkunde überhaupt durch immer innigere Anknüpfung an das Psychische nur sehr wesentlich gewinnen könne, dennoch nicht zweckmäßig und selbst wohl dem Arzte nicht zustehend, in einer Diätetik specieller in's Geistige einzugehen, als hier geschehen. Wohl aber hielt ich in dieser Beziehung für Hauptaufgabe, die wichtigsten Wechselverhältnisse zwischen Physischem und Psychischem, im Menschen bestimmter zu bezeichnen. Das Geleistete ist aber keineswegs blos in dem kurzen Abschnitte der Gesundheitspflege des psychischen Menschenlebens zu suchen. Wird aber alles Dahingehörige hinlänglich beachtet, so hoffe ich die Vergleichung dieser Diätetik mit dem oben angedeuteten und im Bereiche des Psychischen besonders umfassenden Werke eines sehr geistreichen Verfassers keineswegs fürchten zu müssen; auch dann nicht, wenn man diese Diätetik in besondere Beziehung zur Psychiatrie bringen wollte.

Was nun aber das Innere und Wesentliche des umfänglicheren Theils dieser Diätetik, die Gesundheitspflege des physischen Menschenlebens betrifft; so hatte ich auch dabei hauptsächlich fünferlei im Auge:

1) überhaupt eigentlich wissenschaftlich zu verfahren. *Es möchte nunmehr an der Zeit seyn*, in der Heilkunde nach durchgreifender, eigentlicher Wissenschaft gemeinsamer und ernstlicher zu streben. Noch kommt man aber hie und da fast in Versuchung, Cicero's Aussage selbst auf einzelne Wortführer in unserer Literatur anwendbar zu finden: discum quam philosophum audire malunt. Bei gar zu Vielen ist das Wissen nicht blos noch völliges Stückwerk, sondern sie wollen überall nur solches. Solche verfahren in der That nicht anders, so sehr sie auch Recht zu haben vermeinen mögen, als wenn sie nicht ganze organische Wesen, sondern nur Stücke derselben wollten, womit zugleich äusserlich die nothwendige Gestalt organischer Einheiten und innerlich das Leben vernichtet werden würde. Nur die in sich selbst Eine und ganze, äusserlich bestimmt gestaltete und gegliederte, innerlich aber lebendige und mit der Wurzel alles Lebens innig verbundene Wissenschaft ist ein treues Abbild vom Organismus des Daseyns. Der Gegensatz zu jenem unzulänglichen Stückwerkwissen liegt schon deutlich in dem

Worte: Wissenschaft; denn diese Endsylbe zielt überall auf Ganz- und Einheit, die selbst wiederum überhaupt, nach Analogie alles Lebendigen, mehr von innen heraus entwickelt, als von aussen her zusammengesetzt seyn müssen, mehr aus der Tiefe erwartet, als durch die Breite gewonnen werden können. Wo diese im Wissen fehlen, da fehlt nothwendig Weisheit im Handeln. Denn Weisheit d. h. Wissen-heit ist ja gleichbedeutend mit Wissenschaft, insbesondere sofern sie sich auf's Handeln bezieht. Es ist sonderbar, wie muthig sich die Widersacher der Wissenschaft, der Weisheit in der Heilkunde noch immer häufig aussprechen, indem sie doch im Grunde höchst feig und vorurtheilsvoll, sonst viel redend von unermüdlichem Versuchen und Erfahren und gegen vorgefaßte Meinungen, davon abstehen, das selber durch und durch zu versuchen und möglichst vollständig zu erfahren, was sie mehr oder weniger blindlings bekämpfen und verdammen. Denn dabei auf halbem Wege stehen bleiben; von Aeusseren nur so einiger Massen zum Inneren, von der Schaale zum Kerne, vom Einzelnen nur zu einigem Gemeinsamen fortzutasten, ist objektiv und subjektiv unzureichend. Objektiv, sofern sich's um Erreichung und Durchdringung des All-gemeinen (andelt, wenn Einheit und Grund gewonnen werden wollen. Subjektiv, sofern man ein Stümper bleibt in welcherlei Form es auch sey, wenn man der Schule mitten im Lehrcursus entläuft. Ja, nicht blos unzureichend, sondern positiv schlimm ist dergleichen insofern, als aus solcher Quelle eine Menge die Welt mehr schreckender und plagender, als ihr erfreulicher und nützlicher Mißgeburten von Halb- und Scheinwahrheiten hervorgehen. — Die Arbeit des noch weniger geübten Denkens scheuend und dann den Genuß und die Früchte eines erstarkten Denkens nie recht kostend, plagt man sich umsonst mit isolirten Beobachtungen und sog. Erfahrungen ab; denn höchst wahr sagt ein schon altes Sprüchwort: exempla non probant. So gewonnene einzelne Regeln ohne den Einen Geist, der auch in und durch Wissenschaft erst in alle Wahrheit leitet, sind ein Wörterbuch ohne Sprachlehre, sagt ein herrlicher deutscher Geist. Und um in einer Angelegenheit, in Bezug auf welche ich mir gerne gesagt seyn lasse: prediget ohn' Unterlaß! wenigstens noch einige fremde Stimmen vernehmen zu lassen; so höre man den gewiß ehrenwerthen Naturforscher des Alterthums Plinius: Naturae vero rerum vis atque majestas in omnibus momentis fide caret, si quis modo partes ejus, ac non totam complectitur animo — und bedenke im Zusammenhange damit des oben bezeichneten Deutschen Worte: wir kehren die Unwissenheit der Wilden, welche Schiesspulver säeten, anstatt es zu machen, blos um, wenn wir etwas (aus dem oben erwähnten Stückwerk des Wissens) zusammensetzen wollen, was sich nur entfalten läßt. — So erklärlich es übrigens ist, warum jene, die beim Denkenlernen auf halbem Wege stehen blieben und mehr nur Mißgeburten eines Quasi-Denkens kennen lernten, die Jugend vor allem eigentlichen gründlichen Denken ängstlich warnen; so gehört doch nicht leicht etwas Anderes mehr zu den Sünden gegen den heiligen Geist, als solches Unterfangen.

2) Hielt ich insbesondere fest im Auge, das Physische des Menschen stets in Beziehung auf das höhere, eigentlich charakteristische Wesen des Menschen als solchen, somit wahrhaft anthropologisch zu betrachten, überzeugt, daß ausserdem dem Menschen der Hauptsache nach leicht mehr geschadet, als genützt werde —

3) den Gang der Entwickelung der Menschengattung überhaupt und den Stand derselben jetzt und bei uns insbesondere näher zu bezeichnen und

daran anzuknüpfen, woraus für eine Menge von diätetischen Controversen aus verschiedenen Zeiten und Oertlichkeiten erst die richtige Interpretation und gerechte Schlichtung, sowie ein eben so begründetes als wohlthätiges Vertrauen auf eine auch in diesen Verhältnissen stets waltende göttliche Ordnung und Vorsehung, resultirt;

4) speciellere physiologische Ansichten, die mir namentlich auch zu einer tieferen und festeren Begründung in der Pathologie dienen zu müssen scheinen, für die Diätetik geltend und fruchtbar zu machen; wohin ich namentlich rechne: a) die Bedeutung jedes der drei allgemeinen Systeme, ihre Indifferenz im eigentlichen Parenchym, ihre Wechselwirkung mit dem Blute in der Ernährung rc.; b) die Darstellung polarer Verhältnisse mehrfacher Art zwischen einzelnen Theilen und Thätigkeiten und zwischen ganzen Lebensgebieten — überzeugt, daß wir ohnedieß da mehr nur ein wirres Chaos sehen, wo gerade die bewundernswürdigste Ordnung herrscht; und in welcher Beziehung ich insbesondere auf die Darstellung der Verhältnisse des Zeugungslebens, des Nervenlebens, gewisser Absonderungen und des Organismus des Psychischen verweisen möchte — c) die Ableitung der verschiedenen Lei-

besconstitutionen und Temperamente, der Lebensalter; deßgleichen die nähere Bestimmung des verschiedenen Verhaltens der menschlichen Organisation in den verschiedenen Jahres- und Tagszeiten rc.

5) endlich die tiefere Ergründung der wesentlichen Wirkungen und specifischeren Beziehungen äusserer Einflüsse, insbesondere aber der Speisen und Getränke, auf den Menschen.

Letzteres machte zur schönsten Zeit altgriechischer Heilkunde, und als überhaupt die Diätetik „multo cultior fuit, quam nostris temporibus, ut tota practica secta medicinae, cum a Chirurgia et Pharmaceutica separaretur, Diaetetices nomen retinuerit" (Boerhaave: methodus studii med. ed. Haller. p. 686), einen Hauptgegenstand der ärztlichen Forschung aus, der sich Hippocrates selbst nicht wenig befliß. Mit Recht heißt es daher a. a. O. weiter: eam etiam partem medicinae infinitis scriptis veteres ornaverunt, qua facultates singulorum fere piscium et stirpium et carnium definire conati sunt, nimii paulum in eo studio, et supra experimentum progressi.

Wie sehr aber auch in dieser Beziehung rücksichtlich einer gewissen Experimentirkunst mit Hippocrates auszurufen sey: experimentum fallax! möchten deßfallsige Experimente der neueren Zeit und ihre Resultate in manchen unserer Diätetiken manchfach bezeugen. Obwohl ich selbst für seine Zeit übertrieben und unanwendbar finde die Behauptung van Helmont's: sana quoque quisque medentum praedicat, quae sibi arrident magis; so kommen doch die allzuvagen und einseitigen Charakteristiken einzelner Speisen und Getränke, wie „schwerverdaulich," „leichtverdaulich," „stopfend," „kühlend," „erhitzend," u. derlg. auch in Diätetiken unserer Zeit ziemlich häufig vor. Freilich reichen zu diesem Zwecke auch die Grundqualitäten des Süß, Scharf, Fett, Wäßrig, Geistig u. s. w., wie sie zur Zeit des Hippocrates geltend gemacht wurden, nicht hin.

Von Galen mag es in dieser Hinsicht bei Boerhaave der Wahrheit gemäß weiter heißen: Diaeteticen multis libris illustravit. Ergo *de alimentorum facultatibus* tres libros scripsit, qui fere omnibus recentioribus scriptis de diaeta fundamentum praestiterunt etc. Daß er, wie es gleich darauf heißt: nimius horaeorum fructuum osor ist, hat wohl seinen guten geschichtlichen Grund.

Doch hat man sich auch in dieser Hinsicht um den entscheidenden Aufgang der neuen Geschichte eigene Ansichten gegen die des Alterthums und insbesondere Galen's erlaubt. Viel davon ist aber auf Rechnung des Hieronymus Cardanus, dieses merkwürdigen Genie's des 16ten Jahrhunderts, zu bringen.

Freilich waren derlei eigene Ansichten von den specifischen Eigenschaften der Speisen und Getränke vorzugsweise erst nur Sache der Ahnung und des Glaubens; und vielfach griff Phantasterei und blinde Willkühr oder isolirter scholastischer Verstand, verunstaltend und verdeutelnd in sie ein. So verdrängt zu werden, wie sie es im Laufe des 17ten und 18ten Jahrhunderts zum Theil dadurch wurden, daß namentlich Sanctorius eine andere Seite der Diätetik besonders hervorhob, verdienten sie aber nicht; und wirklich fiel unverkennbar damit zusammen eine gewisse Verflachung und Verwischung dieses immer so wichtigen Theiles der Diätetik. Wiederum aber erfordert es die Billigkeit, anzuerkennen, daß zur Fortbildung und wissenschaftlichen Verklärung jener Ansichten auch die Grundlagen theils in einer anthropologischen Physiologie, theils in einer sinnigeren Naturgeschichte erst noch weiter gedeihen mußten.

Ob es nun dazu jetzo wenigstens einiger Maßen Zeit geworden, und in wie weit mir mit Hülfe der eben erwähnten Grundlagen und Augenmerke, (S. XII — XVII.) der Idee des menschlichen Mikrokosmus aber insbesondere, einiges Wünschenswerthe bereits gelungen sey — das zu beurtheilen, muß ich competenten Richtern überlassen, die aber gewiß auch insofern billig seyn werden, als sie selbst eines Theils das gemischte Publikum nicht aus dem Auge verlieren, für das ich schreiben wollte, und anderen Theils in diesem Buche nach dem Vorstehenden mehr nur einen ersten Versuch anerkennen. Zudem will ich durch all' das bisher über diesen Abschnitt der Diätetik Erwähnte gleichwohl keineswegs zu verstehen geben, daß ich ihn etwa für den gelungensten und wichtigsten des ganzen Buches halte.

Indem ich wegen alles Uebrigen zunächst auf die nachstehende allgemeine Vorbereitung, sodann aber auf den ganzen Verfolg des Buches selbst verweise; bemerke ich nur noch, daß es mir selbst bei diesem Buche ebenso wenig, als bei meinen meisten früheren Schriften, darum zu thun war: ein auch dem Aeusseren nach möglichst vollendetes Werk zu liefern. Wenn mir das Leben bleibt und die Kraft wächst, so hoff' ich wohl mit solch' einem Werke mein schriftstellerisches Lebenstagwerk zu schließen. Bis jetzt aber lag mir mehr nur daran, von Zeit zu Zeit, wo möglich, nur überhaupt einigen Einfluß zu üben auf das gerade gegenwärtige bunte und emsige Treiben unserer Literatur; ausserdem der Ueberzeugung lebend, daß in dieser rührig und kräftig gährenden Masse, was sich ihr beimischt, zunächst von selbst so umgestaltet und fortgebildet werde, wie es einer nächstfolgenden Zeit der allgemeineren eigentlicher wissenschaftlichen Abklärung und Ausgestaltung jener Masse am günstigsten sey.

Sollte sich übrigens dieses Buch bei Layen und Aerzten, und unter letzteren etwa namentlich auch als Grundlage akademischer Vorlesungen, einiger Gunst erfreuen; so wird mir vielleicht dadurch am ehesten Veranlassung, falls eine weitere Auflage nöthig würde, das Meinige getreulich zu seiner Verbesserung beizutragen. Schon jetzt seh' ich die Nothwendigkeit und selbst das Wie davon in mehrfacher Beziehung ein. Speciellere Anwendung einzelner Grundlehren und Hauptregeln aber hab' ich häufig geflissentlich unterlassen und dem Leser oder insbesondere dem Lehrer anheim gestellt.

Mögen, so wünsch' ich aus Herzensgrund,

alle wohldenkenden und redlich wohlwollenden Leser dieses Buches tüchtig, wohl und lang leben, so viel oder so wenig auch dieses Buch selbst dazu beizutragen im Stande sey!

Erlangen,
am ersten Frühlingstage des Jahres
1828.

Leupoldt.

Inhaltsanzeige.

Seite

Allgemeine Vorbereitung 1

I. Gesundheitspflege des physischen Menschenlebens.

Erstes Buch. Gesundheitspflege des vegetativen Menschenlebens 33

Allgemeinste anthropologische Uebersicht.

Speciellere anthropologische Vorbereitung . . 35

Erster Abschnitt. Gesundheitspflege in Bezug auf Verdauung und anfangende Blutbereitung . . . 62

Vorläufige Uebersicht.

Erstes Kapitel. Vom Verhalten gegen die Speisen.

Erster Artikel. Vom Verhältniß der Speisen zum menschlichen Körper, diesen in einem mittelsten Normalzustande gedacht.

I. Speisen aus dem Pflanzenreiche.

1) Mehlige Saamen 65

2) Mehlreiche und überhaupt reichlicher nähren- Wurzeltheile 74

Seite
3) Gelinder nährende Wurzeln und Kraut von Pflanzen, die als Gemüse genossen werden 80
4) Vegetabilische Salate 82
5) Obst und Beeren 85
6) Oel 91
7) Schwämme und Pilze 93
8) Kochsalz und vegetabilische Würzen 95
II. Speisen aus dem Thierreiche.
1) Ueber das Verhältniß der menschlichen Organisation zu Speisen aus dem Thierreiche nach den allgemeinsten Gesichtspunkten 102
2) Allgemeine Uebersicht und Beurtheilung der üblichsten Zubereitungsweisen animalischer Kost . . 106
3) Speciellere Betrachtung des Verhältnisses der Speisen aus dem Thierreiche zum Menschen.
a) Die Klasse der Säugethiere 109
b) Die Klasse der Vögel 111
c) Die Amphibien 112
d) Die Fische 114
e) Crustaceen 117
f) Die Mollusken 118
g) Uebrige thierische Stoffe, Produkte und weitere Präparate aus denselben (Blut, Milch und die Edukte aus derselben, Honig, Eier, Caviar) . 119
Zweiter Artikel. Die vorzüglichsten besonderen Regeln für den Genuß der Speisen nach den hauptsächlichsten Verschiedenheiten menschlicher Individualität

Seite

einerseits und der äusseren Lebensverhältnisse andrerseits.

I. Nach Verschiedenheit des Geschlechts . . . 125

II. Nach Verschiedenheit des Lebensalters . . . 127

III. Nach Verschiedenheit der Leibesconstitution . . 129

IV. Nach Verschiedenheit der übrigen Lebensweise überhaupt und der Beschäftigungen insbesondere, so wie besonderer Gewöhnungen 133

V. Nach Verschiedenheit des Klima und Eigenthümthümlichkeiten des Wohnorts 136

VI. Nach Verschiedenheit der Jahres- und Tags-Zeiten 137

VII. In Bezug auf die Empfindung des Hungers, der Appetite, und des Sattseyns 140

Dritter Artikel. Regeln im Betreff der Benützung gewisser gleichzeitiger Zustände des übrigen physischen und des psychischen Lebens für den vortheilhafteren Erfolg der Verdauung und anfangenden Blutbereitung 142

Vierter Artikel. Einige Andeutungen im Betreff der Vermeidung gewisser Schädlichkeiten von Seite der Speisen selbst, ihrer Zubereitung und des Geschirrs zu ihrer Bereitung und Aufbewahrung . . 146

Zweites Kapitel. Vom Verhalten gegen die Getränke.

Erster Artikel. Von der Wirkung der verschiedenen Getränke auf die menschliche Organisation, dieselbe

Seite
in einem mittleren Stande der natürlichen Entwicklung gedacht.
1) Natürliche, einfachste Getränke 148
2) Mischungen des Wassers mit verschiedenen Substanzen zu kalten Getränken 153
3) Aufgüsse und Abkochungen; meistens als warme Getränke 155
4) Gegohrne Getränke — kalte 160
5) Destillirte Getränke — gebrannte Wasser — Brandwein 172
6) Bischoff und Punsch 174
Zweiter Artikel. Andeutung besonderer Regeln für den Genuß der Getränke nach den hauptsächlichsten Verschiedenheiten menschlicher Individualität einerseits und der äusseren Lebensverhältnisse andrerseits.
I. Nach Geschlechtsverschiedenheit 176
II. Nach Verschiedenheit des Lebensalters . . . 177
III. Nach Verschiedenheit der Leibesconstitution . . 179
IV. Nach Verschiedenheit der Beschäftigung, Lebensweise und Gewöhnung 180
V. Nach Klima und übriger Eigenthümlichkeit des Wohnorts 182
VI. Nach Verschiedenheit der Jahres- und Tageszeiten 183
VII. In Bezug auf die Empfindung des Durstes überhaupt und der Appetite nach besonderen Getränken, sowie des Sattseyns 184

Seite

Dritter Artikel. Die Beobachtung anderweitiger physischer und psychischer Zustände Behufs eines gedeihlichen Trinkens 185

Vierter Artikel. Andeutungen im Betreff gewisser besonderer Beimischungeu zu Getränken 187

Zweiter Abschnitt. Gesundheitspflege in Bezug auf Athmung und Blutvollendung.

Erstes Kapitel. Gesundheitspflege des organischen Apparats zum Athmen selbst 189

Erster Artikel. Geeignete Uebung der Respirationswerkzeuge 190

Zweiter Artikel. Von der Schonung des Respirationsapparates 193

Dritter Artikel. Positives Verfahren gegen gewisse schädliche Beschaffenheiten der Luft 195

Zweites Kapitel. Von dem vortheilhaftesten Genusse der Luft durch's Athmen 196

Dritter Abschnitt. Gesundheitspflege in Bezug auf die beständige Wechselwirkung zwischen Blut und den relativ festen Theilen der Organisation überhaupt (Circulation und Metamorphose) uud in Bezug auf die Ab- und Aussonderungen insbesondere . . . 202

Erstes Kapitel. Sorge für den gehörigen Vorgang der Circulation 203

Seite

Zweites Kapitel. Sorge für den rechten Erfolg der Metamorphose überhaupt und der Ab- und Aussonderung insbesondere.

Erster Artikel. Hauptgesichtspunkte für den Stoffwechsel überhaupt 206

Zweiter Artikel. Verhalten gegen die einzelnen Ab- und Aussonderungen insbesondere.

1) Von den Ab- und Aussonderungen der äusseren Haut 210

2) Die Aussonderung des Speichels 221

3) Die Darmausleerung . . . . —

4) Die Harnaussonderung 223

5) Die Gallenabsonderung 225

Vierter Abschnitt. Verhalten gegen das Geschlechtsleben.

Erstes Kapitel. Von der Bedeutung des Geschlechtslebens im Allgemeinen 227

Zweites Kapitel. Verhalten in Bezug auf die Zeitverhältnisse des Geschlechtslebens.

Erster Artikel. In Beziehung auf das Lebensalter des einzelnen Menschen 234

Zweiter Artikel. In Beziehung auf Jahres- und Tageszeiten 240

Dritter Artikel. In Beziehung auf ganze Zeitalter 242

Seite

Drittes Kapitel. Von dem Unterschiede zwischen natürlicher und widernatürlicher Befriedigung des Geschlechtslebens, und von den Mitteln, letztere zu verhüten und davon zu befreien.

Erster Artikel. Monogamie, Vielweiberei, Vielmännerei, widernatürliche Befriedigung des Geschlechtslebens in der Ehe 248

Zweiter Artikel. Aussereheliche Unnatur des Geschlechtslebens 253

Dritter Artikel. Von den Mitteln, derlei Unnatur zu verhüten und davon zu befreien 256

Viertes Kapitel. Einige Bemerkungen über das Verhalten des weiblichen Geschlechts gegen die Aussonderungen des Monatlichen und der Milch.

1) Monatliches 261

2) Milch. Säugen 264

Zweites Buch. Gesundheitspflege des animalischen Menschenlebens.

Allgemeinste anthropologische Uebersicht 269

Speciellere anthropologische Vorbereitung.

I. Nervensystem 274

II. Fleisch- und Muskelsystem 286

Erster Abschnitt. Gesundheitspflege in Bezug auf das Nerven- und Sinnes-Leben.

Erstes Kapitel. Verhalten gegen das Gemeingefühl das Gefühl der Haut und das Getaste . . 293

Seite

Zweites Kapitel. Verhalten gegen die einzelnen äusseren Sinne und das sog. Sensorium commune (Hirn).

1) Geschmack 297

Tabakrauchen 299

2) Geruch 302

Tabakschnupfen 303

3) Gehör 305

4) Gesicht 306

Zweiter Abschnitt. Gesundheitpflege in Beziehung auf das Muskelleben, insbesondere die willkührliche Bewegung.

Allgemeiner Ueberblick 309

Erstes Kapitel. Von der Uebung in willkührlicher Bewegung.

Erster Artikel. Von einigen Grundverhältnissen der Bewegung zum übrigen Leben des Individuums . 310

Zweiter Artikel. Arten der Bewegung in besonderer Beziehung zu verschiedenen Zeitverhältnissen, zur Verschiedenheit des Geschlechts und des individuellen Kräftezustands 312

Zweites Kapitel. Muskelruhe — Schlaf und Wachen 316

Schlussbemerkung in Beziehung auf das Verhalten gegen die organische Wärme . . . 329

Seite

II. Zur Gesundheitspflege des psychischen Menschenlebens.

Vorläufige Bemerkung 335

I. Der Organismus des psychischen Lebens an sich . 336

Schema des Seelenlebens 340

Schema des Geisteslebens 348

Zwischenvermögen zwischen Seelen- und Geistesleben (Gemüth, Verstand, Willkühr) 349

II. Natürliche Entwickelungs- und Lebensgeschichte des Psychischen, Gefahren derselben und Hülfsmittel dagegen — mit besonderer Anknüpfung an die Lebensalter des Individuums und der Menschheit im Ganzen, und mit besonderer Rücksicht auf Religion 352

Kindesalter 355

Knabenalter 356

Jünglingsalter 361

Mannesalter 364

(Protestantismus u. Katholicismus) . 368

Drei Perioden des Greisenalters 373

(Mystik, Mysticismus) 374

III. Verschiedenheit des Psychischen nach Verschiedenheit des Geschlechts, und daraus folgendes Verhalten 377

IV. Die Temperamente und ihre eubiotische Würdigung 379

Seite

V. Noch einige speciellere Wechselbeziehungen zwischen Physischem und Psychischem desselben Individuums. 381

VI. Einige Andeutungen im Betreff gewisser noch übriger nächster Hauptquellen eines glücklichen oder unglücklichen Menschenlebens 388

(Wahl des Berufs im Leben — Wahl der Verbindungen mit Menschen, durch Freundschaft, Ehe, Geschäfte — Wahl der Lectüre).

Schlußbemerkung über die Kunst, gut zu sterben 390

Allgemeine Vorbereitung.

Unter Diätetik oder Eubiotik oder, wie man dieselbe Sache auch noch nennt, Hygieine oder Gesundheitspflege wird hier verstanden der wissenschaftliche Inbegriff von wissenschaftlich erzeugten Lehren und darauf gegründeten Regeln für die so wichtige Kunst des Menschen: sein eigenes Seyn und Leben, — wenigstens nach dessen ersten und wesentlichsten Grundverhältnissen, von denen aber alle übrigen abhängen, denn primum est vivere — vernünftig anzuordnen und zu führen, und eben dadurch zugleich richtig, tüchtig, wohl und lang zu leben, oder im vollsten Sinne des Worts sich möglichst gesund zu machen und zu erhalten.

Diese Kunst darf und kann, wie sich weiter unten ergeben wird, durchaus nicht blos auf dieses oder jenes einzelne Grundverhältniß des menschlichen Seyns und Lebens beschränkt werden, wenn sie nicht in sich selbst schlecht und in ihrer Wirksamkeit gefährlich werden soll. Nicht blos das Physische des Menschen, oder etwa selbst davon wieder mehr nur das Verhältniß zu Essen und Trinken u. dergl. darf sie, sondern sie muß auch nothwendig betreffen das Physische des Menschen in all seinen wesentlichen Bestandtheilen und nach all seinen Grundverhältnissen zu äußeren, zum Fortbestande desselben mehr oder minder wesentlich erforderlichen, Hülfsmitteln jeder Art und zu jederlei mehr oder minder wohlthätigen oder nachtheiligen äußeren Einflüssen; sie muß sich ebenso auf alle Grundverhältnisse des psychischen Menschenlebens, sowie auf die Wechselbeziehungen des Physischen und Psychischen desselben Individuums und selber auf die gegenseitigen Wechselwirkungen zwischen Einzelnem im Physischen oder Psychischen desselben Individuums beziehen. Nur indem so die Gesundheit der ganzen Person zu erhalten und zu erhöhen gesucht wird, kann für jede einzelne Beziehung derselben vernünftig gesorgt werden.

Ein „wissenschaftlicher Inbegriff" von Lehren 2c. soll diese Diätetik, oder wie wir dasselbe sonst nennen wollen, seyn — d. h. die sie ausmachenden Lehren und Regeln sollen kein Haufwerk, kein ordnungsloses Untereinander bilden. Je mehr nämlich etwas so ist, wie es aus der Werkstätte der Schöpfung ursprünglich hervorging und nach dem ewigen, heiligen Plane derselben seyn soll, und je weniger es noch verletzt oder wohl gar zerstört ist: eine desto bestimmtere Gestalt, Organisation und Ordnung beweist es in seinem Seyn und Leben. Und gerade so ist es mit dem Wissen. Das möglichst vollendete Wissen hat eine nothwendige Gestalt, Organisation und Ordnung, ist so ein geistiges Wiederschaffen der ursprünglichen Schöpfung, und heißt so erst Wissenschaft. Alles andere Wissen ist nur entweder Trümmerwerk zerstörter, zerstückelter Wissenschaft, oder es ist Bauzeug zur Wissenschaft, woraus aber diese ohne bestimmte geistige Zuthat eben so wenig wird, als ein Haus aus Steinen und Balken ohne einen Baumeister und seinen Bauplan. Damit ist zugleich gesagt, daß hier unter wissenschaftlichem Inbegriffe auch noch einiges andere, außer einem völlig regellosen Haufwerke, nicht verstanden werde. Nämlich auch nicht eine Anordnung des ganzen Inhalts der Diätetik nach mehr als Einem sog. Principe, noch nach Einem zwar nur, das aber etwa nicht Princip und Wesen dieses Inhalts selber wäre, sondern das ihm aufgedrungen und in dessen Form derselbe nolens volens gezwängt würde. Die eigentlich wissenschaftliche Form ist die ihres Gegenstandes selber, der dabei nur vergeistigt, d. h. so erscheint, wie ihn Gott gedacht hat und denkt, oder als das, was er seiner wesentlichsten Bedeutung nach ist.

Die Lehren dieser Diätetik oder Eubiotik, auf welche weiter Regeln der Kunst gegründet werden, sollen ebenfalls, „wissenschaftlich erzeugte" seyn. Was das heisen wolle, wird jetzt leicht erhellen. Es will dieß sagen: diese Lehren seyen nicht Vorstellungen, Ansichten, Meinungen, Träume der Subjectivität dieses oder jenes Einzelnen, von den in die Diätetik gehörigen Gegenständen und über sie; sondern sie seyen, soweit dieß den einzelnen Menschen erreichbar ist, die in geistiger Gestalt, wie sie aus Gott sind, dargestellten und für sich selbst sprechenden Gegenstände, in ihrem natürlichen und nothwendigen Zusammenhange mit dem Ersten und Letzten, dem Nächsten und Fernsten. Wer aber, vollends etwa im Ganzen, von diesen wissenschaftlich erzeugten Lehren und über sie und zugleich gegen sie dieses und jenes meint; — nun der meint eben (wähnt, träumt ꝛc.) von ihnen, wie er von Anderem meint. Diese Lehren und das Andere sind aber trotz dieses Meinens doch, was sie sind und als was sie nur der wahren Wissenschaft Fähige erkennen. —

Aber „wie Gott etwas gedacht hat und denkt?" „Wie etwas aus Gott ist?" so die

Sache erfassen, das soll sie wissenschaftlich auffassen heissen? — Allerdings; mit dem bereits gemachten Zusatze, soweit dieß der Mensch vermag. Allein der Mensch vermag auch unendlich viel mehr, als gar häufig geahnet wird. Aber das Höchste, was er vermag, vermag er durch die Idee; und da die Quelle und das Lebenselement der Ideen die Vernunft ist: so vermag er das Höchste durch die Vernunft. Die Vernunft ist aber der Gott in uns; erst durch die Vernunft beurkunden wir, daß wir göttlichen Geschlechts sind. Und insofern erkennen wir durch Vernunftwissen, das gleichbedeutend ist mit Wissenschaft, die Dinge möglicher Weise, wie sie Gott denkt und wie sie aus Gott sind — woneben das gewöhnlich sogenannte Erfahrungswissen nicht verkannt oder gar verachtet werden soll. Es ist uns auch hier in der Diätetik das Bauzeug, ohne welches der herrlichste Bauplan vergebens wäre.

Uebrigens endlich könnte man — da die Eubiotik die Kunst des Menschen genannt worden, sein Seyn und Leben „vernünftig" anzuordnen und zu führen — auch sagen: die Eubiotik habe zum Endzwecke, im Menschen das Ebenbild Gottes verwirklichen zu helfen.

An das hier über Begriff, Beschaffenheit und Endzweck einer rechten Diätetik oder Eubiotik Angedeutete werden sich folgende vorbereitende Betrachtungen nothwendig anknüpfen müssen, wenn nicht der ganze übrige Verfolg des gehörig tiefen und festen Grundes und eines möglichst vollkommenen Verständnißes entbehren soll.

1.

Seyn und Leben! — Die nächste Ursache von Allem, was ist, nennen wir Leben. Dieses ist aber selbst wieder von dem absoluten Geist, den unsre Sprache Gott nennt, ursprünglich gesetzt, fortwährend geleitet und hat nur in Beziehung auf diesen einen wahrhaften Endzweck.

Wir haben aber unter Leben zu verstehen eine stets wirksame Substanz (nicht Materie) oder Ursache, oder ein stets wirksames Wesen, oder einen stets wirksamen Grund oder Trieb, dessen oder deren Wirken und Werke eben Alles ausmachen, was ist (Wirklichkeit).

Dieses Wirken geschieht nach einer weisesten, heiligen Gesetzlichkeit, die zwar durch der Willkühr fähige Wesen im Einzelnen und für einige Zeit alterirt werden kann, im Allgemeinen aber und dem Endresultate nach alles ihr Untergebene vollkommen beherrscht.

Das Wirken und die Werke des Lebens sind zwar unendlich manchfaltig und ebenso erscheint jene Gesetzlichkeit unendlich manchfach modificirt. Allein weil alles doch Einen gemeinsamen Ursprung und Ein gemeinsames Ziel hat, so stimmt und wirkt diese unendliche Mannigfaltigkeit im G a n z e n und dem E n d r e s u l t a t e nach doch stets einträchtig nnd harmonisch zusammen.

2.

Das Wesen, welches jene heilige Gesetzlichkeit und diese allein recht beglückende Eintracht und Harmonie am bedeutendsten zu stören und so sein eigenes besseres Seyn und mehr oder weniger das alles anderen Irdischen zu beeinträchtigen vermag, ist der Mensch. Und er thut dieß in um so größerem Maase und um so unausbleiblicher, je mehr er sich im Fortgange der Entwickelung des wesentlichsten Theils seines Lebens zwischen zwei extremen Zuständen des letzteren mitten inne und von jedem gleichweit entfernt befindet. Dieser wesentlichste Theil ist das, was wir wohl auch sein Bewustseyn nennen.

Solange dasselbe noch unentwickelt, in eine Mannigfaltigkeit von Richtungen (Wissen und Fertigkeiten) noch uicht aufgeschlossen ist; solange es vielmehr noch in einem Schlafähnlichen Zustande und in der Einfalt sich befindet, regirt es, das noch einfache Leben des Menschen unter der Form des Instinkts, wenn auch blindlings, doch unfehlbar.

Deßgleichen setzt es den Menschen, wenn dasselbe im entgegengesetzten Extreme seine innigste, allseitige und höchste Entwickelung und Durchbildung erfahren hat, in den Stand völlig richtig und wohl zu leben; so aber, daß es ihn alles Leben und Seyn und dessen Gesetzlichkeit nicht blos klar erkennen, sondern ihn auch die höchste und eigentlich alleinige Glückseeligkeit darein setzen macht, daß er dieser klar erkannten und als beste anerkannten Gesetzlichkeit aus freiem Entschlusse (Freiheit) folge.

3.

Allein zwischen diesen beiden Stufen giebt es eine mittlere und Uebergangsstufe. In dieser ist das Bewustseyn im Erwachen und in der Entwicklung begriffen; aber es ist noch uicht völlig wach und noch nicht fertig entwickelt. Der Instinkt regirt nur noch Stückweise und schwach; die klare Erkenntniß und Anerkennung und die daraus hervorgehende Freiheit ist noch nicht vollendet, und greift somit, soweit sie eingreift in die Lebensführung des Menschen, als unvollendete und unreife ebenfalls nur theilweise und unsicher bestimmend, als Willkühr, ein. So erscheint in dieser Mittelstufe der Entwickelung der Mensch in und aus sich selbst ziemlich Haltungslos, und mit jedem Schritte, en er dennoch thun muß, eben so leicht fehlgreifend, ls glücklicher Weise das Rechte treffend. Zudem chwebt er stets in der Gefahr, entweder sich von em eben in vorherrschender Entwickelung begriffenen Einzelnen seines ganzen Wesens einseitig bestimmen nd verleiten zu lassen, oder sich willenlos als Spielall, unwürdig seiner selbst und zur eigenen Qual, iner Mehrheit des Einzelnen in ihm, an ihm und m ihn hinzugeben; oder verwegen mit eigenem Gutünken entscheidend einzugreifen, das aber ebenso leicht öllig falsch seyn kann und dann fehlschlagen muß, ls es zum rechten Ziele führen kann.

4.

So per aspera ad astra geht der Lebensweg es ganzen Menschengeschlechts, einzelner Völker und edes Individuums. Sie sind aber in der gefährichen mittleren Entwickelungsperiode dennoch nicht hne Compaß, nicht ohne ein orientirendes Gestirn elassen, nach dem sie nur vertrauend zu schauen und em sie nur zu folgen brauchen, um den Untergang u vermeiden, den leider so viele Einzelne aus eigeer Schuld erfahren. Dieser Compaß ist das Gewissen, das allein unter allem, was wir an und n dem Menschen nennen mögen, unter keinerlei Umänden ganz verdorben oder vernichtet werden kann. Und dieses Gestirn ist die Religion, in welcher en Grundzügen und Hauptsachen nach im Voraus usser uns geoffenbaret ist, was, wenn wir unsre Bestimmungsgemäße Entwickelung durchmachen, später uch in uns geoffenbaret wird und wozu eben das Gewissen der eigentliche Keimpunkt ist.

Nebstdem, und in einem tieferen Einklang mit diesen, ist es aber die Wissenschaft, durch die wir auch bis in's Einzelnste frei und sicher werden müssen. Und unmittelbarer, als mancher andere Zweig derselben, ist dafür zu wirken berufen die Diätetik oder Eubiotik oder die Gesundheitspflege, die aber, wie schon Platon erinnert, nicht den Leib darf gesund erhalten wollen, ohne die Seele in Betracht zu ziehen, da im Grunde von dieser — wie wir eben aus der vorstehenden kurzen Erörterung zum Theil ersehen — alles Gute und Schlimme auch für den Leib hervorgehe; sowie, müssen wir hinzusetzen, beim Menschen die leibliche Gesundheit, auch wenn sie ohne ursächlichen Zusammenhang mit dem, was wir Seele (im weiteren Sinne des Worts nennen), gedacht werden könnte, an sich und ohne Beziehung auf das unkörperliche Wesen des Menschen keinen wahren Werth hat.

5.

Indem wir uns nun aber anschicken, die Diätetik des leiblichen Lebens und Seyns des Menschen mit Bezugnahme auf sein seelisches und geistiges Wesen in einem vollständigen Grundrisse darzustellen; dann aber auch das Hauptsächlichste von Seiten der Diätetik des psychischen Lebens selbst, mit Berücksichtigung des ersteren, anzudeuten: so liegt uns vor Allem ob, die Bezeichnungen leibliches ꝛc. Leben und Seyn einerseits, und psychisches ꝛc. andrerseits auf wissenschaftlich bestimmtere Weise zu deuten.

Physisches oder leibliches oder körperliches oder somatisches Leben und Seyn des Menschen ist denn nun aber die eine polare Richtung und Ausprägung des Menschenlebens schlechtweg, das sich in der entgegengesetzten Richtung aufschließt und ausprägt in das psychische (seelische und geistige).

Das Menschenleben schlechtweg ist potentia

Physisches und Psychisches in Einem und zugleich. Es ist die Indifferenz und Identität dieser beiden, und als solche weder nur durch die äußeren Sinne wahrnehmbar, noch nur ein Gegenstand des inneren Sinnes, ein bloses Gedankending. Es ist vielmehr nur durch die innigste und lebendigste Vereinigung der äußeren und der inneren Sinnlichkeit, durch eine Erkenntnißweise, die man die mystische im guten Sinne des Worts nennen darf, und in welcher gesunde Einbildungskraft und Phantasie eine Hauptrolle zu spielen haben, eigentlich erkenn- oder anschaubar. Ohne diese Erkenntnißweise müht sich der Verstand Behufs der Erkenntniß dessen, was Leben an sich ist, vergebens ab.

Dieses Menschenleben schlechtweg, das überall nicht eigentlich erkannt wird, wo sich namentlich die abstrakten Begriffe von Materie und Kraft eindrängen, ist eigenthümlich modificirt in jedem menschlichen Individuum, und ist so die nächste, stetige gemeinsame Quelle alles einzelnen Eigenthümlichen der einzelnen Menschen. Seine Modifikation hängt von der Zeugung und von dem ab, was diese selbst weiter bedingen kann; und die so bedingte Grundeigenthümlichkeit der Einzelnen ist durch nichts im späteren Leben völlig und bleibend austilgbar — ausser durch eine gründliche W i e d e r g e b u r t im G e i s t e (U e b e r z e u g u n g) und die dem Menschen dadurch allein werdende eigentliche Freiheit, zu denen es aber bei weitem nicht Alle bringen.

Nach jener von der Zeugung und somit von den Zeugenden abhängigen Eigenartigkeit des Menschenlebens der Einzelnen schlechtweg ist ihr ganzes Physisches und ihr ganzes Psychisches in jederlei Thun und Lassen und Verhalten ebenfalls eigenthümlich, und demnach davon auch das S c h i c k s a l des Individuums hauptsächlich abhängig, solange nicht die Macht eigentlichen Geistes in's Mittel tritt.

Dieses in's Mittel treten des Geistes kann aber auf doppelte Weise geschehen. Entweder so daß der Mensch an den Geist ausser sich nur glaubt und demnach sich von aussen her durch ihn leiten und möglicher Weise durch und durch umändern läßt. Dieß ist der Fall mit dem religiös Gläubigen im engeren und gewöhnlicheren Sinne des Worts, sofern er in Jesus Christus *) das gemeinsame Vorbild ächt menschlichen Lebens sieht und aus der heiligen Schrift die Stimme des Geistes hört, denen er folgt. Oder so daß die geistige Anlage im Menschen selbst, namentlich von jenem am wenigsten verletzbaren Punkte aus, den wir eben als Gewissen charakterisirten, gehörig zur Entwickelung und Herrschaft gekommen ist und so ihn von innen heraus umschafft und regirt. Die letztere Weise ist an sich freilich die wünschenswerthere, weil durch wahrhafte Ueberzeugung (Wiedergeburt) am sichersten bestimmende. Allein der Mensch kann zu diesem Ziele nicht gelangen, ohne den ersteren Weg religiöser Gläubigkeit (bei der es aber freilich auch gilt, so viel als möglich wach und nüchtern zu seyn) eingeschlagen zu haben. Ja, genau genommen, ist eine stete Vereinigung beider bezeichneter Weisen jenes Mittleramtes des Geistes, wenn auch bei Verschiedenen in verschiedenem Verhältnisse beider, für jeden Menschen unumgänglich

*) Was geistig bildsameren und gebildeteren Christen — Jesus Christus war und ist; das war und ist noch geistig minder bildsamen und wenigstens noch minder gebildeten Nationen, wenn auch nur vorläufig, ein besonderer Prophet, Weiser rc.

nöthig, der seine Bestimmung erfolgreich erfüllen will. Uebrigens erreicht jene Entwickelung ihre Reife erst in der Form ächter, eigentlicher Wissenschaft.

Und in deren Lichte betrachtet, erscheint das, was man physisches, leibliches, körperliches, somatisches Leben und Seyn des Menschen nennt, als diejenige Richtung des entwickelten Menschenlebens schlechtweg, in welcher sichdas letztere zerstreut, sich theilweise (in sich gegenseitig impenetrablen Gebilden) gegen sich selber isolirt, sich gegen sich selbst entfremdet, als seine eigene Peripherie, in seiner Schwäche, Niedrigkeit und Gebundenheit. Demnach ist, was man abstrakt Materie nennt, nichts vom Leben selbst verschiedenes; sondern vielmehr das Leben selbst, sofern es sich nur in dem eben bezeichneten Zustande befindet, wodurch es den äußeren Sinnen unmittelbar wahrnehmbar wird. Verschiedene Stufen jenes Zustandes des Lebens erscheinen uns als verschiedene Materienformen; namentlich als flüchtig (weniger gut elastisch flüssig), oder als flüssig (tropfbar flüssig), oder als fest. In jeder dieser Formen erscheint das Leben an sich schlechtweg in der Ordnung, wie sie eben genannt wurden, immer getrübter, niedriger, schwächer, gebundener. Jemehr dieß der Fall ist, desto mehr haben wir bloses Seyn vor uns. Dieß um so mehr, wenn Einzelnes, in welchem ohnedieß das Leben schwach und gebunden erscheint, noch dazu aus seinem nächsten natürlichen Zusammenhange gerissen ist. Im umgekehrten Falle haben wir mehr reines Leben vor uns. Doch ist der Unterschied immer nur relativ und auf einem blosen Mehr oder Minder beruhend.

Gegenüber aber allem physischen Seyn und Leben erscheint demnach das, was man psychisches Leben nennt, als die entgegengesetzte Richtung des entwickelten Menschenlebens schlechtweg, in welcher dieses sich selbst erst recht sammelt, sich selbst erst inniglichst durchdringt, sich findet, zu sich selbst erst recht eigentlich kommt, in seiner Reinheit, Stärke, Erhabenheit und Freiheit (des Selbstbewußtseyns und der selbstbewußten Selbstbestimmung), wie es als solches nur dem inneren Sinne vernehmbar ist.

Weit entfernt, daß bei solcher Betrachtungsweise das Psychische an seinem Adel verlöre, hindert dabei vielmehr einerseits durchaus nichts, in dieser Offenbarung des Menschenlebens recht eigentlich seine Gottebenbildlichkeit und sein persönlich ewiges Wesen zu erkennen; und andrerseits erscheint zugleich auch das leibliche Seyn nur um so bedeutungsvoller.

7.

Jene primitive Indifferenz und Identität des Menschenlebens, das in jedem Individuum selbst eigenartig modificirte Menschenleben schlechtweg, geht aber in der eben bezeichneten Entwickelung in zwei entgegengesetzte Richtungen nicht auf und drauf; sondern theilweise bleibt es immer als Mittler jener beiden bestehen, die sich sogar von Zeit zu Zeit (Schlaf) gewissermassen in dasselbe wieder auflösen, um einzeln stets wieder desto jugendlich kräftiger daraus zu erstehen und gegenseitig desto harmonischer zusammenzustimmen. Und eben darum wird umgekehrt jeder Akt des richtigen oder unrichtigen Verhaltens eines Individuums gegen irgend etwas Einzelnes in seinem eigenen Physischen oder Psychischen auch jenem Mittler mitgetheilt und wirkt auf ihn verbessernd oder verschlechternd zurück.

8.

Es ist aber weder das Physische des Menschen eine Mannigfaltigkeit ohne alle Einheit; noch das menschlich Psychische eine Einheit ohne alle Mannigfaltigkeit. Auf beide paßt vielmehr der Begriff: Organismus, sofern mit diesem Worte nichts anderes zu bezeichnen ist, als ein Mannigfaltiges in der Einheit, das im Allgemeinen zum Zweck und Ziel der Ein- und Ganzheit zusammen-stimmt und wirkt.

So unterscheidet man zunächst mit vollem Rechte sowohl im Physischen des Menschen, als in dessen Psychischen zwei Hauptgebiete. In jenem nämlich (dem Wesentlichen nach) ein Pflanzenleben (vegetatives Leben), welches als Verdauung und niedere Säftebereitung (Bauchhöhle), als Athmung und höhere Säftebereitung (Brusthöhle), und als Stoffwechsel (Bildung des Festen aus Flüssigem, von Flüssigem aus Festem, und weitere Umänderungen beider, im Bereiche des ganzen Körpers) erscheint — und ein eigentliches Thierleben (animalisches Leben), welches verwirklicht wird in der selbstthätigen Bewegung (Irritabilität, Fleisch-, Muskel-Leben) einerseits, in der Empfindung (Sensibilität, Nervensubstanz-Leben) überhaupt und den Thätigkeiten der äußeren Sinne insbesondere anderseits, und in einem sie beide zur Einheit verknüpfenden Gehirnleben. Beide greifen gegenseitig in einander über und ein.

Ganz analog hat man eine niedrigere Sphäre des menschlich Psychischen, in welcher Instinktmäßigkeit und Willkühr, wie sie oben (S. 6.) bezeichnet wurde, vorherrschen, durch Seelenleben, zu benennen; eine höhere aber und später reifende, in welcher vollendeteres Selbstbewußtseyn und Freiheit walten, durch Geistesleben. Auch diese beiden sind aber unter sich innig verbunden, wie innerhalb ihrer selbst, namentlich innerhalb des Seelenlebens, eine Mehrheit von Wirkungsweisen (Fakultäten, Vermögen ꝛc.)

Zudem ist das Nerven- und Hirnleben insofern durchaus zweiseitig, als es, dem Begriffe nach (S. 12.) im Ganzen selbst schon psychischer Natur, dennoch einerseits eben so tief in das leibliche Leben eingreift, wie andrerseits das psychische integrirt.

Endlich hat ein Theil des ganzen Lebens eines menschlichen Individuums weniger Beziehung auf dieses selber, als auf die Gattung, als solche. Dieß das Geschlechtsleben.

Entsprechend diesen Gebieten des gesammten Seyns und Lebens des Menschen, theilt sich denn auch die Diätetik zunächst weiter in besondere Abschnitte ab.

9.

Jenachdem ferner von dem einen oder dem anderen dieser im ganzen Menschenwesen begriffenen Mannigfaltigkeit in dem Menschenleben schlechtweg potentia mehr enthalten war und vorherrschend sich entwickelt hat, erscheinen die ganzen Individuen verschieden, welche in der Regel durch's ganze Leben bestehende Verschiedenheiten wir durch Geschlechtscharakter, Leibesconstitution, Temperament u. dergl. bezeichnen. Andere Verschiedenheiten mehr oder weniger ähnlicher Art haben ihren Ursprung zunächst in verschiedener Lebensweise der Individuen, die aber weiterhin selbst meistens von jenen angezeugten Eigenthümlichkeiten bedingt wird. Und wieder andere Unterschiede der Individuen sind mehr vorübergehend, wie namentlich die der sog. Lebensalter, in deren jedem eine gewiße Sphäre des gesammten Menschenlebens vorherrschend im Werden oder Vergehen begriffen ist.

Darnach müssen nothwendig die diätetischen Regeln modificirt werden.

Dasselbe aber gilt auch von den bleibenderen oder mehr vorübergehenden Verschiedenheiten der mit dem Menschenleben nothwendig in Verbindung stehenden Aussenwelt, wie Clima überhaupt und gewiße weitere Beschaffenheiten der Punkte der Erdoberfläche, die von Menschen bewohnt sind; ferner Jahres-, Monds- und Tageszeiten, und endlich ganze Zeitalter.

10.

Letzteres, das Zeitalter, verdient, als sonst in Beziehung auf Diätetik minder genau beachtet, eine besondere Erwähnung.

Die verschiedenen Zeitalter sind auf wesentlich gleiche Weise bedingt, wie die sog. Lebensalter eines vorzugsweise sog. Individuums. Denn eben der Begriff Individuum findet sich, wie der Organismus, in verschiedener Weise realisirt und mehr oder weniger relativ gemeint. Auch die Menschheit als solche ist ein Individuum; und ebenso jedes einzelne Volk. Auch diese großen Individuen, zu denen sich sonst wohl selbst Individuum genanntes nur als Theil, Partikel, Molekule verhält, haben eine wesentlich ähnliche Lebensgeschichte, wie Bestimmungsgemäs der einzelne Mensch, deren einzelne Abschnitte auf die eben angeführte Weise bedingt sind.

Wie nun im Kleinen das Verhalten der einzelnen Menschen gegen dieselben Dinge verschieden seyn muß, jenachdem sie dem Kindes- oder Greisen-, dem Knaben- oder Mannesalter rc. angehören; so muß im Großen die ganze Diätetik zweier beträchtlich verschiedener Zeitalter gleich beträchtlich verschieden seyn. Zu diesem Behufe kommt es also sehr darauf an, die wesentliche Eigenthümlichkeit des einzelnen Zeitalters zuerkennen.

Indem wir uns aber anschicken, die wesentliche Eigenthümlichkeit unseres gegenwärtigen Zeitalters zu erkennen, so dürfte mit Grund nicht wohl in Abrede zu stellen seyn, daß die Menschheit als solche, eine so gute Strecke Zeit auch ihr Lebenslauf bereits erfüllt haben mag, doch wohl erst im Uebertritte vom Jünglings- zum Mannesalter begriffen sey; wobei aber nicht modern voreilig, sondern nach der Weise des Alterthums und so gerechnet wird daß das Mannwerden mit dem sog. Schwabenalter zusammenfällt; demzufolge denn auch das Knabenalter weiter in den Lebenslauf hinein dauert, im Allgemeinen bis gegen das 20te Lebensjahr.

Allein um das Lebensalter der Menschheit möchte es sich hiebei weniger zu handeln scheinen, da Diätetiken nicht für diese unmittelbar, sondern höchstens für ein einzelnes Volk geschrieben zu werden pflegen; und da ein einzelnes Volk als solches in einem ganz anderen Lebensalter stehen kann, als gleichzeitig die Menschheit als solche; ähnlich wie in dem jugendlichsten Körper es schon alternde Gebilde und Theile gibt und umgekehrt. Nach des deutschen Volkes gegenwärtigem Lebensalter dürfte also wohl eher nur zu fragen seyn.

Da findet sich nun aber allem Anscheine nach ein sehr bedeutungsvolles, jedoch nicht eben so verwunderliches Zusammentreffen. Wie sich nämlich nicht leugnen läßt, daß das Leben der Menschheit dermalen noch immer sehr vorzugsweise in der Europäischen Bevölkerung concentrirt und culminirt erscheine, nach den wesentlichsten Beziehungen aber besonders

in

in den Völkerschaften germanischen Ursprungs und wohl auch da vorzugsweise in dem deutschen Volke selbst: so folgt im Grunde von selbst, daß das gegenwärtig Charakteristischste jener auch zugleich das dermalen Charakteristischste von diesem seyn müsse.

Freilich aber ist dieses Charakteristische schwierig zu fassen und zu halten, da es in einem Uebertritte, Uebergange von einem bestimmter Charakterisirten (Jünglingsalter) zu einem anderen für sich ebenfalls bestimmter Ausgeprägten (Mannesalter), gegeben ist.

Doch kann es nicht so schwer fallen, anzuerkennen, daß von physischer Seite das Jünglingsalter des Individuums wesentlichst durch vorherrschende Entwickelung der Irritabilität oder des Fleisch- und Muskellebens bedingt sey; sowie daß von eben dieser Seite die Grundeigenthümlichkeiten des Mannesalters aus der erst in ihm zu Stande kommenden Reife des höheren Nervenlebens und insbesondere des Gehirns hervorgehen, wodurch zur Regheit und Kraft nun auch die Regel und das Gleichmaas kommen *).

*) So bedingt meiner, durch gründliche empirische Betrachtung leicht zu bestättigenden, Ansicht zufolge von physischer Seite vorherrschende Entwickelung und Vorwalten des Bauchlebens das Kindesalter; des Brustlebens das Knabenalter. Vom ersteren rührt aber durch die ganze Organisation durchgreifende Lymphosität und Venosität; vom zweiten die eben so allgemein durchwaltende Arteriellität her. Deßgleichen wird in Bezug auf die Begründung des Jünglingsalters durch überwiegende Entwickelung und Aktivität der Irritabilität nicht blos an wirkliche Muskeln gedacht, sondern zugleich ein irritabler — werden aller Bestandtheile

Die Entwickelung des psychischen Lebens geschieht freilich nicht so mit Naturnothwendigkeit, wie die leibliche. Mit jener geht es Naturgemäs gehörig nur vorwärts durch Zuthat der eigenen, wenn auch noch unreifen, Freiheit oder der Willkühr. Fehlt es aber an dieser Zuthat nicht, so tritt um den Wechsel des Jünglings- und Mannesalters allmälig an die Stelle eines nicht selten qualmend warmen, mehr oder weniger ungestüm und unbestimmt gährenden Helldunkels der inneren Gefühlswelt das Licht des Gedankens, das mehr nnd zugleich stetiger leuchtet, als wärmt; so werden, anstatt der mehr unwillkührlich dichterisch wirkenden Einbildungskraft und Phantasie, nun vielmehr klare, ruhige Besonnenheit und ein von bedächtiger Selbstbestimmung geleitetes, mehr auf die gegenwärtige Wirklichkeit gerichtetes Handeln allmälig herrschend; erfahren vorherige, leidenschaftlich rasch eingegangene und verfolgte Einseitigkeiten und Parteilichkeiten in der aufgehenden und herrschend werdendęn Vernunfteinheit ihre Ausgleichung und Versöhmung; und concentrirt sich das ganze psychische Wesen, das vorher mehr glaubend und ahnend und bedürfend sich manchfach Fremdem zugewendet hatte,

---

des menschlichen Körpers angenommen. Ebenso im Mannesalter ein allgemeineres sensibler — werden, doch auch zugleich temperirter — und harmonischer — werden des ganzen leiblichen Lebens angenommen. Wozu sich aber die Ansicht gesellt: daß das eigentliche Parenchym nichts anderes sey, als die Indifferenz und Identität von sog. Zellgewebe, von Fleisch- (minder ausgebildeter Muskel-) substanz und von Nervensubstanz, von denen bald das Eine, bald das Andere, bald das Dritte in den verschiedenen parenchymatösen Gebilden vorherrscht.

immer mehr in sich selbst zu eigenthümlichster Persönlichkeit, die großentheils auf sich selber beruhe.

Und siehe da, das alles findet sich auch im Großen bei der Europäischen Menschheit in der gegenwärtigen und jüngst vergangenen Geschichte wieder!

Um sich deßhalb, besonders in Bezug auf das Physische, zu vergewissern, gilt es, die Geschichte der Medicin zu Rathe zu ziehen. Diese sagt uns, daß in den letzten Jahrhunderten Irritabilität und Sensibilität im Allgemeinen immer überwiegender wurden, die Organisationen aber in gleichem Verhältnisse, wie sie so an feinerer Reizbarkeit zunahmen, in Beziehung auf eine gewiße ruhige Massenhaftigkeit abnahmen. Dieß sagen uns vorzüglich die ganz neu entstandenen oder häufiger und ausgeprägter vorkommenden Krankheiten. Dahin dürften schon aus dem 16. Jahrhunderte der Keuchhusten, epidemische Lungenentzündungen, die Kriebelkrankheit u. dgl. zu rechnen seyn. Aus dem 17. Friesel, Croup, Rhachitis, Cretinismus u. s. w. Aus dem 18. die häufigen katarrhalischen Epidemieen, die Brustbräune, der Scharlach, der Gesichtsschmerz, immer mehr überhandnehmende Hypochondrie und Hysterie, Unterleibsschwächezustände als antagonistische Folge von übermäßiger Herz- und Hirnthätigkeit, Herzkrankheiten, Nervenübel überhaupt, animalisch magnetische Zustände insbesondere. Im 19. Jahrhunderte endlich, ausser den zuletzt genannten Artikeln, die häufigen Entzündungskrankheiten, der Nerventyphus, die hitzige Hirnhöhlen-Wassersucht der Kinder und das rapide Wachsthum des Reiches der psychischen Krankheiten. —

Daß wir mit alledem noch tief genug im Kreise der Willkühr stehen, wie sie oben als mittlere große

Entwickelungsperiode der Menschheit bezeichnet wurde, daran muß uns schon der allgemeine Sprachgebrauch erinnern, dem zufolge ja eben die Verrichtungen der beiden Hauptfactoren des animalischen Lebens, der Irritabilität und Sensibilität, κατ' ἐξοχην die willkührlichen heissen — obwohl wir die Zeiten des Faustrechts u. dgl. hinter uns haben.

Im engsten Zusammenhange damit stehen die in die eben überschaute Zeit fallenden neuen oder häufiger angewendeten Heilmittel, die vorzugsweise auf Irritatives und Sensitives wirken: wie die Chinarinde, das Opium, Valeriana officinalis, Schirling, Belladonna, Stechapfel, Eisenhut, Kirschlorbeerwasser und ähnliche, Eisenmagnete, Electricität und Galvanismus, animalisch magnetische und psychische Behandlung u. s. w. Deßgleichen machten einen Hauptgegenstand der physiologischen Forschung der neueren Zeit aus eben Irritabilität und Sensibilität; waren die medicinischen Systeme sehr vorherrschend dynamischer Natur, und wurde und wird noch, die Sache nur von der einen Seite besehen, nur zu häufig geklagt über die physisch, dem Massenbestande nach, immer mehr herabkommenden Generationen, wogegen man von der andern Seite nur auch bemerken sollte, wie sehr die Organisation gleichzeitig gewinnt an Sinnfähigkeit und Habilität.

Wenn man davon viel auf Rechnung des vom 16. Jahrhunderte an immer allgemeiner gewordenen Gebrauchs von Kaffee, Thee und Tabak, sowie auf den noch früheren von gebrannten Wassern, ferner einer sehr zunehmenden Romanleserei u. dgl. bringen möchte; so ist wohl zu bedenken: daß diese Genüsse selbst immer allgemeiner und unentbehrlicher wurden, weil sich die physische und psychische Organisation schon vorher hauptsächlich aus sich selbst so zu constituiren angefangen hatte und nachher fortfuhr, daß ihr jene zum angemessenen und nothwendigen Bedürfnisse wurden *).

Ebenso wenig kann es der Cultur- und der politischen Geschichte der neueren und neuesten Zeit schwer fallen, den oben bezeichneten Charakter des gegenwärtigen Zeitalters von psychischer Seite nachzuweisen. Zwar ist eigentliche Weisheit und wahre Geistesfreiheit noch häufig im Wissen und Leben den Einen ein Aergerniß und den Andern eine Thorheit; zwar wird auch von Besseren von Vernunft u. dgl. bei weitem mehr gesprochen, als begriffen und realisirt. Doch fällt auch in die Augen, welche reißende Fortschritte die psychische Entwickelung machte und wie sie bis in die untersten Volksklassen noch immer mächtig fortwirkt. Welch' eine Masse von Aufklärung, Schriften, Erfindungen u. dgl.! Leider namentlich auch welche Ausgeburten einer gewißen übermäßig kultivirten feineren Sinnlichkeit und ihrer Ueber- und Abspannung! Aber schon haben wir eine Strecke hinter uns die höchste Blüthe moderner Dichtkunst und selbst, eine mehrgestaltige sinnliche, poetische, mehr contemplativ geniesen wollende Philosophie. An ihrer Stelle waltet bereits in viel günstigerem Verhältnisse die ruhigere Helle des aussöhnenden und Mannigfaltiges einenden Gedanken. Ein schnell ein-

*) Vergl. m. allg. Geschichte der Heilkunde. Erlang. 1825 Dort findet sich auch der Unterschied des Alterthums von der modernen Zeit in allen oben angeregten Beziehungen näher ausgeführt.

reissender, jugendlich übermüthiger, aber das Wiederaufbauen zuvor nicht gehörig bedacht habender, weit über die gegenwärtige Wirklichkeit hinausschwärmender Enthusiasmus hat bereits vielfach einem ruhigeren, besonneneren männlichen Wirken Platz zu machen begonnen. Und mehrfach wird ungestüm willkührliches Treiben durch Partheimassen von persönlicher, sittlicher Tüchtigkeit Einzelner und von dem Einen eigentlichen Geiste mit Beschwichtigung und Besiegung bedroht *).

Um so übler sind wir freilich daran und um so mehr hat auch die Diätetik zu thun, sofern und solange wir noch so im Uebergange von einem Grundtone zu einem anderen begriffen sind. Solcher immer nothwendig Haltungs- und Charakterloserer Zustand eines Interregnum ist im Großen und Kleinen vorzüglich gefährlich und Hülfsbedürftig. Das Unseelige dieses Zustandes giebt sich namentlich zu erkennen in dem heutzutage so allgemein vorherrschenden Mangel an Harmlosigkeit und gegentheils in dem Ueberflusse von, alle Verhältnisse mehr oder weniger trübendem, mißtrauisch bedenklichem und berechnendem Wesen.

11.

Eigentlich Leben und Sinn geht aber in der Diätetik vollends erst auf durch die Anerkennung und

---

*) Vergl. damit Fichte's Grundzüge des gegenwärtigen Zeitalters. Berl. 1806. — Deßgl. Fichte's Reden an die deutsche Nation. Berl. 1808. — Ebenso C. F. Schmidt-Phiseldek: das Menschengeschlecht auf seinem gegenwärtigen Standpunkte. Kopenh. 1827. Leupoldt von einem neuen Alexandrien 2c. München 1827.

gehörige Deutung des wesentlichsten Verhältnißes des Menschen zu dem übrigen Daseyn, als des Mikrokosmos zum Makrokosmos.

Der Mensch ist wahrhaft und zwar insofern eine kleine Welt, als an und in ihm potentia uud dem Wesentlichen nach alles auch ist, was übrigens in dem gesammten Daseyn als Aeußeres und Fremdes nur immer gefunden werden mag. Er ist schon als uns bekanntes vollkommenstes organisches Wesen das beste Nachbild des allein absoluten Organismus, des All's. Er spiegelt ferner in seinem Knochengerüste und seinen übrigen festen Theilen, in seinen Säften und in dem seinem Leibe eigenen Flüchtigen die drei Urelemente des Seyns und Lebens unseres Planeten wieder. Er enthält das Wesen des Pflanzenreichs in seiner Verdauung, seiner Athmung, Säftekreisung, seinem Stoffwechsel, besonders in Allem, was vorzugsweise aus sog. Zellgewebe besteht, sowie in seinem Fette u. dergl. Er hat in willkührlicher Bewegung seiner Muskelsubstanz und in der Wirksamkeit eines Nervensystems mit den äußeren Sinnen das Wesen der Thierheit in seinem eigenen. Und wenn er so schon unserer Erde und was sie trägt und hegt, entspricht; so hat er in einem Gehirne mit seinen Nerven selbst die Sonne in seinem eigenen Seyn wiederholt. Demzufolge dürften wir denn auch wenigstens mit ebensoviel Recht sagen: im Leibesleben des Menschen findet ein eigener selbstständiger Wechsel von Tag und Nacht, Mittag und Mitternacht, Morgen und Abend; deßgleichen ein selbstständiger Wechsel zwischen Frühling, Sommer, Herbst und Winter Statt; — als wir gewöhnlich nur sagen, die gleichnamigen, besonders charakterisirten Zeitabschnitte im Seyn der großen Aussenwelt erwirken nur gewiße verschiedene Zustände in der kleinen menschlichen Innenwelt.

Deßgleichen ist der Mensch von Seiten seines Psychischen einer ungemessen großen Mannigfaltigkeit von Zuständen richtiger Entwickelung oder von Entartungen fähig; so daß wir ihn in dieser Hinsicht nicht umsonst bald mit diesem oder jenem Thiere *), bald mit Engeln vergleichen hören. Ja, in seiner höchsten edelsteu geistigen Entwickelung wird er schon in der Mosaischen Schöpfungsgeschichte das Ebenbild Gottes genannt; wird er in den neutestamentlichen Büchern göttlichen Geschlechts genannt, und kann er wohl ausrufen: est deus in nobis! ohne welches auch der Gott ausser uns nicht geahnet werden könnte.

So sehen wir allerdings die ganze große Welt im Menschen in's Kleine wiederholt; so namentlich daß alles, was ausser ihm da ist und zugleich im Range unter ihn gestellt, da aber auch Massenhafter ausgeprägt, auseinandergezogen und vereinzelt ist, im Menschen sich in's Kleine und edler ausgebildet und mit allem übrigen innigst verflochten und vereinigt findet. Wogegen freilich das im Menschen nur erst als Vorandeutung Enthaltene im umgekehrten Verhältnisse gefunden wird, was selbstständig seyend seinen Rang über dem Menschen angewiesen erhielt.

Darum darf und muß der Mensch auch in so vielseitiger Beziehung und Wechselwirkung mit dem

---

*) Vergl. deßhalb anch Stark's Jdee: daß in einzelnen Krankheiten der Charakter einzelner Thierspecies dominirend im Menschen hervortrete, in dessen pathologischen Fragmenten. Möge nur diese an sich gnte Jdee nicht, wie so manche andere, zu sehr verallgemeinert oder craß verdeutelt werden!

stehen, was ausser ihm ist. Denn jedes Einzelne aus der Mannigfaltigkeit der menschlichen kleinen Welt will mit Seinesgleichen in der großen Aussenwelt verkehren. Gleich und Gleich gesellt sich auch da gern. Welchem hierin durchaus nicht willfahrt wird, wozu nicht selten blindlings, aber meistens auch erfolglos, die Diätetik selbst antreibt, wenn sie übermäsig für Einfachheit der Lebensweise eifert — das muß verkümmern und absterben. Gegentheils aber kann Eines oder das Andere allzu vorzugsweise genährt und begünstigt werden.

Durch dergleichen erworbene oder angezeugte Ungleichheiten in dieser kleinen Welt sind hauptsächlich die verschiedenen Neigungen, Appetite, Gemüthsarten, Thierähnlichkeiten u. dgl. bedingt, durch die sich einzelne Menschen gegeneinander charakterisiren oder derselbe Mensch zu verschiedenen Zeiten sich verschieden verhält.

Und umgekehrt wirkt das Aeußere insofern hauptsächlich und wesentlichst auf den Menschen ein, daß sich irgend etwas Bestimmtes aus der großen Aussenwelt zu dem Entsprechenden in der kleinen menschlichen Innenwelt gesellt und so durch Addition des wesentlich Gleichen zum Gleichen zunächst letzteres vermehrt (potenzirt, stärkt).

Darum ist von Allem, was nur irgend zum Inhalte einer sog. materia diaetetica oder unter die „Lebensmittel" im weitesten Sinne des Worts gehört, nichts an sich und für jeden Menschen unter allen Umständen gut oder nicht gut, oder auch nur besser oder weniger gut. Sondern dasjenige in der großen Aussenwelt ist je für dasjenige Individuum das Beste, was das wesentlich Gleiche von etwas in der kleinen menschlichen Innenwelt ist, aber in dieser eben jetzt im geringeren Maase vorhanden ist, als es seyn sollte. Und das ist das Schlimmste, was einem bestimmten Individuum dasjenige vermehrt, was es schon in hinlänglichem oder gar schon in größerem Maase besitzt, als es sollte. Dieses „sollte" hat die Anthropologie, eine eigentlich anthropologische, d. h. den Menschen als Menschen auffassende Physiologie und Psychologie zu lehren; die Diätetik weiter aber dafür zu sorgen, daß das an sich Gute und Erforderliche nicht zu einem übel wirkenden werde, durch gehörige Anordnung der Zeit, des Maases, der Verbindung und anderer Bedingungen des Genußes nach Maasgabe der in den vorigen Abschnitten (9 u. 10) erwähnten Umstände.

Eine deßfallsige richtige Deutung im Besonderen und Einzelnen ist, besonders von physischer Seite, wahrhaft erst der Schlüssel zur Diätetik oder Eubiotik.

12.

Endlich gilt es der noch etwas bestimmteren Vergewisserung darüber, daß eine richtige, menschenwürdigere Diätetik des physischen Menschenlebens ohne genaueres Eingehen auf das Psychische ebensowenig möglich sey, als irgend etwas, das man etwa Seelen- und Geistes-Gesundheitspflege nennen möchte, vollständig und genügend seyn kann, ohne manchfachere Anknüpfung an das Leibliche.

Dieß schon darum, weil jede dieser beiden Seiten des Einen ganzen, irdisch-persönlichen Menschenlebens mit der anderen, als Glied eines organischen Ganzen (im weiteren Sinne des Worts organisch), nothwendig fortwährend wechselwirken muß; so daß jeder Zustand der einen, Folgewirkungen in der anderen haben muß. In dieser steten nothwendigen Wechselwirkung sind sich beide im Stande der Willkühr stets theils hinderlich, theils förderlich. Und wo also bei einseitiger Gesundheitspflege darauf nicht Bezug genommen wäre, bliebe schon nach diesem Gesichtspunkte fortwährend eine Mangelhaftigkeit und Unzulänglichkeit bestehen.

Zudem ist des Menschen Leib die unwesentliche Seite seines Seyns und Lebens, die Werth und Würde erhält nur durch ihre Beziehung auf die allein wesentliche des Menschengeistes. Wo daher auf des letzteren Wesen und Ziel in der leiblichen Diätetik nicht oder wenigstens nicht gehörige Rücksicht genommen wird, da giebt es keine menschenwürdige Diätetik; da wird das Leibliche, im Grunde aber doch zu seinem eigenen Nachtheile, auf Kosten des Geistigen begünstigt, und so in jedem Falle gar leicht viel mehr geschadet als genützt. Diesem Vorwurfe dürfte, wenigstens in einzelnen Beziehungen, so manche der bisherigen Diätetiken ausgesetzt seyn.

Umgekehrt ist aber auch eine rechte psychische Lebensführung nicht denkbar ohne manchfache genauere Anknüpfung an das Physische. Auf des letzteren Zustande beruht zunächst gar vielfältig das Seelenleben im engeren Sinne des Worts, die niedrigere Sphäre des gesammten Psychischen; und insofern kann dieses nur seyn und wirken, wie jenes beschaffen ist. Wie aber die Frucht nur aus der Blüthe hervorgehen und der Wipfel und die Krone eines Baumes nicht ohne Wurzeln bestehen können, so geht der eigentliche Geist im Menschen aus dessen Seelenleben hervor und beruht auf demselben.

Und endlich handelt es sich ja nicht blos darum, daß das Psychische im irdischen Daseyn des Menschen nur in sich selber für ein höheres Seyn gedeihe und reife, so daß es also von dieser Seite scheinen könnte — wie es wirklich zu allen Zeiten einer gewißen Klasse von Asceten schien — man könne das Leibliche kaum genug vernachlässigen, bald genug ertödten und von sich abstreifen. Sondern wir sind ja offenbar zugleich berufen, das gesammte irdische Daseyn durch geeignete auf dasselbe gerichtete Wirksamkeit unseres geistigen Wesens, durch „Vernunftkunst," wie es Fichte nennt, zu der aber nur durch Vernunftwissenschaft zu gelangen sey, zu verherrlichen, zu erlösen, das Reich Gottes, soweit es das Reich des Geistes ist, auch auf der Erde zu stiften und herrschend zu machen; vorher aber noch so Manches wieder gut zu machen, was wir im Stande der Willkühr übel gemacht. Dieß ist zugleich allein die rechte Schule, in der sich unser Geist gehörig entwickeln, erstarken und fähig machen kann und soll, um weiterhin in höheren Formen des Daseyns, durch die er selbst mehr und mehr vergöttlicht in die Gottheit zurückkehrt, das seyn zu können, wozu er berufen ist. Jene irdische Wirksamkeit unseres geistigen Wesens ist nun aber nur mittels unseres Leibes realisirbar. Und wie der beste Künstler mit einem schlechten Werkzeuge weniger ausrichten kann, als mit einem guten; so auch des Menschen Geist mit seinem so oder so beschaffenen Leibe.

Immer aber muß dieser der Hauptsache nach als im Dienste jenes stehend betrachtet werden und nicht umgekehrt. Auch muß bedacht werden, daß der Leib nicht sowohl durch äußere Massenhaftigkeit, als durch innere Tüchtigkeit ein gutes Werkzeug seyn werde, und daß er im ersteren Falle eher ein Hemmungsmittel der rechten Wirksamkeit werden, ja, die natürliche Ordnung umkehrend, wohl gar den Geist überwältigen und sich dienstbar machen könne. —

Gleichwohl kann übrigens, wie jetzt noch die Sachen stehen, jetzt, da wir noch mehr in der Trennung als in der Einheit leben, ein Arzt, der eine Diätetik schreibt, als solcher leicht insofern fehlgreifen, als er den psychischen Theil derselben zu umfänglich anlegt. Nach der jetzigen Lage der Sachen gehört die psychische Diätetik als solche immer mehr noch dem Philosophen, Pädagogen und Seelsorger an. Und ob nun wohl eine engere Aneinanderknüpfung der physischen und psychischen Gesundheitspflege nach dem Vorhergehenden durchaus nothwendig ist; so ist doch von einem, eine Eubiotik schreibenden Arzte, der, wie er es nie seyn sollte, auch im Psychischen kein Fremdling ist, im psychischen Theile mehr nur hinzuweisen auf die Hauptsachen der Religion, der Pädagogik, der Philosophie.

Besser wär' es freilich, wenn die Bildungsgeschichte der Menschheit schon soweit gediehen wäre, daß, wie einst alle Bildung aus Einem Mittelpunkte anhob und wie demnach Jeder gewißer Massen Alles in Allem seyn konnte, wir schon wieder allgemein in einem höheren Einheitspunkte angelangt wären. Allein aus jenem Einen Mittelpunkte, jenem punctum saliens, mußte es in unzähligen Richtungen immer weiter auseinandergehen;

mußten die Einzelnen ein immer isolirteres Tagwerk bekommen und sich gegenseitig immer fremder werden. Wohl uns, daß wir doch wenigstens über den Punkt der größten Zertrennung und Zerstreuung hinaus sind und uns bereits auf dem Wege zu einer Convergenz und völligen Concentrirung in einem jenseitig höheren Punkte der Einheit befinden, ja darauf wohl selbst schon eine gute Strecke vorgerückt sind!

I.

Gesundheitspflege

des

physischen Menschenlebens.

Erstes Buch.

Gesundheitspflege
des
vegetativen Menschenlebens.

Allgemeinste anthropologische Uebersicht.

Wie alles Leben unter der Form der Polarität erscheint, so auch das vegetative für sich. Dieß geschieht in der vollkommneren Pflanze selbst durch die beiden Pole eines Wurzelproceßes einerseits, und eines Wipfelproceßes andrerseits, von denen jener der dunklen Tiefe der Erdfeste, dieser durch die flüchtige Atmosphäre der Sonne zugewendet ist. Der Erde Flüssigkeit muß vermittelnd dazwischen treten, den Fruchtboden zu (wahrscheinlich Kohlensaurem) Dunst und Saft auflösend, der dann (wenigstens theilweise) von den Wurzeln nach dem Wipfel steigt, wo er seiner Bestimmung zufolge veredelt wird, um weiter in die Substanz der Pflanze nach all' ihren (besonders edleren) Theilen verwandelt zu werden.

Beim Menschen ist jener Wurzelproceß der Bauchhöhle angewiesen und in der Verdauung und anfangenden Blutbereitung gegeben. Der Mensch, ein bedingt Freigelassener der Erde und eine kleine Welt, trägt namentlich in einem Darmkanale seinen Fruchtboden in sich selbst; düngt ihn durch Speisen und Getränke und wandelt diesen Dünger durch von ihm selbst bereitete Flüssigkeiten, wie Speichel, Galle u. dgl. dazu gehörigen Dunst und Saft, in Chylus, um. Diesen Saft ziehen in zarten Flöckchen, Fränzchen oder Zäserchen im Darmkanale endigende (Chylus- oder sog. Milch-) Gefäße, welche die Stelle der Pflanzenwurzeln vertreten, auf und bringen ihn, wenigstens großentheils, zu der übrigen allgemeinen Säftemasse.

Diese hat sodann wenigstens zum Theil überhaupt in der Brusthöhle und, nach ihrem Durchgang durch die eine Hälfte des vorzugsweise sog. Herzens, insbesondere in den Lungen den reinigenden und höher belebenden, in Athmung und Blutvollendung gegebenen Wipfelproceß zu bestehen, um hierauf, nachdem er von den Lungen aus auch noch durch die andere Hälfte des Herzens gegangen, allen weiteren festen, flüssigen und flüchtigen Theilen der Organisation neubelebenden Stofferſatz zu gewähren.

Dieß das vegetative Leben des Menschen, das also zu seiner Hauptwerkstätte die Rumpfhöhlen größtentheils angewiesen erhielt, von denen aus es aber mittels des sog. Kreislaufs der Säfte und der Metamorphose oder des Stoffwechsels durch die ganze leibliche Organisation hindurch waltet.

Durch letztere wird übrigens insbesondere auch die Einheit zwischen den beiden polaren Hälften des ganzen vegetativen Lebens im Menschen hergestellt, zwischen denen der Gegensatz namentlich darin sich zeigt, daß durch die Verdauung mehr nur Masse, durch die Athmung mehr Belebung gewonnen, und daß jene durch vorherrschende Aufnahme, diese aber durch überwiegende Ausscheidung (durch's Ausathmen) vollzogen wird.

Speciellere anthropologische Vorbereitung.

Durch das ganze vegetative Leben des Menschen durchdringen sich gegenseitig sein leibliches Seyn und Leben und die materielle Aussenwelt stets unmittelbar und innigst. Der menschliche Leib nimmt einerseits aus dieser in sich auf und macht das Aufgenommene zu sich. Andrerseits giebt er aus sich an die Aussenwelt ab. Ohne diesen Wechsel gäb' es an der Stelle regen Lebensflusses nur todte Stagnation. Uebrigens läutert sich der Menschenleib durch solche Abgabe an die Aussenwelt fortwährend, indem er nur das Verlebte, Verschlakte, Entkräftete und Verderbte von sich absondert. Und eben um sowohl die Ab- und Ausgabe und sonstige Lebensconsumtion wieder zu ersetzen, als auch, namentlich während der Jugend, die gehörige Größe und Fülle zu erreichen — ist Aufnahme aus der Aussenwelt nöthig. Und wohl dem Menschen, daß er dabei so manches aufnimmt, was reineres, natürlicheres Erzeugniß der ursprünglichen, ungestörter sich selbst überlassenen Schöpferkraft in der Natur ist, um so die durch seine eigene Willkühr in seinem eigenen Leibe manchfach entartete und verderbte Substanz zu ersetzen!

Uebrigens bezieht der Mensch seine Nahrung aus allen Reichen der irdischen Natur. Als Mikrokosmos darf und muß er dieß sogar thun. Nur dadurch kann der Mensch selbst als kleine Welt erhalten und nur dadurch kann umgekehrt die äussere Natur durch ihn, ist er nur übrigens, wie er seyn soll und kann, theilweise erhoben, verherrlicht und erlöset werden; eben dadurch, daß sie so in menschliches Seyn und Leben selbst umgewandelt wird. Ausserdem erhellet auch aus der Beschaffenheit der Zähne, des Magens und Darms, der Galle u. s. w. beim Menschen, daß er im Allgemeinen auf eine aus Pflanzen- und Thierstoffen gemischte Nahrung angewiesen sey; denn all das ebengenannte, zur Verdauung gehörige hat beim Menschen eine mittlere Beschaffenheit im Vergleich zu der Beschaffenheit desselben bei blos Pflanzen- oder blos Thierstoffe geniesenden Thieren.

Zudem genießt der Mensch das Wenigste so einfach und roh, wie es die Natur darbietet; sondern er verbindet häufig mehrerlei mit einander und unterwirft es Vor- und Zubereitungen. Obwohl dabei im Einzelnen manche Fehler begangen werden und dadurch manches, was einzeln oder einfacher genossen eine wünschenswerthe Wirkung gehabt hätte, nachtheilig wirksam gemacht werden mag: so ist doch der Mensch im Allgemeinen dazu nicht blos berechtigt, sondern selbst verpflichtet. Dieß theils eben als Mikrokosmos, theils insofern, als er zu mehr und höherem berufen ist als zum Verdauen, das er daher nach Möglichkeit abzukürzen bedacht seyn muß, um für jenes Uebrige Zeit und Kraft zu sparen, und was eben durch jene künstliche Vor- und Zubereitung erzielt wird, die demnach als eine künstliche Vorverdauung erscheint.

Die Verdauung selbst hat zwar ihre Hauptwerkstätte in der Bauchhöhle; der ihr ganz oder theilweise gewidmete organische Apparat zieht sich aber durch den größten Theil des Körpers: von den Lippen beginnend, durch Mund- uud Rachenhöhle in Schlund- und Speiseröhre sich fortsetzend, die nun erst von der Brusthöhle in die Unterleibshöhle gelangt und da in den Magen übergeht, der sich selbst weiter durch das Gewinde des Dünn- und Dickdarms fortsetzt, bis der nun auch durch den hintern Raum des Beckens fortgegangene Mastdarm in der Afteröffnung endigt.

In diesem Apparate wird den Speisen und Getränken ihre bisherige Eigenthümlichkeit bis auf einen gewissen Grad geraubt oder werden sie in ihrer Besonderheit bis auf einen gewissen Grad zerstört; und ihnen dagegen die specifike Lebendigkeit des sie Geniesenden eingeimpft. Ist dieß geschehen, so erscheint jederlei Speise oder Getränk in einen den unmittelbar sinnlichen Eigenschaften nach der Milch, der chemischen Analyse nach aber mehr dem Blute ähnlichen Saft (Milchsaft, Chylus) verwandelt.

Diese Verwandlung geschieht nach einem allgemeinen Lebensgesetze, dem zufolge mächtiger Lebendiges Unmächtigeres überwältigt, indem es dasselbe sich ähnlich oder gar zu sich macht. Demnach geht auch Bestimmungsgemäß die Geschichte des gesammten lebendigen Daseyns dahin aus, daß das höchst und edelst Lebendige alles Uebrige in sich erhebe und verkläre.

Auch übt solche umwandelnde Kraft in der Gestalt der Verdauung jeder lebendige Körpertheil bis auf einen gewissen Grad aus. Diese Kraft ist aber für Speisen, Getränke und diesen Nächstverwandtes beim Menschen in einem eigenen Apparat, eben den sog. Verdauungswerkzeugen, besonders concentrirt. In ihnen wird übrigens jene Umwandlung hauptsächlich durch Dunst und Flüssigkeiten ausgeführt. Die festen Theile spielen dabei, sofern sie mechanisch zermalmen, fortbewegen rc., nur eine untergeordnete Rolle. Wesentlicher wirken sie, sofern sie die Bereitung jener Dünste und Flüssigkeiten bedingen; unter ihnen namentlich die Nerven, sofern sie dabei auch ausserdem nach Art des Galvanismus wirken mögen.

Ein Akt der Verdauung geschieht schon in der Mundhöhle, und hier hauptsächlich durch den Speichel ausgeführt. Daß diesem die ganze gegenwärtige Lebenseigenthümlichkeit eines thierisch lebendigen Individuums eingeimpft und durch ihn auf Anderes übergetragen werden könne, sehen wir daraus, daß es der Speichel ist, durch den der Wuthzustand von Thieren und Menschen so übergetragen (wie durch Saamen gezeugt) werdeu kann, daß sich wüthende Menschen überdieß selbst Hunde-, Katzen-, Wolfartig ꝛc. benehmen, je nachdem sie vom Bisse eines wüthenden Hundes oder einer wüthenden Katze ꝛc. mit der Wuth angesteckt wurden. Wir sehen dieß in der Fleckung der Haut von Menschen, die von Klapperschlangen gebissen worden, sofern jene Fleckuug auffallende Aehnlichkeit mit der Färbung und Zeichnung dieser Schlange darbietet. Wir sehen es schon aus der schädlichen, selbst Wuthzustand erregenden Wirkung des Speichels erzürnter beissender Thiere, indeß sich umgekehrt der Speichel von gesunden, ruhig lebenden und sich wohlwollend verhaltenden Thieren und Menschen als Heilmittel gegen Wunden beweißt.

Die übrigen Hauptakte der Verdauung geschehen in der Bauchhöhle, und da namentlich im Magen, im Zwölffingerdarm und Blinddarm. Der ganze, sehr voluminöse Verdauungsapparat in der Bauchhöhle stellt übrigens doch nur Ein großes, in seinen Theilen und Appertinenzen auseinander gezogenes Organ dar. Dafür spricht schon die Abgrenzung desselben durch ein einziges, umfassendes besonderes Grenzgebilde, den Doppelsack *) des Bauchfells. Die Leber ist das Hauptstück dieses Organs; Magen und Darm erscheinen als dazu gehöriger Gefäßapparat;

*) Vergl. Meckel: allgemeine Anatomie S. 537. u. f.

die Speiseröhre als Zuführungsgang, der Magen als Blase, das übrige Gedärm als Abführuugskanal. Wirklich erscheint der Magen niedrigerer Thiere, z. B. bei Insekten, als ausgehöhlte Leber.

Dieses Eine Organ ist so voluminös und vereinzelt aus einander gezogen in Folge des pflanzlichen Charakters der Bauchhöhle. In der Pflanzenwelt herrscht überall Zerlegung in Mannigfaltiges, bei Mangel an Concentration und Ineinsbildung, bemerkbar genug vor. Aehnlich noch bei niedrigern Thieren gegen höhere und den Menschen; daher von jenen selbst Trümmer eines zertheilten Individuums selbstständig fortzuleben vermögen.

Die polare Anordnung wiederholt sich aber auch unter den verschiedenen Theilen dieses voluminösen und auseinandergezogenen Organs. Magen und Darm, als mehr enthaltend und aufnehmend wirksam, beweisen sich eben dadurch als negativen oder weiblichen Pol des Ganzen; die Leber dagegen durch die zum Darme hinzusendende Galle, durch die jene also ausser sich hinauswirkt, als positiven oder männlichen Pol. Zu dieser Entwickelung und so zu sagen Zweigeschlechtigkeit hat es freilich die Natur bei niedrigeren Thieren noch nicht gebracht. Da besteht vielmehr, eben z. B. in einer Magenartig ausgehöhlten Leber, noch Hermaphroditismus, Indifferenz, oder wohl auch Einseitigkeit dieses Gebiets.

Dagegen beruhigt sich die Natur beim Menschen selbst in jener einfachen Polarisirung noch nicht. Ueberall sucht sie ganz zu seyn. Daher strebt sie in der negativen Sphäre der Verdauung selbst wieder ein untergeordnetes positives Glied, sowie in der positiven ein untergeordnetes negatives zu bilden. Das Resultat jenes Bestrebens ist das Pankreas oder die Bauchspeicheldrüse; das Resultat des anderen

Versuchs ist die Milz. Diese beiden erscheinen aber eben darum mehr nur als Figuranten, als blose Repräsentanten des Gegensatzes und werden schon darum keine sehr bedeutende Verrichtung haben. Damit stimmt auch überein, daß sie in Folge eines ursprünglichen Bildungsmangels fehlen oder durch Krankheit oder anderweitige Eingriffe in die Organisation, wenigstens von Thieren, ganz oder größtentheils beseitiget werden können, ohne daß sehr bedeutende Beeinträchtigungen des Lebens überhaupt und der Verdauung insbesondere die Folge davon sind. Ebenso steht damit in Uebereinstimmung die wandelbare Form derselben in der Thierreihe und insbesondere der Uebergang des Pankreas in bloße blinde, Schleimabsondernde Darmerweiterungen schon bei den Fischen.

Der Magen erwirkt, was er in der schon die Mundverdauung bestanden habenden Speise- und Getränkemasse erwirkt, hauptsächlich durch seinen (sauren) Magensaft. Zu dessen Absonderung wird er wohl dadurch vorzüglich ermächtigt, daß er den besten, sauerstoffreichsten Theil des Blutes aus der Arteria lienalis durch die Arteriae breves und zwar dadurch bekommt, daß Magen und Milz auf das gesammte Blut der Arter. lien. ähnlich zersetzend wirken, wie entgegengesetzte Metalle und Pole einer Galvanischen Säule auf Wasser: so daß den schlechtesten, venösesten, Kohlen- und Wasserstoffreichsten Theil jenes Blutes die Milz an sich zieht, den übrigen der Magen an sich reißt.

Durch diesen Magensaft und durch weitere dynamische Wirksamkeit scheint der Magen über alle Bestandtheile der Speisen, ausser dem, besonders thierischen, sich auch hierbei egoistisch länger behauptenden Faserstoff, so ziemlich insofern Herr zu werden, als er sie in einen ziemlich homogenen Brei verwandelt, als welcher die Speisen ihrem ganzen Seyn nach eben so wenig ihre alten Eigenthümlichkeiten mehr haben, als schon zu einem bestimmt anders qualificirten Safte des geniesenden Individuums geworden sind.

Daß übrigens zu diesem Behufe der Magen auch noch eine anderweitige dynamische Wirksamkeit, und zwar abermals in polarer Form, äußere, mag schon aus der, während der Magenverdauung bestehenden, mitten über den Magen hinweg laufenden Einschnürung und den wechselnden Zusammenziehungen und Ausdehnungen (peristaltische Bewegung) geschlossen werden, die von beiden Enden des Magens, links und rechts, aus-, nach der Mitte hin- und wieder zurückgehen. Es erscheint dabei der Magen in eine Leber-, und eine Milz-Hälfte polarisch getheilt. Ausserdem wirkt jede Blase als Centraltheil eines Gefäßapparats im weitesten Sinne des Worts umändernd auf ihren Inhalt. So die Saamenbläschen auf die Saamenflüssigkeit, die Gallenblase auf die Galle ꝛc. Daß dieß aber nicht blos negativer Weise geschehe durch Wegsaugung wäßriger Bestandtheile mittels Sauggefäße, ersehen wir deutlich genug aus der Einwirkung der Geschlechtsblase beim Weibe (des geschwängerten Uterus) auf ihren Inhalt, der durch blose Wegsaugung von Wäßrigem nimmermehr zum Fötus ausgebildet werden würde.

Aus dem Magen gelangen Speisen und Getränke in den obersten Theil des Dünndarms (Zwölffingerdarm), wie von dem Munde durch Schlund und Speiseröhre in den Magen, keineswegs allein oder auch nur hauptsächlich nach mechanischen Bedingungen der Bewegung; sondern dadurch, daß sie auf lebendige Weise theils angezogen, theils abgestoßen werden, theils selbst hinstreben. Angezogen sowohl von der nächst weiteren

Strecke und Station des Verdauungsapparats, weil alles Lebendige nach Vereinigung mit dem strebt, das der rechte Gegenstand seiner Thätigkeit ist, als auch von der gesammten Ersatz heischenden Organisation. Abgestossen von dem Theile der Verdauungseingeweide, der an einem gewißen Quantum von Nahrungsstoffen das Seinige gethan und eben dadurch mit diesen sich bis auf einen gewißen Grad homogenisirt hat, ohne daß sie nur für ihn bestimmt wären. Die der Verdauung unterworfene Masse endlich strebt selbst weiter ihres Weges, sofern sie nun schon bis auf einen gewißen Grad mit der eigenthümlichen Lebendigkeit der verdauenden Organisation angesteckt oder geschwängert ist, und alles Lebendige aus sich selber dahin zu gelangen und das zu werden strebt, wohin es der Naturbestimmung nach gelangen soll und was es werden kann und soll.

Im obersten Theile des Dünndarms wirken nun auf den Inhalt von Speisen und Getränken gemeinschaftlich ein, ausser der peristaltischen Bewegung des Darms, von ihm abgesonderte Dunst und Flüssigkeit (Darmsaft), der dahin ergossene pankreatische Saft und die Galle. Beide erstere, besonders der pankreatische Saft oder Bauchspeichel, wohl immer noch einiger Massen ähnlich dem Mundspeichel, d. h. die immer noch etwas differenten und sich in ihrer Eigenthümlichkeit behauptenden Nahrungsstoffe vollends gar indifferenzirend oder homogenisirend einerseits, andrerseits aber ihnen die specifike Lebendigkeit (Leben schlechtweg) des Geniesenden einimpfend; indeß sie übrigens mehr nur verdünnend und etwa den Reiz scharfer Galle abstumpfend wirken. Die Galle endlich aber scheidet wohl vollends bestimmt wirklich in die Organisation zunächst als Chylus Aufnehmbares von durch den After zuletzt auszuscheidendem Unassimilirbarem. Daß die Leber den eigenthümlichen Saft, die Galle, absondern könne, hilft die Milz dermassen bedingen, daß sie solches Blut in sich aufnimmt (vergl. S. 40.) und aus sich der Leber zusendet, welches an den Substanzen besonders reich ist, die die Grundlage der Galle ausmachen.

Mit der Aufnahme des ersteren Theiles, des Chylus, in die Chylusgefäße beschäftigt sich nun hauptsächlich der übrige Verlauf des Dünndarms. Mit Fortschaffen des zweiten der Afteröffnung zu der Dickdarm. Der die Grenze zwischen Dünn- und Dickdarm bildende Blinddarm ist als secundärer Magen, mit dem er auch noch Volumen und übriger Bildung in der Thierreihe stets correspondirt, anzusehen und sein Wurmförmiger Anhang als secundäres Pankreas. Gleichwohl wirken diese beiden zusammen, im Vergleich mit der Wirksamkeit des Magens, polarisch entgegengesetzt. Indem letzterer seinen Inhalt möglichst homogenisirt, findet wohl im Blinddarm eine nochmalige ernstliche Scheidung Statt zwischen noch aufnehmbarem Chylusartigen und wirklichem Excrement. —

Die Chylusgefäße gehen zunächst weiter in Gekrösdrüsen ein. Ein Theil dieser charakterisirt sich allerdings vorherrschend als Drüse und somit als Organ im engeren Sinne des Worts. Ein anderer Theil aber, in dessen Innerem ein häufigeres Endigen in traubenartig vereinigte blinde Zellchen Statt findet, möchte mehr als Blase zu betrachten seyn. Doch im einen, wie im anderen Falle wirken diese Gekrösdrüsen umwandelnd und zwar veredelnd auf den Chylus ein. Der veredelnden Wirksamkeit der Blasen wurde oben schon Erwähnung gethan. Was die sog. Drüsen oder eigentlichen Organe betrifft, so mag hier nur daran erinnert werden, wie die

Speicheldrüsen Speichel, die Leber Galle, die Nieren Harn, die Hoden Saamenflüssigkeit u. s. w. bereiten. So läßt sich denn also erwarten, daß auch die Gekrösdrüsen die durch sie gehende Flüssigkeit, den Chylus, umändern werden. Und sie thun dies so, daß ein Theil desselben schon innerhalb derselben blutähnlich in Venenzweige aufgenommen wird. Ein andrer Theil geht wiederum durch Chylusgefäße aus diesen Drüsen heraus und zu einem gemeinschaftlichen Gefäßstamm für allen Chylus und für die sog. Lymphe, eine dem Chylus ähnliche, aus allen Theilen der Organisation kommende Flüssigkeit. Dieser die Rückenwirbelsäule entlang aufwärts steigende Stamm ergießt seinen, im Fortgange dem (rothen) Blute mehr und mehr ähnlich werdenden, Inhalt endlich auf der Grenze zwischen Hals und Brust in die Unterschlüsselbein-Vene der linken Seite.

Allein nicht aller Chylus macht diesen Weg. Ein bester Theil scheint, wie bei den Würmern, Mollusken und Insekten, die nur Eine Gefäßart haben, schon von den Darmvenen unmittelbar aufgenommen und dem Blute assimilirt zu werden. Ein schlechtester, am meisten vegetabilisch beschaffener, Theil wird offenbar bei reichlicherem Essen und Trinken, als es der Organisation eben nöthig ist, in die sogenannten Netze als Fett abgesetzt, wohin er wohl unmittelbar durch die Darm- und selbst schon Magen-Wände durchschwitzt. Diese Netze erscheinen demnach als Vorrathskammern in fetten Zeiten, deren Vorrath bei eintretendem Mangel in Magen und Darm zurück- und von da auf den erwähnten Chyluswegen als Chylus weiter befördert und verbraucht wird. Daß nur der schlechteste Theil des Chylus unter den genannten Umständen als Vorrath abgelagert wird, erhellt theils aus der chemischen Beschaffenheit des

Fettes, welches vorwaltend Kohlenstoff, also die Grundlage der Pflanzensubstanz, enthält, des Grundstoffes der Thiersubstanz aber, des Azot's, fast gänzlich ermangelt; sowie denn auch übrigens Fetterzeugung überall der Erzeugung einer wäßrigen Flüssigkeit gegenübersteht, so daß in diesen beiden das thierische Zellgewebe, das selbst schon einen sehr niedrigen Rang einnimmt, vollends rückwärts polarisch aufgelöst erscheint in das Urelement des Wäßrigen einerseits und in einfachste vegetabilische Substanz andrerseits — theils folgt so niedrige Dignität für das Fett der Netze auch darum, daß es schon im Magen, oder erst im Dickdarm zu Stande kommt. Auch vermögen ja die Pflanzen selbst Aehnliches aus sich zu erzeugen.

Ein Theil des Chylus endlich, der von mittlerer Beschaffenheit seyn möchte, wird wohl sogleich in benachbarte Theile als Ersatzstoff übergebildet, den das rothe Blut sonach zwar vorzugsweise, aber nicht ausschließlich bildete.

Insofern erscheint eben der Chylus als weißes Blut. Niedrigere Thiere bringen es nur zu solchem, das noch dazu, wie bei Würmern, ohne allen Gefäßapparat durch die Wände einer Art Darms oder Magens hindurchschwitzt und der übrigen Substanz des Thieres als Ersatz eingebildet wird. Der Mensch schließt als Mikrokosmos deß etwas nothwendig in sich. Seine Baucheingeweide bestehen vorherrschend aus niedrigerem Stoffe. Sie können daher, wie ganze unvollkommenste Thierleiber, wenn auch etwa nur zum geringen Theile, schon von durchschwitzendem Chylus oder weißem Blute ernährt werden.

Auch die Lymphe ist zum Theil Chylus, sofern eine Art Verdauung auch ausserhalb der eigentlichen Verdauungseingeweide Statt findet. Was die Lymphe andern Theils sey, wird sich aus dem Nachstehenden bald ergeben. —

Wie sich namlich auf die bisher angedeutete Weise der menschliche Leib Stoffe der Aussenwelt aneignet; so giebt er auch umgekehrt Masse von sich selbst an sie ab. Dieß geschieht in Gestalt der Hautausdünstung, der Harnaussonderung, des Schleimes aus den Schleimhäuten der Luftwege u. s. w.

Ausserdem geschieht nun wohl eine stete Absonderung in jedem Materienpunkte des lebendigen Menschenleibs, deren Produkt aber nicht ganz, sondern nur zum Theil an die Aussenwelt abgegeben wird. Zu diesem Behufe wird derlei von allen Theilen des Leibes Abgesondertes, aber nur zum Theil ausserhalb des ganzen Leibes Auszuscheidendes von allen Seiten her an Einen bestimmten Platz der Organisation hingebracht, wo eben diese theilweise Ausscheidung oder Reinigung einerseits, und andrerseits eine verbessernde und veredelnde Aufnahme Statt findet.

Dieß geschieht in der Brusthöhle, namentlich in den Lungen, mittels der Athmung.

Das dahin zu bringende aus allen Theilen Abgesonderte muß aber nothwendig verschieden seyn nach Maasgabe der aus verschiedenen Substanzen bestehenden verschiedenen Gebilde des Leibes. Es heißt auch hier: man kann nicht Feigen lesen von den Disteln. Und auch hierin muß sich der mikrokosmische Charakter des Menschen aussprechen.

Es sind aber drei Hauptarten allgemeiner — im menschlichen Leibe herrschender fester Substanzen zu unterscheiden; nämlich 1) das Zell- oder Schleim- oder Bildungsgewebe, auch Thierstoff schlechtweg genannt, 2) die Fleisch- oder Muskelsubstanz und 3) die Nervensubstanz. In dem Ersteren waltet, in Verbindung mit den Säften, vorzugsweise die Stoffmetamorphose oder der Chemismus oder das bildende (plastische, produktive, reproduktive) Leben; das Zweite ist das vorherrschend Bewegende; das Dritte wirkt in Bezug auf den eigenen Leib hauptsächlich im Selbstgefühle (Gemeingefühle) die Mannigfaltigkeit der Theile zur Einheit verknüpfend und in der thierischen Selbstbestimmung, vorzüglich durch die willkührliche Bewegung, mehrfach Thätiges zur Einheit zusammenhaltend und stimmend; übrigens überhaupt empfindend und vorstellend.

Damit ist jedoch die eigentlichste Bedeutung dieser Substanzen noch keineswegs ausgedrückt. Um diese zu erfassen, gilt es sich zu vergewissern, daß in diesen drei Grundsubstanzen sich der Urtypus alles Seyns und Werdens auf besondere Weise verwirklicht findet.

Demzufolge haben wir im Schleimgewebe den besonderen Ausdruck der untersten Stufe der Entwickelung zu erkennen, nämlich die noch unentwickelte, indifferente Ein- und Ganzheit. Daher ist es in sich selbst fast völlig gestaltlos, ein möglichst formloser Brei oder Schaum, der sich aber durch alle Gebilde des Körpers innerlich hindurchzieht und sie zugleich äusserlich umfängt. In der Fleisch- oder Muskelsubstanz dagegen ist die Materie des Menschenleibes in sich widerstreitende Gegensätze auseinandergegangen. Daher die Mannigfaltigkeit und Zusammenhangslosigkeit der Muskeln, daher der allseitige, strenge Antagonismus unter ihnen. Die Nervensubstanz endlich und namentlich in der Bildung zu einem Gehirne ist es, welche wieder Einheit, Harmonie, in die Mannigfaltigkeit bringt, ohne diese selbst aufzuheben, sowie denn im vollkommenen Gehirne selbst eine große Mannigfaltigkeit von sehr differenten Gebilden auf's Innigste zur Einheit verschmolzen erscheint.

Wir haben diesen Typus bereits auf den ersten Seiten dieses Buches unter den Formen des Instinkts, der Willkühr und der Freiheit kennen gelernt und werden ihm ferner noch in verschiedenen Gestalten begegnen.

Diese drei Grundsubstanzen übrigens machen die wesentliche Grundlage des menschlichen Körpers aus. In den verschiedensten Gebilden sind sie alle drei beisammen; nur stets in anderem Mischungsverhältnisse. Aber nicht blos so sind sie wohl beisammen, daß sie eben als wirkliches Zellgewebe, Muskel- und Nervensubstanz neben einander bestünden oder höchstens durch einander gestreut und geflochten wären; sondern auch so daß sie hier und dort nur als potentia daseyend erklärt werden können, als ob sie alle drei in ein indifferentes, identisches Mittlere zusammen- oder aus einem solchen noch nicht auseinandergegangen wären, obwohl sich eine Tendenz verräth, diese drei Substanzen, und eine davon vorherrschend, zu entwickeln.

Dieß ist wohl der eigentliche Begriff von Parenchym. Und so ist wohl die Verschiedenheit des Parenchyms verschiedener Gebilde, besonders der Organe im engeren Sinne des Wortes (= Drüßen im weitesten Sinne dieses Wortes) *), wesentlich und gründlich zu begreifen. —

Demnach nun also werden die vorherrschend aus niedrigerer Substanz, eben aus sog. Zellgewebe bestehenden Gebilde, in deren unedelsten Bestandtheilen der

*) Vergl. m. Grundriß der Physiol. §. 138. rc. wo alle festen Gebilde des Leibes physiologisch unterschieden werden 1) in Organe, 2) in Grenzgebilde, 3) in Gefäße und 4) in Werkzeuge.

der Mensch die Pflanzen- und niedrigere Thierwelt der Masse nach in sich hegt, und alle Gebilde, soweit sie aus Zellgewebe bestehen, auch nur einen niedrigeren Saft absondern oder sich theilweise in solchen auflösen, der sich dem Pflanzensafte und besonders dem weißen Thierblute ähnlich zeigen wird. Und dieß ist die Lymphe, soweit sie nicht als Pseudochylus zu betrachten ist (vergl. S. 45.). Wirklich ist der vegetative Charakter des Lymphgefäßsystemes, im Vergleich des (rothes) Blut führenden Gefäßsystems, deutlich genug ausgedrückt in der Einheitslosen Mannigfaltigkeit der Gefäße, die sich so wenig zu bestimmtern Aesten und Stämmen, vereinigen, und selbst in der Häufigkeit der Klappen, die den einzelnen Gefäßstrecken ein Zellenartiges Ansehen geben.

Aus edlerer Substanz z. B. Fleisch- oder gar Nerven-Substanz vorzugsweise bestehende Gebilde, und soweit sie daraus bestehen, werden demnach auch vorzugsweise mehr edleren Saft absondern oder sich in solchen reduciren. Solcher ist aber im rothen Blute, und zwar im dunkelrothen Venen-Blute, gegeben. Auch dieser Saft kann sich, jenachdem er von übrigens doch noch verschiedenen Gebilden kommt, nicht völlig gleich verhalten, obwohl er endlich von allen Seiten her, nachdem er auch mit der Gesammtmasse der Lymphe und des Chylus vereinigt ist, im Herzen sich mischt und indifferenzirt.

Doch hat nicht alles Venenblut nur diesen Ursprung und diese Bedeutung. Sondern bei vielen Gebilden des menschlichen Leibes wird, besonders unter gewißen Umständen, von dem hellrothen Arterien-Blute, welches der allgemeine Nahrungsstoff aller Theile ist, nur ein Theil verbraucht. Dieß wohl besonders bei den Theilen, welche der Willkühr im größeren Maase zugänglich sind, und die daher bald mehr, bald weniger in Thätigkeit gesetzt und erhalten werden, wornach sie auch bald mehr, bald weniger Ersatzstoff brauchen. Da bleibt denn also von diesem bald mehr, bald weniger übrig; wenn auch nicht reines, bestes Arterienblut, sondern nur der schlechteste Theil desselben übrig gelassen, der beste aber in die Theile verbildet wird *). Dieser Ueberschuß ist die andere Quelle des Venenbluts. —

Die Gesammtmasse des so aus zwei Hauptquellen entspringenden, übrigens aus allen Theilen des Leibes zusammenfließenden dunkelrothen Venenbluts mit der beigemischten Masse des Chylus und der Lymphe, die selbst wieder theils (Pseudo-) Chylus, theils weißes Venenblut ist, hat nun in der Brusthöhle einen Reinigungs- und Veredlungs-Proceß zu bestehen, durch den sie zu hellrothem, lebhafter beweglichem, wärmerem, an Blutkügelchen reicherem Blute gemacht, als allgemeine Flüssigkeit des menschlichen Körpers auf die höchste Stufe gehoben und vollendet und dadurch zum allgemeinen Ersatzstoff der leiblichen Gebilde befähigt wird.

---

*) Es ist dabei ein wohl besonders in eigentlichen Capillargefäßen geschehender Scheidungsproceß des Arterienbluts in einen guten, in der Metamorphose zu verbrauchenden und in einen schlechtern, durch die Venen zurückzuführenden Theil anzunehmen, der keine geringe Bedingung für den Rückfluß des Venenbluts abgeben dürfte. Darauf hin dürften auch einige Beobachtungen deuten, wie die einer oscillatorischen Bewegung des Bluts in den Capillargefäßen, des Sich-Kreuzens der kleinen Blutströmchen, und einer rascheren Bewegung des Blutes in den Venenanfängen.

Zu diesem Behufe tritt jene Saftmasse aus der vorderen oder rechten Vorkammer des κατ' ἐξοχην sogenannten Herzen in die rechte oder vordere Herzkammer und von da durch die sog. Lungenarterien in die Lungen.

Durch jedesmaliges Ausathmen wird der wenigst gute Theil aus dem in die Lungen getretenen Quantum jener combinirten Saftmasse in Gas- und Dunstform ausgestoßen und ausgehaucht. Das Ausgehauchte ist vorherrschend vegetabilischer Natur; denn es ist Kohlensaurer Dunst, und sofern dieser ausgeschiedene Kohlenstoffgehalt als Resultat einer Art Verbrennungsproceßes angesehen werden will, mag man den leiblichen Lebensproceß mit einem läuternden Verbrennungsproceße vergleichen.

Dagegen wird bei jedesmaligem Einathmen der beste Theil der atmosphärischen Luft in die Lungen eingesogen und jener Saftmasse beigemischt. Dieß ist hauptsächlich der Bestandtheil der Atmosphäre, den wir Sauerstoffgas zu nennen pflegen; und daneben etwas Stickstoffgas, welcher die vorherrschende Grundlage thierischer Substanz ist.

Erscheint schon die ganze Atmosphäre im Vergleich mit tropfbarer Flüssigkeit und vollends mit festen Stoffen als etwas Seelenhaftes; so ist ihr Sauerstoffgehalt insbesondere als die Seele ihrer übrigen Bestandtheile zu betrachten. Er ist ja auch die wesentliche Bedingung der herrlichsten Erscheinung im Bereich der irdischen Materie, der Licht und Wärme in sich einigenden Flamme. Ja, auf das, was wir einathmen, mag am ersten unter allem irdisch-kosmischen passen, was das Alterthum von dem mit Weltseele gleichgesetzten Weltäther aussagt, der eben als Seelisches die übrigens mehr körperlichen sog. Dunstkreise der Himmelskörper von oben und aus dem

Centrum her durchdringt. Darum nennen wir es auch Lebensluft, als zu dem durch die Verdauung gewonnenen Seyn das Leben gesellend (vergl. S. 11.).

Es wird aber beim Athmen aus der zu reinigenden und zu vollendenden Säftemasse, wenigstens dem Gewichte nach, mehr ausgeathmet (in 24 Stunden über 3 Pf.), als ihr Lebensluft eingeathmet (binnen 24 Stunden nur etwas über 2 Pfd.). Darum kann auch der den vollendeten oder aus Venen- zu Arterien-Blut umgewandelten Saft aus den Lungen wieder wegführende Gefäßapparat (Lungenvenen) fast um ein Dritttheil enger seyn, als der es zu den Lungen hinleitende *). Wie bedeutend aber die menschliche Organisation mittels der Athmung mit der Aussenwelt zusammenhänge und sich mit ihr verschmelze und wie sehr davon ihr mehr oder weniger gutes Seyn und Leben abhänge, erhellt daraus, daß man berechnen konnte, ein einziger Mensch consumire binnen 24 Stunden eine Quantität Luft von mehr als 600 Cubikfuß.

Doch dürfen bei dieser Wechselwirkung zwischen Blut und Luft die Lungen wohl nicht als blose, nur mechanisch dienende Gefäße betrachtet werden; sondern tragen zu jener Blutvollendung sicherlich auch

*) Doch möchte bei diesen vergleichenden Messungen zu beachten seyn, daß die Venen überhaupt vorherrschend Erweiterungsfähig sind, die Arterien aber überwiegend zur Verengerung (Contraction) neigen, daß unmittelbar vor dem Tode die Arterien ihren Inhalt noch großentheils aus sich aus- und den Venen zutreiben und daß also im Tode der Unterschied der Weite beider Gefäßsysteme größer seyn muß, als er im Leben ist.

selbstständig dynamisch wirkend bei. Insofern sind sie als Drüsen, und zwar als Drüsen für das arterielle Blut zu betrachten, wie die Gekrös- und Lymph-Drüsen in Beziehung auf Chylus- und Lymphgefäße, und wie die Leber die Drüse des Venenbluts genannt werden mag, indem sie das schlechte, mit Chylus geschwängerte Venenblut der Baucheingeweide zu besserem Venenblut umwandelt, namentlich dadurch, daß sie, mit ihrem Gehülfen, der Milz, den schlechtern Theil daraus entfernt, zur Gallenbereitung benützt und später mit dem Darmkothe ausscheiden läßt. Daß die Lungen als Organe im engeren Sinne des Worts zu betrachten sind, beweisen auch ihre Grenzgebilde der vollkommensten Art, die Brustfellsäcke.

Auch das Herz hat endlich wohl zu dieser Blutvollendung das Seinige noch auf dynamische Weise beizutragen, was die alten Physiologen ahneten, indem sie ein im Herzen unterhaltenes, auf das Blut wirkendes Lebensfeuer annahmen. Offenbar ist ja das Herz als Centralblase des ganzen Blutgefäßsystemes zu betrachten und wird als solche von Seinesgleichen keine Ausnahme machen (vergl. S. 41.). Aber auch als Organ ist es theilweise zu betrachten; und dies nicht blos, weil es in seinem Herzbeutel ein vollkommenstes Grenzgebilde hat, sondern auch weil es nur mit Unrecht blos als ein hohler Muskel betrachtet wird. Der mittlere Theil der Herzkammerwände erscheint nämlich offenbar eher parenchymatös, wie die meisten eigentlichen Organe, wenn auch mit sehr vorherrschender Neigung zur Fleischnatur, als eigentlich und rein muskulös. Auch als eigentliches Organ wird es also umändernd, veredelnd, auf seinen Inhalt wirken (vergl. S. 43.).

Ausserdem wirkt zwar das Herz sowohl als Blase,

deren wohl jede auf ihren Inhalt von Seiten der Zuleiter anziehend, in Beziehung auf ihre Ausführgänge aber austreibend wirkt (Geschlechtsblase = Uterus), denn auch nicht unbeträchtlich als Werkzeug, als Saug- und Stoßwerk, zur Bewegung des Blutes, sowie ähnlich einiger Massen die Venen einerseits, und die Arterien andrerseits zu gleichem Behufe wirken. Allein die Hauptbedingungen der gesammten Saftbewegung sind doch dynamischer oder vitaler Art. Der lebendige Saft wird lebendig angezogen von den Theilen, die auf ihn zu wirken haben oder die sein bedürfen, sowie er selbst lebendig dahin strebt, wohin ihn seine Naturbestimmung ruft. Und umgekehrt wird er lebendig von dem abgestossen, was das Seinige an ihm gethan hat oder was sich zu eigener Läuterung seiner entledigen muß; sowie er selbst von da wegstrebt, wo seines Seyns nach seiner Naturbestimmung nicht weiter ist.

Uebrigens ist das *κατ' εξοχην* sogenannte Herz des Menschen wohl als Doppelherz insofern zu betrachten, als es die Vereinigung eines Privatherzens für die Brusthöhle und des Herzens für den ganzen Körper darstellt. Jenes besteht aus der vorderen oder rechten Herzkammer, von der aus das Blut nach den Lungen geht, und aus der hinteren oder linken Vorkammer, in welche das größtentheils vollendete Blut aus den Lungen zurückkommt. Dieß der gewöhnlich allein sogenannte kleine Kreislauf. Und dieses, ihm und der Brusthöhle des Menschen privatim angehörende Herz entspricht dem, dessen sich die Fische und Amphibien allein erfreuen. Die Brust des Menschen erschiene demnach als mikrokosmisches Reich der Amphibien und Fische.

Allein neben und unter ihm findet noch ein

zwetter kleiner Kreislauf mit eigenem Herzen für die Unterleibshöhle Statt *).

Das eigene uud somit dritte Herz, das zu diesem zweiten kleinen Kreislauf gehören soll, ist der Stamm der Pfortader. Derselbe hat in seiner nach links und unten gekehrten Hälfte, welche das venöse Blut aus allen in dem Sacke des Bauchfells eingeschlossenen Theilen — die Leber ausgenommen — aufnimmt, die Natur einer Vorkammer; in der andern Hälfte, die jenes Blut in die Leber sendet, die Natur der Herzkammer. — Zu diesem Herzen gehören Milz und Leber als Athmungsapparate; die Nerven-Ganglien des sog. Sonnengeflechts als Gehirn. Und insofern erscheint uns das Convolut der Baucheingeweide auch nnter dem Thier-Charakter der Würmer, Mollusken, Crustaceen und Insekten; namentlich von Seiten des blosen einfachen, läng-

*) Dieß habe ich dem Wesentlichen nach klar schon ausgesprochen in meinem Grundriße der Physiologie, Berlin 1822. §. 201. — Mit Vergnügen finde ich nun endlich Aehnliches bei Johannes Müller; Grundriß der Vorles. üb. d. Physiol. Bonn 1827, wo S. 15 u. f. unterschieden wird ein kleiner, ein großer und ein kleinster (Pfortadersystem) Kreislauf im Menschen. Eben so trifft in mancher Hinsicht mit meinen deßfallsigen Ueberzeugungen zusammen, was von C. H. Schultz über Blutbereitung und Blutbewegung in Meckels Archiv, Jahrg. 1826. Nro. IV., abgedruckt ist. Ueber Manches möcht' ich freilich übrigens mit den beiden genannten Autoren, von denen für eine eigentlich wissenschaftliche Physiologie noch sehr viel zu erwarten ist, rechten; doch ist dazu hier am wenigsten der Platz. Freundliche Grüße hier vielmehr nur den geehrten Genossen!

lichen Rückengefäßes derselben, anstatt eines mehrgetheilten Herzens, und von Seiten ihrer meistens mit Schlund oder Magen in nächster Beziehung stehenden, ein Gehirn vikariirenden Nervenknoten. — Für diese Thierwelt im Mikrokosmos wird, in Uebereinstimmung damit, daß die genannten Thiere nur einerlei Gefäße haben, ein Theil des Chylus sogleich von den Darm-Venen aufgenommen und zu dem einfachen Herzen (Pfortaderstamm) geführt (vergl. S. 44)

Das Herz für den ganzen Körper des Menschen, das nur die Säugthiere und Vögel bis auf einen gewißen Grad mit ihm gemein haben, bildet die vordere oder rechte Vorkammer und die hintere oder linke Herzkammer; von denen jene alles Blut aus dem ganzen Körper aufnimmt, diese aber nach dessen Vollendung es nach allen Theilen des Leibes sendet.

Welches das Herz der Kopfhöhle sey, die doch rücksichtlich des Besitzes eines Privatherzens nicht werde hinter Brust- und Bauchhöhle zurückstehen sollen? — Das Haupt gehört nicht mehr in das Gebiet des vegetativen Menschenlebens; daher können wir für jenes dasselbe nicht fodern, was wir in diesem mehrfach finden. Gleichwohl zeigt uns aber das Gehirn etwas Analoges, aber so Potenzirtes, daß man nicht so leicht auf den Gedanken kommt, es mit dem Herzen zu parallelisiren. Es sind dieß aber die Gehirnhöhlen oder Gehirnkammern. Dieses Quasi-Herz zeigt seine höhere Dignität im Vergleich mit jedem eigentlichen Herzen schon durch die doppelte Zahl der Höhlen. In ihnen wird aber auch keine schwere, palpable Flüssigkeit umgetrieben und bearbeitet, um sie als Baustoff für den leiblichen Bildungstrieb zu qualificiren; sondern ein selbst schon Geistverwandter Aether ist dort der Soff, dessen die Einbildungskraft und Phantasie, in enger Vereinigung mit dem Geistesleben, zu ihren höheren künstlerischen Bildnereien bedürfen. —

Was nun den vollendeten Saft, das Arterien-Blut, selber betrifft, so ist es zwar das allgemeine Restaurationsmittel für alle Gebilde des Leibes und enthält darum auch alle fernere chemische Bestandtheile, die nur irgend in einem derselben gefunden werden mögen; allein dennoch ernähren sich die verschiedenen Gebilde sicherlich nicht von dem völlig gleichen Arterienblute. Auch hier kehrt wohl die Analogie des Mikrokosmos und Makrokosmos wieder. Wie in diesem jede der verschiedenen Wesengattungen sich Anderes wählt zu ihrer Nahrung aus der großen Vorrathskammer der Natur, das Uebrige aber verschmäht; so wohl auch die verschiedenen Gebilde in jenem in Bezug auf die Gesammtmasse des Arterienbluts. Und zwar dürfte sich die Sache nicht so verhalten, daß zwar zu jedem Gebilde dasselbe Arterienblut gienge, ihm aber je nur andere Bestandtheile zur Ernährung desselben genommen würden; sondern es muß wohl angenommen werden, daß die einzelnen Gebilde und die Gesammtmasse des Arterienbluts dergestalt lebendig wechselwirken, daß in jedem anderen Aste des Arteriensystems ein, der Eigenthümlichkeit des Gebildes, zu dem er führt, entsprechend modificirtes Arterienblut enthalten sey. So schwebt sicherlich ein leichteres, so zu sagen, geistigeres Blut gerade aufwärts dem Gehirne zu, als z. B. die Nieren bekommen, zwischen deren Arterienblut und dem der, einen so bedeutungsvollen Saft bereitenden, Hoden übrigens wohl noch insbesondere eine ähnliche Scheidung in einen schlechtesten nnd besten Theil Statt findet, als oben in Beziehung auf Magen und Milz erinnert wurde (S. 40.)

Solche Modifikationen des Arterienblutes möchten

nach dessen näheren Bestandtheilen also bemessen werden müssen.

Das, was sich bei aus der Ader gelassenem Blute als sogenanntes Blutwasser von dem Blutkuchen absondert, und was sich schon nach Haller's Behauptung (II. 129.) der Lymphe sehr ähnlich verhält, dürfte der eigentliche Ersatzstoff für das sog. Zellgewebe seyn, und ein an jenem Blutwasser besonders reiches Arterienblut zu allen vorzugsweise aus Zellgewebe bestehenden Gebilden gehen, und von solchen dieser Bestandtheil des Blutes vorzugsweise consumirt werden. Es wäre dieß weißes Blut, jedoch mit arteriellem Charakter, und diejenigen Gefäße, die, wo möglich nur solches weißes arterielles Blut führten, wie etwa in der Conjunctiva des Auges, wären die Arteriae serosae der älteren Physiologen.

Die gewöhnlich nur beachteten rothen weichen Blutkügelchen dagegen oder die Blutkörnchen, die eben in dem aus der Ader gelassenen Blute den Blutkuchen bilden, möchten als der eigentliche Nährstoff für alle wahrhafte Fleisch- und Muskelsubstanz anzusehen seyn. Jemehr ein Gebilde aus dieser besteht, ein an jenen Kügelchen desto reicheres Blut möchte zu ihm gehen. Daß diese Kügelchen die Bedeutung von Infusorien haben, unterliegt keinem Zweifel. In der zahlreicheren Bildung derselben spricht sich vorläufig die kräftigere Tendenz des Arterienblutes aus, den Zustand der homogenen Flüssigkeit zu verlassen und in der Umbildung in die verschiedenen Theile des Leibes heterogen, different zu werden. Allein dieser Tendenz und dieser ihrer Realisirung ist nur das höhere, rothe Blut fähig; die Schnecke z. B. hat ein Körnerloses weißes, schleimiges Arterienblut, dem eben im menschlichen Arterienblute nur das serum sanguinis entspricht. Daß sich aber diese Tendenz so realisirt findet bei dem der Fleisch- oder Muskelsubstanz entsprechenden Theile des Blutes, ist nicht blos aus dessen höherer Dignität zu erklären; sondern mehr noch aus der wesentlichen Bedeutung der Muskelsubstanz mit ihrer Irritabilität. Diese wesentliche Bedeutung ist aber wohl der sich schon in der vorwaltenden Contraction der Muskelfaser aussprechende Egoismus. Ueberall beweißt sich die Irritabilität als das egoistisch an- und gegenhaltende, und zeigt ihr egoistische Tendenz auch in der Mannigfaltigkeit und Vielgestaltigkeit der Muskelbildung. Und aus eben diesem Grunde sondert sich denn auch der der Muskelsubstanz entsprechende Theil des arteriellen Bluts, der ja eben auch ohne Weiters Faserstoff genannt wird, vorzugsweise in die Mannigfaltigkeit der Blutkügelchen. Diese können demnach als schon präformirte Elemente der Fleisch- und Muskelsubstanz betrachtet werden, dergleichen in manchem blos fleischartigeren Parenchym noch in rein chaotischer Zerstreuung, übrigens aber zu Fasern aneinander gereiht gefunden werden — ohne daß damit behauptet werden will: die Muskelsubstanz werde durch die Blutkügelchen nur mittels mechanischen Ansatzes ernährt.

Was nun aber im Arterienblute zu unterscheidendes der Nervensubstanz insbesondere bestimmt sey? — Auf diese Frage zu antworten, soll keineswegs umgangen werden, wenn vor allem darauf aufmerksam gemacht wird, wie wohl gewisse Beschaffenheiten der Luft, das natürliche Licht mit den Farben und die natürliche Wärme, Gerüche und selbst geistige Einflüsse unmittelbar viel zu vermögen scheinen in Bezug auf Gedeihen und Bethätigung der Nervensubstanz. Vielmehr fällt in die Augen, daß viel Blut nach den verschiedenen Nervengebilden geht. Aber wir haben auch noch besondere nähere Bestandtheile desselben, die wir als der Nervensubstanz vorzugsweise entsprechend in Anspruch nehmen können. Der Art ist schon der flüchtige Blutdunst, dessen eine nicht so geringe Menge sogleich aufwärts steigend entschwebt, wenn Blut aus der Ader gelassen wird. Diese flüchtige Natur möchte ihn nicht übel qualificiren zum vorzugsweisen Nährstoff der Nervensubstanz.

Ueberdieß haben ja besonders glückliche Beobachter, namentlich Hewson und Gruithuisen, auch noch andere Infusorien im Blute mikroscopisch beobachtet, als die gewöhnlich nur bemerkten Blutkügelchen. Jene andern Infusorien sollen größer als diese Blutkügelchen seyn und öfters platzend eine Mehrheit der letzteren aus sich gebären. Dieser Umstand wird wohl mit Recht, wie auch schon Döllinger thut, als ein Beweis der höheren Dignität dieser Bläschen im Vergleich mit den Kügelchen angesehen. Ob nun der allgemein anerkannte, wenn auch noch weniger genau erkannte, Blutdunst und diese Bläschen Eins sind oder verschieden, mag jetzt dahin gestellt bleiben. Sie mögen verschieden oder Eins seyn, so eignen sie sich, vorzugsweiser Nährstoff der zarteren, flüchtigeren, höheren Nervensubstanz zu seyn; und ein an ihnen besonders reiches Blut würde demnach überall nur zu den Nervengebilden gehen, das dort, wie im Gehirne durch die Rindensubstanz desselben, selbst noch weitere Läuterungen erfahren dürfte; wovon später noch etwas. — —

Die verschiedenen Speisen und Getränke, auch verschieden beschaffene, im Athmen verbrauchte Luft, bedingen denn auch im Ganzen verschiedenes arterielles Blut, so zwar, daß es bald an dem Nährstoffe für Zellgewebe, bald an dem für Muskelsubstanz, bald an dem für Nervensubstanz besonders reich ist, wornach denn auch theils die Gesammtmasse der leiblichen Gebilde in entsprechender Weise gemeinschaftlich modificirt wird erscheinen müssen, theils diejenigen Gebilde, welche die vorzüglich begünstigte Substanz zur Hauptgrundlage haben, über die übrigen ein Uebergewicht erhalten werden — wovon weiterhin das physische und psychische Seyn und Leben des ganzen Individuums bestimmt wird.

Möge jedoch obige Bemerkung nicht so fehlgedeutet werden, als ob sie sagen wollte: verschiedene Nahrungsstoffe gewährten nur diesen oder jenen Bestandtheil des Blutes und somit Ersatz nur diesem oder jenem einzelnen Elemente der leiblichen Gebilde! Vielmehr werde erkannt, daß theils in jedem Nahrungsmittel dem Wesentlichen nach Alles enthalten sey, was in allen anderen — nur je in anderem Verhältniße — theils die Assimilations-Thätigkeit des menschlichen Leibes im Allgemeinen aus jedem Alles bereiten kann, was er braucht — nur nach Maasgabe der Verschiedenheit der Nahrungsmittel, das Eine im geringsten, das Andere im größten Maase.

Erster Abschnitt.

Gesundheitspflege in Bezug auf Verdauung und anfangende Blutbereitung.

Vorläufige Uebersicht.

Es ist in diesem Abschnitte von dem Verhalten gegen alles Essen und Trinken, gegen den diesen beiden gewidmeten organischen Apparat und alles das, was nothwendig daraus für die menschliche Lebensökonomie folgt, die Rede. Es wird aber vom Essen oder vom Verhalten gegen die Speisen und von dem gegen die Getränke, sowie von den Speisen und Getränken für sich, soweit dieß hier zulässig, abgesondert gehandelt. Und zwar zuerst von den Speisen selbst, dem Verhalten gegen den Verdauungsapparat in Bezug auf Essen überhaupt und die einzelnen Speisen insbesondere.

Dabei soll aber vorerst die Beziehung der verschiedenen Speisen zum Menschen dermassen im Allgemeinen und nach einem mittleren Durchschnitte betrachtet werden, daß wir dabei den letzteren durchaus in dem Zustande eines mittleren Entwickelungszustandes und in einer mittleren Vollkommenheit voraussetzen. Darunter gilt es dann natürlich weiter, nach den Speisen aus dem Pflanzenreiche einerseits nud nach denen aus dem Thierreiche andrerseits abzutheilen, sowie dann ferner jede dieser Abtheilungen selbst wieder nach der Naturgemäßen untergeordneten Gliederung zu betrachten, wobei je mit den wichtigeren und allgemeiner verbreiteten begonnen und so zu den immer weniger nothwendigen fortgegangen wird *).

---

*) Von Speisen (und Getränken) des Menschen aus der protoorganischen Natur und insbesondere aus dem Mineralreiche in einer besonderen Abtheilung zu handeln, dürfte etwas pedantisch erscheinen. Doch mag diese Note deßhalb an ihrem Platze seyn. Von den Erd-, besonders Lehmarten, welche in einigen Gegenden von rohen Völkerstämmen während einiger Zeit des Jahres genossen werden, möchte nicht viel Aufhebens zu machen seyn. Vergl. dahin gehörige Data, wer Lust hat, in Feiler's Diätetik §. 87. — Wir betrachten, außer der Luft, nur zwei dahin gehörige Dinge: das Salz und das Wasser. Vom ersteren wird gehandelt werden unmittelbar vor der Betrachtung der vegetabilischen Würzen. Für den Menschen als Menschen dient von der Erdveste unmittelbar zur Nahrung nichts, als das „Salz der Erde" d. h. gewisser Maßen ihr Bestes, ihr Geist, das protoorganische Gewürz. — Vom Wasser wird vor allem Anderen unter den Getränken die Rede seyn, als vom Getränke schlechtweg und der wesentlichen Grundlage alles Getränkes, als solchen. Von der Luft und ihrem Genusse, der für das menschliche Seyn noch wesentlicher ist als selbst das Wasser, wird hauptsächlich in dem Abschnitte der Gesundheitspflege in Beziehung auf Athmung und Blutvollendung, und wo es sonst geschehen muß, gehandelt. Daß diese nicht für sich einen Hauptabschnitt der Diätetik bilden darf; davon schon in der Vorrede. — Es erhellet übrigens aus diesen vorläufigen Andeutungen hinlänglich,

Erst nach dieser Durchführung sollen, besonders für das Essen, die besonderen Regeln nach Maasgabe der hauptsächlichsten Verschiedenheiten menschlicher Individualität einerseits und der äusseren Lebensverhältnisse andrerseits wissenschaftlich begründet und entwickelt werden.

Dann erst wird in Kürze gehandelt werden von der Benützung gewisser gleichzeitiger Zustände des übrigen physischen und des psychischen Lebens behufs eines vortheilhafteren Erfolgs der Verdauung und anfangenden Blutbereitung — und endlich von Vermeidung einiger dahin einschlägiger zufälliger Schädlichkeiten.

Erstes

---

wie innig der Zusammenhang des Menschen auch mit den drei Elementen (Festem, Flüssigem und Flüchtigem) des Erd-Protoorganismus sey.

Erstes Kapitel.

Vom Verhalten gegen die Speisen.

Erster Artikel.

Vom Verhältniß der Speisen zum menschlichen Körper, diesen in einem mittelsten Normalzustande gedacht.

I.

Speisen aus dem Pflanzenreiche.

1.

Mehlige Saamen.

Unter diesen bilden, besonders in der Form des Brodes, das allgemeinste und wenigst leicht entbehrliche Nahrungsmittel

a) die eigentlichen Getraidearten.

Die Fähigkeit dieser Mehlreichen Saamen der Getraidearten, leicht und lange (Jahrhunderte lang) aufbewahrt werden zu können, was jedoch nicht eben so vom Mehle selber und von dem daraus bereits gebackenen Brode gilt, ist daher höchst erwünscht. Sie sind aber auch fast über die ganze Erde verbreitet.

Uebrigens gewährt das Mehl der Getraidearten und alles ihnen nächstverwandte an sich im Allgemeinen zwar eine sehr reichliche, zugleich aber auch ebenso indifferente und wenig erregende Nahrung. Diese Nahrung liefert daher vorherrschend weißes Blut (Serumreiches, Lymphe); macht übrigens für sich die gesammte Blutmasse zwar mild und ruhig, zugleich aber auch schwerer und minder energisch, und aus einer solchen Säftemasse geht ein Uebergewicht aller der Theile hervor, die das Element des Zellstoffes hauptsächlich zu ihrer Grundlage haben, überhaupt eine niedrigere Stufe einnehmen und mehr still pflanzlich nnd nach Art einfachster, niedrigster thierischer Wesen leben. Es werden also die Unterleibseingeweide, alle eigentlichen Drüsen, die lymphatischen Gefäße, alle Häute, soweit sie nicht Muskelhäute sind, überhaupt und insbesondere die Schleimhäute *), ferner das Zellgewebe selber und das Fett durch solche Nahrung überwiegend begünstigt im Verhältniß zu allem mehr Irritablen oder Sensiblen. Der Körper gewinnt dadurch überhaupt an Massehaftigkeit, erhält leicht ein sogenanntes schwammiges Ansehen, wird dadurch für sich mehr zu pflanzlicher (phlegmatischer) Ruhe gestimmt und so auch für's Psychische leicht zu sehr beschwichtigend und hemmend. Zudem ist solche Nahrung in ihrem möglichst rohen, natürlich einfachen Zustande für unsere mehr oder weniger, und zwar der Hauptsache nach in Folge vorgeschrittener Entwickelung, die sich körperlich namentlich durch allgemein regere Irritabilität und Sensibilität ausspricht, naturgemäs an lebhaftere Reize gewöhnte Verdauungswerkzeuge leicht zu wenig anregend, erscheint theils dadurch als minder leicht

*) Durch größere Bethätigung dieser wirkt öfters vorzugsweise etwas, von dem man sagt: es verschleime.

verdaulich und giebt eben in diesem Zusammenhange, und somit freilich ohne ihr Verschulden, überhaupt einen weniger innig assimilirten Nahrungssaft, theils darum, weil der Nahrungsstoff dieser Mehlreichen Körner doch ziemlich leicht verdaubar ist, aber eben deßhalb auch dem Verdauungsapparate leicht zu wenig Arbeit zumuthet, der daher aus Mangel an kräftiger Uebung erschwacht.

Je mehr freilich eine reinere, heitere Atmosphäre und die Sonne das Ihrige zu einer gehörigen Reife der Saamen unserer Getraidearten gethan haben, desto feiner, leichter und erregender wird der aus ihnen zu gewinnende Nahrungsstoff. Und überhaupt gewähren wohl die Getraidesaamen Ersatzstoff der genannten Art und Dignität mehr, als andere übrigens sehr ähnliche Nahrungsmittel, gleichmäßig für den ganzen Körper, soweit er aus den erwähnten Stoffen (Zellgewebe oder wie dasselbe sonst noch genannt werden mag) besteht; nur etwa mit einiger Begünstigung des peripherischen Zellgewebes, namentlich unter der ganzen äußern Haut. Dazu stimmt auch vollkommen der botanische Charakter der Getraidearten, als zu der Familie der Gramineen gehörig. Diese nämlich finden sich fast über die ganze Erdoberfläche verbreitet, mit der übrigens verschiedenartigsten Vegetation zusammen; betragen mehr als $\frac{1}{20}$ der gesammten phanerogamischen Gewächse; und schon die Einförmigkeit ihres Habitus, die Mannigfaltigkeit der Individuen und Arten, deren bereits gegen 2000 bekannt sind, giebt ihnen den Charakter des Peripherischen oder einer zerstreuten Mannigfaltigkeit, wodurch sie also zu Repräsentanten des Pflanzenreichs und zum Hauptnahrungsmittel des Vegetativen in dem thierischen und menschlichen Leibe geeignet erscheinen. Die Gräser sind daher auch über die ganze

Erde Hauptnahrung der größeren Pflanzenfressenden Thiere. —

Reizender wird das Mehl der Getraidesaamen aber schon durch die Bearbeitung zu Brod, theils durch die Gährung, theils durch den Zusatz von Salz und wohl auch noch einigen Gewürzen, wie Kümmel, Anis, Fenchel, Coriander ꝛc. Ausserdem wird es auch noch durch das Backen besser verdaulich gemacht, theils dadurch daß es mittels der Hitze von überflüssiger Luft und Wasser befreit wird, theils dadurch daß es in seinen Bestandtheilen einiger Massen aufgeschlossen und künstlich bis auf einen gewißen Grad vorverdaut wird.

Eben jene Entwickelung von Dämpfen, die bei warm genossenem Brod erst noch in den Verdauungswerkzeugen vollzogen wird, scheint den Genuß warmen Brodes hauptsächlich so gefährlich, und den des zu neugebackenen nachtheilig zu machen. Dabei kommt übrigens gewöhnlich in Frage: ist es im Falle übler Folgen von vielem warm oder zu neugebacken genossenen Brode gut oder nicht gut, nachzutrinken? Darauf vorläufig zur Antwort: bei an sich mehr trockenem Körper und bei vorhergegangener Enthaltsamkeit gegen Getränke kann durch Trinken eines dem Individuum gewöhnlichen, im Allgemeinen reitzloseren und wäßrigeren Getränkes die Verdauung und Fortschaffung des Genossenen erleichtert und beschleunigt werden — ausserdem kann dadurch Uebel leicht ärger gemacht werden, und am besten zu rasch und stark wirkenden Brechmitteln und Klystieren gegriffen werden müssen.

Uebrigens obwohl Brod von Waizenmehl am Nahrungsreichsten ist; so bekommt doch für die Dauer das Brod von Roggenmehl namentlich auch wegen seines säuerlichen Geschmacks bei weitem besser.

Brod von Dinkel stimmt in der Hauptsache mit dem von Waizen überein, ist aber etwas trockner und spröder.

Die Hülsen und das ihnen nächst Verwandte dürfen dem eigentlichen Mehle weder in zu großem Maase beigemischt, noch auch auf's Aeusserste entzogen werden. Im ersteren Falle wird die Speise davon (z. B. Pumpernickel) wegen der an sich unverdaulichen Oberhaut der Getraidekörner schwerverdaulich; im zweiten Falle wird sie ohne würzigen Zusatz schwerverdaulich durch größere Fadheit, da selbst der mechanische Reiz der Spreu fehlt, die in einem gewißen Maase, obwohl nur auf mechanische Weise, doch gewißer Massen als Gewürz, die Verdauungsthätigkeiten anreizt.

Ausser dem eigentlich sog. Mehle liefern uns Waizen und Dinkel den sog. Gries; die Gerste die sog. Graupe; der Haber die Grütze.

Beide letztere werden vorzugsweise in der Form von Schleimsuppen gegessen oder als Schleime getrunken, und sind überall, wo zugleich angefeuchtet, beruhigt und leicht genährt werden soll, ohne zu reizen, höchst empfehlenswerth. Am häufigsten mit Fleischbrühe von verschiedenen Stärkegraden.

Der Waizengries ist stets stärker nährend, wird zwar auch zu Suppen, häufig aber, wie eigentliches Mehl, auch noch zu anderen Speisen verbraucht, und verdient dabei, bei sonst gleicher Bereitungsweise, stets den Vorzug vor den gleichnamigen Speisen von Mehl.

Von derlei Mehlspeisen sind diejenigen, die man gähren läßt, im Allgemeinen den nicht gegohrnen vorzuziehen. Dazu verwendete Teige mit Butter und Eiern versetzt werden immer stärker obwohl fortwährend indifferent nährend, aber wegen Reizlosigkeit dabei auch immer schwerer verdaulich. Gekocht übrigens (Nudeln ꝛc.) sind sie der Gesundheit noch zuträglicher, als gebacken und geschmort. Zusätze von an sich wohlthätigeren und hieher passenden Gewürzen, z. B. Zimmt, Vanille u. dgl., hauptsächlich auch reichlicher Zucker und ausserdem Wein steuern der Schwerverdanlichkeit und ihren Folgen.

Ausserordentlich viel leichter verdaulich sind gewiße den eigentlichen Mehlspeisen verwandte nicht zu fette Gerichte aus weißem Brode, wie z. B. der sog. Semmelbraten, der Eierplatz ꝛc. (In Bezug auf die an sich sehr unvortheilhaften gekochten Mehlklöse wird zurückgeblickt werden, wenn von den Kartoffeln die Rede ist).

Darnach ist denn das Backwerk im engeren Sinne des Worts überhaupt zu beurtheilen. Dazu wird fast durchgehends Waizen- oder Dinkelmehl genommen. Je mehr nun dasselbe ausgegohren (gegangen) hat, je mäßiger ihm Eier und Fett, deßgleichen mäßig aromatische Substanzen und reichlicher Zucker zugesetzt sind und je besser es ausgebacken ist, desto leichter wird es verdaut und gewährt reichlichen Nahrungssaft. Werden nun weiter aber Obstsäfte oder eingemachtes oder auch nur rohes Obst oder Mandeln, Pistacien u. dergl. selber reichlicher zugesetzt, wie bei vielen Torten, Pasteten und gefüllten Küchleins; deßgleicheu Fleisch, besonders aber von reizloseren thierischen Theilen, als Hirn, Leber ꝛc., endlich Pilze (Trüffeln): so wird das Backwerk vollends schwer verdaulich. — Dergleichen Verbindungen sind es namentlich auch vorzüglich, welche die Zähne verderben und übel riechenden Athem erzeugen.

Hier sind sogleich auch zu erwähnen Lebkuchen, Pfeffernüsse und Marcipan. Von den Lebkuchen hat man braune und weiße. Die besten braunen, aus Waizenmehl, Zucker, Syrup (besser als Honig), mäßigem Gewürz bereitet und hinreichend gebacken, sind in dem Maase, in welchem sie nur genossen zu werden pflegen, der Gesundheit zuträglich, und so für sich oder in Brühen genossen theils nährend, theils (bei viel Syrup und wenig Gewürz) eröffnend. Die weißen Lebkuchen werden gern mit Gewürz und Mandeln übersetzt. Ersters macht sie leicht zu erhitzend und stopfend, besonders für solche, die ohnedieß zu Verstopfung und Congestion des Bluts im Unterleibe geneigt sind (Hämorrhoiden); die Mandeln aber stopfen ebenfalls und machen sie hauptsächlich schwerverdaulich. — Auch von den Pfeffernüssen hat man braune und weiße. Von jenen gilt im Durchschnitte was von den braunen Lebkuchen, wenn sie nicht, was jedoch häufig geschieht, durch zu großen Zusatz von Pfeffer allzu trocknend und reizend gemacht werden. Die weißen bekommen um so besser, je mehr der Zucker über anderes Gewürz vorherrscht und je stärker sie durchgebacken sind. Uebrigens gewähren diese Sachen insgesammt immer reichliche Nahrung, können also leicht im Uebermaase genossen werden. Besonders die Pfeffernüsse verlangen reichliches Nachtrinken reizloseren Getränkes. — Endlich das sog. Marcipan, auch wenn es nicht mit leicht schädlichen Farben beklekset ist, ist häufig zu wenig gegohren und gebacken. Ausserdem, aus Waizenmehl uud Zucker bereitet, wär' es für Kinder im Allgemeinen ein angemessenes Naschwerk. —

b) An unsere gewöhnlichen und eigentlichen Getraidearten schließen sich zunächst an die Mehligten Früchte von Buchwaizen oder Haidel, von Hirs und Reiß.

Von allen dreien ist nicht das Mehl, als solches, brauchbar, sondern die ganzen Körner, nachdem sie von der aussersten Hülse befreit sind. Gemeinschaftlich werden sie auch in dieser Form theils als Suppen, theils als Breie gebraucht.

Der Buchwaizen gewährt unter ihnen die wenigste Nahrung, zumal wenn er, wie gewöhnlich, erst als zweite Frucht gebaut, nicht besonders ausgereift ist; doch ist er etwas sehr leichtverdauliches und kommt in der Hauptsache der Haberkrütze am nächsten.

Hirs gewährt viele, aber grobe und schwere Nahrung, besonders mit Milch zum Breie bereitet. Der Reis endlich aber ist nach unseren Getraidearten nicht blos das verbreitetste, sondern auch das trefflichste Nahrungsmittel. Leichter verdaulich ist er immer in Fleischbrüh gekocht, als in Milch. Der bisweilen bemerkte Nachtheil, daß er Verstopfung begünstige, scheint nicht so beträchtlich. Mais oder türkisches Korn kann bei uns als menschliches Nahrungsmittel nicht in Betracht kommen.

Nächstdem schließen sich hier an.

c) Die vorzugsweise sogenannten Hülsenfrüchte: Bohnen, Erbsen und Linsen.

Davon werden beide erstere bekanntlich sowohl reif, als noch unreif genossen. Im letzteren Zustande sind sie bedeutend weniger, doch immer noch beträchtlich, nährend, als reif und getrocknet; aber auch leichter verdaulich und durch den häufigen frischen Pflanzensaft, bei mässig guten Verdauungswerkzeugen, kühlend und verdünnend. Ausserdem machen sie jedoch gern Blähungen und setzen sich leicht ihre zusammengeballten, unverdaulichen Bälge in den Gedärmen fest. Wesentlich dasselbe gilt insbesondere auch von den sog. Zuckererbsen, die nur unreif und mit den Schoten genossen werden; nur daß diese noch viel weniger nähren.

Reife und trockne Bohnen, Erbsen und Linsen

geben zwar viel, aber groben, schwer zu verarbeitenden Nahrungssaft. Von den Linsen wird insbesondere gerühmt, daß sie Säugenden viele, aber leicht blähende Milch machen. Bekannt übrigens ist es, daß man schon im hohen Alterthume (Pythagoräer) den Genuß dieser Mehlreichen Saamen, als dem höheren, edleren Seyn und Leben des Menschen weniger günstig und selbst hinderlich, vermied.

Endlich reihen sich füglich hier noch an:

d) Kastanien, Nüsse, Mandeln und einiges wesentlich Aehnliche.

Die Kastanien sind roh und gebraten zwar ziemlich schmackhaft, aber schwer und grob nährend; so auch stets zugleich schwer verdaulich und besonders Verstopfung begünstigend *).

Von den Mandeln, welschen und Hasel-Nüssen gilt im Ganzen dasselbe. Wegen ihres Oelgehaltes sind sie nur noch schwerer verdaulich. Am wenigsten zuträglich hält man sie Vollblütigen. Insbesondere reitzt eine eigene Schärfe der Haut vom Kerne der welschen Nuß die Schleimhaut des Mundes und des Halses, macht Heiserkeit und begünstigt wohl Halsentzündung. Aehnlich wirkt, und die gesammte Säftemasse gefährdend, sowohl von den welschen, als von den Hasel-Nüssen, wenn sie trocken und alt sind, das ranzig gewordene Oel in ihnen.

Dieß gielt der Hauptsache nach auch von den

*) Nach Cabanis haben die Missionäre besondere Schwierigkeiten gefunden, ein geistiges Interesse, und namentlich religiöse Gefühle und Ideen zu wecken, wo sich ihre Zöglinge vorzugsweise von rohen Kastanien nährten.

sog. Bucheicheln, Buchecker n oder Büchlein, denen man auch noch narcotische Wirkungen nachsagt.

Cacaobohnen und Pistacien endlich enthalten zwar mehr nur einen an sich leichter verdaulichen Schleim, als grobes, schweres Mehl; allein das reichliche Oel, das sie zugleich enthalten, macht sie doch immer schwer verdaulich.

Der Gehalt der Cacaobohnen liefert bekanntlich die Grundlage für die Chocolade, ist aber vorher einem geringen Grade der Gährung unterworfen, wodurch er leichter verdaulich gemacht wird. Immer aber thut dieser ziemlich groben Nahrung mäßiger Gewürzzusatz Noth, besonders von Zimmt, Vanille und ausserdem wenigstens von Zucker. (S. Chocolade unter den Getränken).

2.

Mehlreiche und überhaupt reichlicher nährende Wurzeltheile.

So nahe die hieher gehörigen Nährungsmittel übrigens auch den eben betrachteten stehen, so gewähren sie doch, namentlich im Vergleich mit dem Getraide, im Allgemeinen eine noch weniger energische Nahrung. Dazu stimmt schon, daß es der Atmosphäre und der direkten Einwirkung der Sonne mehr oder weniger entzogene, der Erde inniger einverleibte Wurzeltheile sind.

Unter ihnen nehmen die erste Stelle ein

a) die Kartoffeln; nicht blos wegen des Reichthums an Nahrungsstoff, den sie enthalten, und zwar theils als Satzmehl, theils als vegetabilische Gallerte, theils als Gummi und endlich als Zucker;

sondern auch weil sie durch ihren leichten und wohlfeilen Anbau ein so verbreitetes Nahrungsmittel sind und wenigstens im Nothfall fast eben so gut als Brod ausschließliches Nahrungsmittel zu werden geeignet sind.

Uebrigens ist allerdings die Nahrung, welche sie geben, zwar im Allgemeinen noch leichter verdaulich, als die vom Getraidemehl; aber doch eine beträchtlich gröbere und unenergische, die auch sehr vorzugsweise den Baucheingeweiden zu gute kömmt, auf Kosten eigentlicher irritabler Energie und eines zarteren, regeren und intensiveren Brust- und Kopflebens. Im Gegensatze dazu regt dieselbe zwar das Geschlechtsleben an, ohne aber auch ihm die etwa zu wünschende Intensität gewähren zu können.

Alles das stimmt vollkommen damit überein, daß die meisten Solaneen, zu denen unsre Kartoffeln gehören, etwas Narkotisches haben, das vorzüglich in den Blättern der dahin gehörigen Pflanzen seinen Sitz hat; da aber auch z. B. bei Atropa, Datura, Hyoscyamus ꝛc. zum heftigsten narkotischen Gifte anwächst. Bei den Kartoffeln ist diese Eigenschaft ebenfalls vorzugsweise dem Kraute zugetheilt; doch haben auch die Wurzelknollen selber theils bei einer gewißen Jugend und Unreifheit derselben, theils bei feuchtem, schattigem Standorte und in nassen Jahrgängen nicht wenig davon. Dann hat man denn auch ihren Genuß nicht blos überhaupt schädlich werden, sondern wirklich die gefährlichsten Vergiftungszufälle zur Folge haben sehen.

Uebrigens charakterisirt sich auch die gelindere Wirkung alles Narkotischen vorzüglich durch, wenigstens anfängliche, enorme Aufregung und somit Empörung des niedrigeren Massenlebens gegen die lichtere und idealere Region des menschlichen Seyns.

Niedrige Brutalität, schmutzige, scheußliche Wollust, sich sogern zu dieser gesellende Quäl- und Mordlust *) u. dgl. werden durch dasselbe herrschend über das höhere, edlere Humane; finstre Schatten werden aus der niedrigen Leiblichkeit aufgeregt und in die Lichtregion des Geistes geworfen; und in der daraus erwachsenen Noth und Qual nimmt das Individuum, niederwärts gezogen und abergläubig gemacht, zu den finstern Erdmächten, unter wilden, grausamen, ihnen gewidmeten Diensten und Opfern, seine Zuflucht. So finden wir es bei ganzen Völkerschaften. Unter anderen denke man z. B. nur an das

*) Diese Vergesellschaftung, die, abgesehen davon, wodurch die Wollüstigkeit im einzelnen Falle erzeugt seyn mag, in unendlichen Abstufungen vorkommt und besonders viel zur Umwandlung des Himmels unserer Erde in eine Hölle beiträgt, wird öfter bemerkt, als begriffen. Sie folgt aber aus der eigentlichen Bedeutung des Geschlechtslebens. Diese geht darauf hinaus, daß in der Zeugung je der bessere Theil der ganzen Individualität des Zeugenden von diesem selber abgesondert und Behufs einer veredelnden Fortpflanzung der Gattung von ihm geopfert werde. Bei widernatürlich wollüstig aufgeregtem Geschlechtsleben, und bei einer gleichzeitigen solchen Beschaffenheit des Individuums, daß es selbst als Individuum im Ganzen nicht genug hat und ist, und demnach eigentlich für die Gattung nichts zu opfern übrig hat; da geht jene Grundtendenz des Geschlechtslebens bestimmungswidrig über ihre Grenzen hinaus und bestimmt das Individuum, sich selbst ganz, als Selbstmörder, zu opfern, oder anderes Leben, wo nicht zu vernichten, doch grausam zu beeinträchtigen. Bei ursprünglich rohen oder entarteten Nationen schlägt diese Tendenz wohl zugleich in einen wollüstigen und blutigen Religionscultus aus.

alte Kolchis mit seinem Reichthum an narkotisch giftigen Gewächsen und seinem heimischen Religionscultus *).

Aber eben daß den Kartoffeln die narkotische Kraft wohl stets in einem geringen Grade eigen ist, das machte sie in der neueren Zeit nothwendig zu einem immer verbreiteteren Nahrungsmittel. Die Riesenhaft und ungestüm vorwärtsschreitende Entwickelung der höheren Beziehungen des Menschenlebens im Laufe der letzten Jahrhunderte forderte durchaus derlei wenigstens gelind gegenhaltende und retardirende Einflüsse. Auch die menschliche Natur wird aber bei solcher Gelegenheit instinktmäsig unfehlbar auf dasjenige hingeleitet, was ihr Noth thut.

Die Verbreitung dieses Nahrungsmittels wurde ausserdem dadurch sehr begünstigt, daß es fast unzähliger Bereitungsarten fähig ist. Doch verlieren die Kartoffeln mehr oder weniger von ihrer Leichtverdaulichkeit, wenn sie anders zubereitet und mehrfach mit Anderem verbunden werden, als möglichst einfach für sich gekocht und mit der einfachsten Würze, dem Kochsalze, gewürzt, oder als Zuspeise zu anderweitigen Gerichten genossen.

Sehr vorzuziehen sind Klöse, sowohl gebackene, als gekochte, die aus wenigstens eben soviel Kartoffeln, als Mehl bereitet sind, den reinen Mehlklösen, die im Allgemeinen eine sehr schwere und derbe Kost sind. Jenes ist um so mehr der Fall, wenn zur Be-

*) Vergl. m. allgem. Geschichte der Heilk. S. 24. — Sprengel: Geschichte der Arzneik. 3. Aufl. Bd. 1. S. 44. ff. — Kieser: System des Tellurismus Bd. 1. S. 268.

reitung der Klöse ungekocht geriebene und ihres vielen frischen Saftes nicht zu sehr beraubte Kartoffeln gebraucht werden.

b) Die der äußeren Form nach den Kartoffeln so ähnlichen sog. Erdbirnen, Grundbirnen rc., Wurzelknollen von Helianthus tuberosus, sind fast nur schlechten, übermäßig wäßrigen und schleimigen Kartoffeln gleichzusetzen, deren fade Süssigkeit auch den meisten Menschen widerlich ist.

Wichtige Arzneikräfte zwar haben überhaupt viele mit dem Helianthus tuberosus in dieselbe Familie gehörende Pflanzen (Syngenesisten) in ihrer sehr großen Verbreitung über die Erdoberfläche, aber menschliche Nahrung gewährt diese Pfanzenfamilie nur sehr wenig. Zu ihr gehören auch die Artischocken, die als Nahrungsmittel vor den Erdbirnen nicht viel voraushaben.

c) Wichtiger ist in dieser Hinsicht eine Anzahl von Rübenarten.

Diese gehören meistens einer sehr charakteristischen Pflanzenfamilie (den Cruciferen) an. Alle Theile der dahin gehörigen Pflanzen sind vorzüglich reich an dem Grundstoffe thierischer Substanzen, an Stickstoff. Auch entwickelt sich in ihnen leicht etwas flüchtig Scharfes. Dieß, zusammen mit reichlicherem Schleim- und Zuckergehalt mancher, macht sie nicht blos ziemlich nahrhaft, sondern auch reitzender, als die bisher betrachteten Nahrungsmittel. Doch gilt der Reitz von ihnen noch immer vorzugsweise dem Blutsysteme (nicht dem höheren Nervensysteme), und selbst innerhalb desselben wahrscheinlich mehr den niedrigeren Beziehungeu. Durch ihn werden daher auch vorzugsweise nur die allgemeinen, niedrigeren Absonderungen der Hauptausdünstung, des Harns, des Schleimes in den Schleimhäuten und von Luft in den Gedärmen befödert. Damit in Uebereinstimmung scheint auch der daraus gewonnene Nahrungsstoff noch vorzugsweise nur den niedrigeren Substanzen und Gebilden des Menschenleibes zugutezukommen. In manchen dieser Pflanzen tritt aber das Nährende so zurück, daß sie fast nur noch scharf gewürzhaft, und namentlich antiscorbutisch, d. h. einer unkräftigen, Auflösung drohenden Blutmischung und dem daraus hervorgehenden entsprechenden Zustande der festen Theile steuernd, wirken, und dann höchstens noch als Salate oder gar nur als Mittel zu Frühlingskuren gebraucht werden, wie Kressen, Rettig u. s. w.

Was die nur hieher gehörenden Rüben betrifft, so steht unter ihnen wegen Nahrungsreichthum und zugleich einer gewissen Würzhaftigkeit obenan eine Art kleiner, ziemlich trockner, gelblichweißer Rüben (Brassica napus), die in verschiedenen Gegenden verschieden genannt werden; in Baiern Pfada- oder Pfatterrübchen, in der Mark Brandenburg Deltower u. s. w. Bei den vorzugsweise sogenannten weißen Rüben herrscht das scharfe Princip bereits über den Nahrungsreichthum vor; und da sie zugleich sehr Saftreich sind, so wirken sie schon mehr nur wie die unter der nächsten Rubrik bezeichneten Gemüse. Reich zwar an Nahrungsstoff sind die rothen und gelben Runkelrüben. Allein bei weniger Saft haben sie meistens viel an sich nicht verdaulichen Faserstoff und eignen sich deshalb nicht wohl, als Gemüse genossen zu werden. Wohl aber als Salat, in Essig und Gewürz auf längere Zeit hin eingemacht, weil da theils diese reizenden Zusätze die Verdauung befördern, theils die vegetabilische Säure des Essigs jenen Faserstoffgehalt einiger Massen zerstört. Näher den weißen Rüben stehen die großen Kohlrüben, auch Scheerrüben, Pfoschen rc. genannt, wenn sie auf schmeidigerem Boden gebaut und jünger sind; ausserdem sind sie leicht zu trocken und zu Faserstoffreich (holzig). Auch der Kohlrabi gehört zu dieser Pflanzenfamilie. In ihm überwiegt ein ziemlich reichlicher und milder Nahrungsstoff über den scharfen Reitz, so daß er leicht zu wenig erregend wird.

Die gelben Rüben endlich oder Möhren oder Carotten gehören zwar einer andern Pflanzenfamilie, der der Umbellaten, an, die ebenfalls bei niedrigen und feuchtem Standorte beträchtlich narcotisch giftige Eigenschaften zu erhalten pflegen. Bei reichlichem, leichten Nahrungsgehalte haben sie etwas mild Gewürtzhaftes und gehören zu den als Menschennahrung brauchbarsten Wurzeln. Ihre Wirkung scheint sich hauptsächlich auf die Brust zu beziehen, da mildernd und Reitz beschwichtigend. Wie denn eine specifische Beziehung dahin offenbar auch andere vorzüglich Arzneikräftige Umbellaten haben, wie Phellandrium aquaticum, Cicuta virosa u. s. w.

Alle diese Rübenarten nähren und bekommen besser gedämpft, als einfach gekocht. Namentlich scheinen sie durch das Dämpfen auch mehr Wasser und Luft zu verlieren, als durch's Kochen, durch welche Bestandtheile sie stets mehr oder weniger Blähungsbeschwerden erregen.

3.

Gelinder nährende Wurzeln und Kraut von Pflanzen, die als Gemüse genossen werden.

Ein Theil davon wirkt noch einigermassen beträchtlicher nährend, und hat neben einer verdünnenden (auflösenden) und eröffnenden Wirkung einiges feinere Arom, wodurch er theils leichter verdaut

wird,

wird, theils weniger kühlend und abspannend wirkt. Dahin gehören Scorzonere, Zucker- und Haberwurzel, Petersilien-Wurzel und Kraut, Pastinaken, Spargel, von welchem sogleich unter der nächsten Rubrik noch Einiges.

Ein anderer Theil wirkt bei leicht noch geringerem Nahrungsstoffe mehr nur abspannend, mildernd, kühlend und verdünnend. So die Kohlarten überhaupt, unter denen man übrigens den Blumenkohl obenanstellen und dann folgen lassen muß den Wirsing, das weisse Kraut, die Lactuk, den Spinat, den Sauerampfer.

Alle diese Speisestoffe wirken übrigens dadurch noch insbesondere wohlthätig, daß sie der erregenden, erhitzenden und sprödenden Wirkung des Fleischgenusses, ohne das sie nicht wohl genossen werden können, ein wohlthätiges Gegengewicht abgeben, und übrigens zum Theil als nöthiger Ballast für den Verdauungskanal dienen. Der muß nämlich, um seine Function überhaupt und insbesondere die der Chylusaufsaugung gehörig auszuüben, von Zeit zu Zeit einiger Massen ausgeweitet und gespannt werden. Und das thun die letztgenannten Gemüse, von denen Nahrungsstoff selber meist nur sehr wenig gewonnen wird.

Nachtheilig können dieselben werden durch zu große Erschlaffung und Schwächung der Verdauungseingeweide, durch zu große Verdünnung uud Entkräftung der gesammten Mischung, und besonders lästig durch Begünstigung von Blähungsbeschwerden, die keineswegs nur durch zuviel im Darme abgesonderte, sondern auch in die organische Säftemasse ein- und mit ihr weitergehende Luft bedingt werden. Um letzteres zu verhüten, müßen namentlich manche Kohlarten vor Allem erst gewässert und wohl selbst gebrüht werden, um ihnen Luft (und Schärfe) zu nehmen.

Die vortheilhafteste Bereitungsweise ist auch für diese Gemüse das Dämpfen.

Hier ist endlich noch des einem geringen Grade saurer Gährung unterworfenen weißen Krautes oder des Sauerkrautes zu erwähnen. Durch den scharfen und sauren Reiz, dessen es durch jene Bereitung theilhaftig wird, wird es, obwohl es noch leicht nicht blos Blähungsbeschwerden, sondern selbst Durchfall erregt, im Allgemeinen dennoch ein empfehlenswerthes Gericht, das besonders bei Neigung zu scorbutischer Verderbniß der organischen Materie sehr vortheilhaft wirkt.

4.

Vegetabilische Salate.

Das Auszeichnende dieser ist im Allgemeinen, daß sie zwar theils noch einigermassen beträchtlicher nährend, theils vorherrschend wie die im letzten Abschnitte betrachteten frischen Gemüse wirken; zugleich aber immer einerseits noch erfrischender als diese, und andrerseits beträchtlicher erregend. Dieß weist ihnen auch die Stelle zwischen den Gemüsen der vorigen Abtheilung und dem nachher zu betrachtenden Obste und den Beeren an. Die erwähnte erregende Eigenschaft haben die zu Salaten gebrauchten Vegetabilien theils schon an sich, theils wird sie ihnen vollends erst durch Zusatz von Essig und Gewürz. Bleibt aber schon der Natur der dazu meist nur verwendeten reizenden Zusätze zufolge diese Erregung vorherrschend auf die Verdauungsorgane beschränkt, da Appetit und Verdauung bethätigend; so wird dieselbe auch noch gemildert durch Zusatz von Oel (oder Speck, seltener und unvortheilhaft auch Milch). Dadurch gewinnen Salate zwar auch an Nährendem, werden aber zugleich auch schwerer verdaulich.

Darunter sind, nach den Kartoffeln und rothen Rüben, sofern diese auch als Salate genossen werden, noch am meisten nährend Selleri, Petersilie, Spargel uud Hopfenkeime, die auch das noch gemein haben, daß sie besonders die Harnabsonderung befördern und dadurch consensuell auch die Geschlechtsfunction einigermassen anregen. Wegen ersterer Eigenschaft sind sie also bei Neigung zur Steinkrankheit deßgl. zu Gicht wegen unverhältnißmäßig geringer Aussonderung im Vergleich zur Aufnahme in die Organisation willkommen und thun bei Brustbeschwerden von vorwaltendem Schleim und überhaupt zäheren Säften sehr wohl. Doch warnt schon Boerhaave solche vor dem häufigen Genuß des Spargels, die zum Blutspeien neigen. Mit dem Spargel nah verwandte Pflanzen haben ebenfalls bedeutende diuretische Wirkungen und werden deßhalb als Arzneien gebraucht, wie z. B. Scilla Andere der Art wirken mehr auf die Darmausleerung, oder Hautausdünstung; auch gegen Würmer.

Die Gurken sodann werden zwar immer nur unreif, so aber dennoch theils ganz frisch in dünne Scheiben geschnitten mit Essig, Oel und Gewürz, als welches Pfeffer in mäßiger Menge gut ist, theils in Essig, theils in Salz eingemacht. In ersterer Gestalt sind sie zwar relativ am schwersten zu verdauen, aber, werden sie ertragen, wegen der Fülle frischen Saftes am wohlthätigsten, besonders bei Personen mit straffer, spröder Muskelfaser und die, ohne an sich bedeutend schwache Verdauungswerkzeuge zu haben, zu Stockungen im Unterleibe und zu Hämorrhoiden neigen. Die Familie der Cucurbitaceen, zu welcher die Gurken gehören, schließt überhaupt viele purgirende

Pflanzen in sich, namentlich auch so beträchtliche, wie Koloquinten u. dergl. — Uebrigens sind im Allgemeinen die Salzgurken den Essiggurken vorzuziehen, namentlich auch weil erstere, die jedoch wegen ihrer salzigen Schärfe mäßig genossen werden müssen, in der Regel weicher und saftiger bleiben, als letztere, die sich aber wieder länger halten.

Der Gartensalat (Lactuca sativa) ist zwar weniger saftreich, aber er feuchtet dennoch ebenfalls in einem beträchtlichen Grade kühlend und eröffnend an, ist auch nicht so ganz arm an Nährendem und wird sehr leicht vertragen. Durch Brühen, ja auch nur durch Uebergießen mit heißem zerlassenem Specke, wird ihm erstere, und also seine Haupteigenschaft, zum Theil auch die letztere, sehr geschmälert. Dieses und das Zuthun von Milch oder Sahne, was ihn natürlich nahrhafter macht, sind daher zu vermeiden. — Diesem sehr ähnlich, doch etwas bitter, ist der Endiviensalat. — Diesem zunächst stehen, gehörig jung und frisch sehr empfehlenswerth, die eigentlichen Rapunzeln oder Schaafmäulchen (Feldsalat, Nisselsalat, Kornlattig). — Die bittere scharfe Brunnkresse mischt man am besten mit Schaafmäulchen oder einem andern milden Salatkraute. — Denn noch genießt man nicht blos die jungen Blätter verschiedener Kohlarten frisch als Salate; sondern nicht selten namentlich im Anfange des Frühlings frische junge Wurzeln und Kräuter zum Theil von eigentlichen Medicinalpflanzen, wie z. B. vom Löwenzahn, Eichorien, ausserdem von der Tagskerze (oenothera biennis) ꝛc., deren Genuß in der Regel mit Recht für säftereinigend, sie wenigstens wohlthätig verdünnend und erfrischend, übrigens insbesondere für wirksam gegen so häufige Stockungen im Unterleibe gehalten wird.

Einiger Pflanzentheile, deren man sich bei den vegetabilischen Salaten erinnern kann, wie Körbelkraut, Schnittlauch, Gartenkresse ꝛc., wird füglicher erst unter den Würzen umständlicher gedacht.

5.

Obst und Beeren.

Beide, großentheils zu derselben sehr entwickelten und edlen Pflanzenfamilie der Rosaceen gehörig, werden, wenigstens zum Theil, sowohl roh, als mehrfach zubereitet genossen. Frisch und ganz unzubereitet genossen, kommen sie nach ihrer Wirkung auf den menschlichen Körper im Wesentlichsten fast völlig überein.

In allem frischen, rohen Obste und ebenso in den Beeren ist Wasser, freilich ein durch den Lebensproceß der Pflanzen eigenthümlich modificirtes Wasser, der am meisten vorherrschende Bestandtheil. Sodann enthalten sie viel kohlensaure Luft. Ihr Gehalt an Pflanzenschleim, der ihr nährendster Bestandtheil ist, ist im Ganzen ziemlich gering; doch im Allgemeinen größer beim eigentlichen Obste, als bei den Beeren. Zucker und Säure sind in verschiedenen Obst- und Beerenarten in sehr verschiedenem Verhältnisse zu finden. Der zwar Consistenz gebende, doch an sich nicht nährende, dennoch aber der Verdauung als Ballast (S. 81.) ersprießliche Faserstoff ist im Obste bei weitem reichlicher, als in den Beeren.

Beide wirken, frisch und roh genossen, im Allgemeinen hauptsächlich anfeuchtend, verdünnend, eröffnend, erfrischend und kühlend, welche Eigenschaften aber bei manchen Obst- und Beerenarten durch etwas eigenthümlich würziges so gemildert und modificirt werden, daß es in unserem gemäßigten Klima nicht leicht etwas Besseres und zugleich Angenehmeres zur Verbesserung der gesammten Mischung der organischen Substanz geben kann. Vorherrschender Faserstoff und Mangel an gehöriger Reife macht sie merklicher adstringirend wirken, welche Wirkung ausserdem häufig von der Wurzel, der Rinde und den Blättern, von in diese Familie gehörenden Pflanzen bemerkt wird.

Schädlich kann übrigens selbst reifes und an sich gutes Obst und eben solche Beeren, im Uebermaase genossen, besonders durch allzugroße Verdünnung der Säfte und namentlich Entkräftung des Blutes von Seiten seines Faserstoffgehaltes werden (durch Zerstörung des Cruor's im Blute, wie man wohl sagt), woraus insbesondere Schwäche der Muskelfaser, Bleichsucht, sog. weisser Fluß u. dergl. hervorgehen können; ferner durch zu große Verminderung der eigenthümlichen menschlichen Temperatur, Schwächung der Verdauung, Blähungen, Durchfälle; und auch Versetzung der Säfte in einen gährungsartigen Zustand. Dergleichen bewirken sie und besonders das Obst, um so gewisser und heftiger, wenn sie unreif genossen werden.

Uebrigens kann man Obst und Beeren nach Verschiedenheit ihres Verhältnisses zur menschlichen Organisation in drei Klassen bringen.

Die erste begreift dann vorherrschend süsses. Das nährt am meisten, belästigt aber auch am ehesten den Verdauungsapparat und bewirkt da namentlich leicht Verstopfung.

Die zweite vorherrschend saures. Das kühlt am meisten und bekommt in der heißen Jahreszeit besonders hitzigen, vollblütigen, robusten oder auch zu gallichten und scorbutischen Krankheiten neigenden Individuen am besten; bewirkt aber ausserdem auch am leichtesten die meisten oben und zwar zuerst genannten nachtheiligen Folgen.

Die dritte vorherrschend herbes. Dieses wird am leichtesten verdaut und bekommt besonders aufgedunsenen, schlaffen, an Schleim und wäßrigen Säften überreichen Körpern gut, soweit solche überhaupt Obst geniesen dürfen. Dagegen wirkt es am wenigsten, was ausserdem so sehr zu Statten kommt, verdünnend. —

Ausserdem dürfte unter dem frischen und ganz roh genossenen Obste von den Kirschen jenes im Allgemeinen angeführte Gute und Schlimme wohl am meisten und ausgezeichnetsten gelten. Doch ist unter ihnen selbst ein bedeutender Unterschied. Wohlthätiger sind im Allgemeinen die kleinen wilden Kirschen, als die großen gepelzten. Von beiden ferner werden, bei gleicher Reife, die braunen und schwarzen besser vertragen, als die rothen und blassen. Ebenso die mit derberem, trocknerem Fleische besser als die mit lockerem, sehr wäßrigem Inhalte. Das Erfrischende haben im vorzüglichsten Grade die sauren Kirschen oder Weichseln. Die schöne Mitte zwischen diesen und den Kirschen im engeren Sinne des Worts bilden die Amarellen. Ein Schluck älteren, geistigeren Weines oder eines guten Schnapses auf in größerer Quantität genossene Kirschen thut gut; das Gegentheil aber gilt von jedem vorherrschend wäßrigen und sauren Getränk, sowie von Milch. —

Pfirsiche kommen mit den saftigen Kirschen am meisten überein. — Ihnen nahe stehen die Aprikosen, deren festeres, mehliges Fleisch jedoch schon mehr nährt, im gleichen Verhältnisse aber weniger anfeuchtet und erfrischt, nnd übrigens leichter Verdaumgsbeschwerden verursacht.

Unter den Zwetschgen- und Pflaumenarten möchte leicht die sogenannte Reine Claude die vorzüglichste seyn und selbst zwischen Pfirsich und Aprikose gestellt werden dürfen. Die eigentlichen Zwetschgen wirken den Aprikosen am ähnlichsten. Sowohl die kleineren Pflaumen und vollends die sog. Spillinge (auch Kriechen), gelbe und blaue, als auch die größeren Maschen sind den eigentlichen Zwetschgen nachzusetzen.

Vom Kernobste kommen bei uns hauptsächlich Aepfel und Birnen in Betracht. Im Allgemeinen gewähren die Aepfel, das, was man vom Obste als Hauptsache erwarten soll, mehr und besser, als die Birnen. Ja rücksichtlich der Beförderung der vorzugsweise sogenannten Leibesöffnung verhalten sich Aepfel und Birnen im Durchschnitte sogar fast geradezu entgegengesetzt. Jene eröffnend, diese verstopfend. Uebrigens bekommen die Aepfel um so besser, je mehr ihre Säure durch innigere Mischung mit dem Zucker und dem Schleime gemildert ist, was sich am besten findet bei den Borsdorfern, Calvillen und Rubinern. Erstere werden auch noch deßhalb leicht vertragen, weil sie einiges Herbe haben; letztere dagegen sind Saftreicher. Ist nach langer Aufbewahrung der Saft der Aepfel größtentheils verloren, so fällt auch die Hauptveranlassung weg, sie zu genießen. Der Genuß fauler Aepfel, um die Leibesöffnung zu befördern, ist nicht zu rathen, da es zu gleichem Zwecke bessere Mittel giebt, z. B. gleich getrocknete und gekochte Zwetschgen oder das Muß davon.

Die Birnen sind im Allgemeinen das am meisten nährende Obst und beschweren die Verdauung leicht. Unter sonst gleichen Umständen sind die saftigeren und säuerlicheren den weniger saftigen und süßeren immer vorzuziehen.

Von den sogenannten Südfrüchten, die, wir

mögen sie selbst bauen oder aus der Fremde bekommen, wir nie gehörig reif und frisch erhalten, kommen von den Citronen, Limonien und Pommeranzen nur der Saft und die Schaalen mehr nur als Gewürz in Betracht, und davon wird theils unter den Würzen, theils bei den Getränken näher die Rede seyn. Pomeranzen selbst sind übrigens, in dem ihnen angemessenen Klima gereift, etwas, durch Mischung von Kühlendem und Anfeuchtendem einerseits und von Aromatischem andrerseits, höchst Erquickliches in heißer Jahrszeit. Eine Spielart derselben, die Apfelsine, ist reichlich gezuckert auch bei uns als etwas kühlend Erquickliches zu genießen, doch nur sehr mäßig. — Von der Ananas gilt wesentlich das von der Pomeranze Gesagte; nur daß erstere noch viel feiner und dem Geschmacke köstlicher ist, jedoch bei uns in der Regel nicht so durchreift, daß sich Aroma in ihr genug entwickelte, um nicht bald die Verdauung zu gefährden. — Einige Aehnlichkeit im Geschmack hat die Melone, die bei uns nur in Mistbeeten gezogen wird, wie die Ananas im Treibhause. Vollends nun, weil dieselbe dabei in der Regel nicht gehörig gedeihen und ausreifen kann, wird sie, an sich kühlend und anfeuchtend, leicht durch ein sehr reichliches, fades Pflanzenphlegma belästigend, was durch reichlichen Zusatz von Zucker und Zimmt oder Pfeffer, oder Ingwer, gemindert werden muß. — —

Von den frischen Beeren, roh genossen, gilt Folgendes: Unter den vorherrschend sauren stehen die Johannisbeeren, als sehr empfehlenswerth, besonders in Zuckerpulver getaucht, oben an.

Die Klasse der vorherrschend süßen wird von den Himbeeren repräsentirt, von denen die rothen besser bekommen, als die gelben *), die schon frisch in ziemlicher Menge mit Vortheil genossen werden können, von denen aber vollends der dicke Saft und Essig, mit Wasser gemischt, etwas sehr angenehm kühlendes sind. An sie schließen sich zunächst an Brombeeren und Maulbeeren.

Repräsentant der vorherrschend herben Beeren und sehr empfehlenswerth sind die Preisselbeeren; denen zunächst, obwohl neben dem Herben mehr süß, als sauer, stehen die Heidelbeeren.

Eigens in der Mitte zwischen süßen und saueren, und im Ganzen nicht besonders empfehlenswerth, sind die Stachelbeeren. — Die Erdbeeren, unter denen die wilden die vorzüglichsten sind, haben Süßes, Säuerliches, Herbes und Aromatisches in ihrem zarten, saftigen Fleische so gut gemischt, daß ihnen leicht das beste Zeugniß unter allen Beeren gegeben werden darf. Mit Recht wird ihnen, in größerer Quantität und möglichst frisch vom Kraute weg genossen, besonders eine treffliche Wirkung auf Unterleibsatonie und Anpfropfungen, und daher bei Neigung zu Gicht, körperlich bedingter Melancholie, Hämorrhoiden rc. zugeschrieben. Nur die größeren, in Gärten gebauten Sorten (Proßen rc.) braucht man mit Wein und Zucker zu genießen. Nicht aber mit Milch.

Die Weinbeeren endlich sind schon der Art nach ziemlich verschieden. Es giebt vorherrschend saure, vorherrschend süße, vorherrschend herbe (rothe, blaue). Andere halten eine gewisse Mitte zwischen alle dem, und an diese mag man sich im Allgemeinen am lieb-

*) Bei allem Obst und allen Beeren bekommt, alles Uebrige möglichst gleich, das geröthete und überhaupt dunklere besser, als das blaße, grüne, gelbe.

sten halten. Dergleichen wirken am sichersten kühlend, beruhigend, Säfteverdünnend und verbessernd, eröffnend und auflösend; besonders gegen Verstopfungen oder Verhärtungen der Leber. Sie nähren auch nicht ganz unbedeutend. — —

Im Betreff des zubereiteten Obstes ist in frischgekochtes oder gebratenes, in gedörrt gekochtes und in eingemachtes zu unterscheiden.

In jedem dieser Fälle verliert es am Kühlenden und Verdünnenden; und wird dagegen mehr nährend und in der Regel schmeidigend; daher insbesondere gegeu Verstopfung brauchbar. Uebrigens wird Obst, frisch gekocht oder gedämpft, leichter verdaulich, als roh genossen. Dieß gilt zwar auch vom gebratenen. Das verliert aber dabei zuviel von seinem Safte. — Muß wirkt so ziemlich, wie frischgekochtes Obst derselbeu Sorte. Gedörrtes Obst sollte nicht leicht über ein Jahr aufbewahrt werden. Widrigenfalls bekommt der allein zurückbleibende trockne Faserstoff zu sehr das Uebergewicht über die anderen, sich entfernenden Bestandtheile.

Eingemacht werden Obst (Kirschen, Weichseln rc.) und Beeren (Preisselbeeren rc.) theils in Essig und Gewürz. Da wirken sie mehr, wie im allgemeinen die vegetabilischen Salate (S. 82.). Theils in Zucker und Gewürz. Da wirken sie mehr, wie saftärmeres süßes Obst.

6.

Oel.

Hier kann nur vom milden, fetten Oele, als unmittelbarem Bestandtheile der Pflanzen, die Rede seyn, nicht vom ätherischen. Jenes bildet sich um die Zeit det Reife, entweder in dem Fleische der Steinfrucht oder in dem Saamenkorne verschiebenartiger, in der Familie der Oleineen begriffener, auch alle auf einander propfbarer Gewächse. Dagegen fehlt es den Saamen der Getraidearten, allen Wurzeln, ausgenommen die sog. Erdmandeln (Wurzelknollen von Cyperus esculentus), den Beeren. Reich daran sind auch, wie früher erwähnt, die Nußarten, Cacaobohnen, Pistacien, Lein- und Mohnsaamen; weniger enthalten die Obstsaamen und die Kerne von Melonen, Gurken und Kürbissen. Das meiste und zur Speise fast allein liefern die Oliven (Baumöl, das beste das Provencer).

Dasselbe nimmt unter den eigentlich nährenden Bestandtheilen der Pflanzensubstanz den letzten Platz ein, ist auch wegen seiner Reizlosigkeit schwer verdaulich. Seine Hauptwirkung auf die menschliche Organisation, für sich allein betrachtet, ist Schmeidigung der Verdauungswege, wodurch diesen insbesondere die Ausleerung erleichtert wird, und was im Uebermaaße leicht üble Erschlaffung und Schwächung geben kann; sodann überhaupt Beschwichtigung bedeutenden Reizzustandes organischer Theile; ferner Einhüllung und Abstumpfung von Schärfe der Säfte. Aber um das zu können, muß das Baumöl möglichst frisch seyn, denn ranzig geworden, wirkt es nicht blos auf die Verdauungswege als ein übler Reiz, sondern bewirkt selbst in der organischen Säftemasse eine Neigung zu ranziger Entartung. In Verbindung mit andern Vegetabilien, bei uns jedoch fast nur in Salaten, wirkt es theils Schärfemildernd, theils schlüpfrig machend. In andern Ländern muß es das letztere auch an der Stelle unseres Schmalzes und unserer Butter thun. Was aber nicht nachmachen soll, wer letztere gewohnt ist und wem die heimische Natur letztere darbietet, Oel aber nicht gewährt.

7.

Schwämme und Pilze.

Diese sind im Allgemeinen immer eine mißliche Kost. Zwar sind sie vorherrschend und meistens bedeutend stark nährend, ja werden von Manchen zum Theil selbst für ein sehr erquickliches Stärkungsmittel gehalten; aber zugleich sind sie sämmtlich ziemlich schwer verdaulich, ist bei ihnen nicht blos häufig Gefahr vorhanden, eßbare mit giftigen zu verwechseln, sondern manche eßbare werden selbst zu gewissen Zeiten (z. B. zu spät eingesammelte Champignons) an sich schädlich; und endlich sind sie häufig mit Ungeziefer, dessen Eiern und Larven verunreinigt. Wo Bedenklichkeit der Verwechselung eßbarer und giftiger Schwämme und Pilze obwaltet, da ist das beste Prüfungsmittel, dieselben roh vorsichtig zu versuchen. Gute, eßbare müssen mild, nicht scharf schmecken. Ausserdem gilt als Kennzeichen der Giftigkeit auch das Schwärzlichwerden von in die Brühe kochender oder dämpfender Schwämme und Pilze geworfenen Zwiebelstücken. Was das Aussehen betrifft, so sollen alle schwarzblau, grün und bunt, sowie klebricht aussehenden für verdächtig gehalten werden. Deßgleichen faulicht riechende, beim Kochen hart und zähe werdende und solche mit einem hohlen Stiele. Sehr räthlich endlich ist's immer, sie vor der Zubereitung erst zu brühen, wodurch übelwirkendes Scharfes in jedem Falle großentheils entfernt wird.

Am wenigsten Gefahr der Verwechselung ist übrigens bei den großen, braunen sog. Steinpilzen, bei den kleinen, gelben Eierschwämmchen, den Champignons, Morcheln und Trüffeln.

Ziemlich mager gekocht oder in einer Brühe gedämpft, bekommen sie immer besser, als fett gebraten. Zuthat von etwas Würzigem, ausser dem Salz, ist den meisten ersprießlich; als solches reicht aber meistens schon Kümmel zu. Die feineren Sorten haben selbst schon etwas Würziges.

Blos das Nährende bei den Pilzen und Schwämmen in's Auge gefaßt: so kommen sie ziemlich zwischen stark nährende Vegetabilien und an Gallert reicher animalischer Kost zu stehen. Auch nähern sie sich den Thierstoffen durch ihre Bestandtheile, namentlich auch dadurch, daß sie der Säure ermangeln, dagegen aber flüchtiges Laugensalz und vorwaltend Stickstoff enthalten, sowie durch ihre Neigung, zunächst eine Art faulichter Gährung einzugehen, der dann die saure erst folgt — indeß die übrigen Vegetabilien geradezu in die weinige und saure Gährung übergehen — den Thierstoffen. Zudem enthalten alle Schwämme einen eigenthümlichen Stoff — die Fungine, und können alle in eine Fettwachs oder Wallrath-ähnliche Masse umgewandelt werden.

Der niedrige Rang, den die Pilze und Schwämme im Pflanzenreiche nur eingeräumt erhalten, und doch wieder die Verwandtschaft ihrer Masse mit der thierischen; der Umstand, daß sie meistens vorzugsweise unter dem Einflusse des Schattens und der Feuchtigkeit gedeihen und daß sie ihren Ursprung so gern aus verdorbenen gährenden Pflanzensäften und überhaupt aus verwesenden organischen Stoffen unmittelbar nehmen und so manches andere ihnen Eigenthümliche macht sie zu verdächtiger Menschenkost. Die Stärkung und Erquickung aber, die manche geben mögen, dürfte, wie sie selbst großen Theils als blose Magazine von Keimkörnern erscheinen und in ihrer häufig zauberhaft schnellen Entstehung und Ausbildung auf eine besonders geschäftige Zeugungskraft hinweisen, auch vorzugsweise der Geschlechtssphäre gelten.

8.

Kochsalz und vegetabilische Würzen.

Würzen überhaupt im weitesten Sinne des Worts sind Substanzen, die nicht sowohl als Speisen, sondern nur als Zuthat zu Speisen (und zum Theil zu Getränken) in Betracht kommen, und die nicht sowohl Masse geben, als vielmehr die organische Masse und ihre Thätigkeiten nur erregen. Ihre Wirkung könnte, gegenüber der der eigentlichen Nahrungsmittel, im Allgemeinen verglichen werden, der Wirkung der Sonne im Verhältniß zur Wirkung des Erdbodens Behufs der Vegetation, oder überhaupt der Zuthat des Princips im Gegensatze zur Basis.

Indeß auch der Reiz der verschiedenen Würzen verschiedenen Theilen und Thätigkeiten der Organisation vorzugsweise gilt, erwirken sie doch gemeinschaftlich Erhöhung der Energie in der Substanz derselben, wodurch raschere und intensivere Thätigkeiten bedingt werden und die organische Substanz selbst in ihrer Mischung behütet wird sowohl von ihr mehr von aussen gedrohter Auflösung als von selbeigener Neigung zu faulichter Verderbniß.

Schädlich kann der relativ übermäßige Gewürzgenuß im Allgemeinen werden durch übermäßige und somit rasch aufreibende und die Lebensflamme zu schnell verlodern machende Beschleunigung und Anstrengung verschiedener organischer Thätigkeiten, zunächst in der Regel auch der Verdauung, wodurch vorerst leicht Unmäßigkeit im Essen und Trinken, weiterhin aber durch Ueberspannung auch Verdauungsschwäche, bedingt, übermäßige Cirkulationsthätigkeit erwirkt wird, aus welcher weiter Congestionen, Blutungen, Schlagflüsse u. s. w. folgen; deßgleichen dadurch, daß die organischen Flüßigkeiten zu sehr erhitzt und scharf gemacht werden, wovon natürlich für die festen Theile Neigung zu Entzündung, zu Ausschlägen, schmerzliche Empfindungen und überhaupt entsprechende Beschaffenheiten ihrer Substanz abhängen.

Das **Kochsalz** ist für die gesammte physische Organisation des Menschen — in jenem engeren, Begriffsmäßigen Sinne des Worts, nach welchem das Nervensystem schon dem psychischen Leben angehört, oder also in jenem Sinne, nach welchem physische Organisation gleichbedeutend wäre mit basischem oder planetarem Theil des Leibes, dem ein höherer principaler oder solarer (eben hauptsächlich das Nervensystem) gegenübersteht — allein allgemeine Würze; für sie Würze schlechtweg, wie Wasser das Getränk schlechtweg. Damit in Uebereinstimmung steht auch die Verallgemeinerung und Unentbehrlichkeit seines Gebrauchs. Indeß demnach alle andere bald nahmhaft zu machende Würzen nur partiell für beschränktere Einzelheiten der Organisation leisten, was die Würzen im Allgemeinen wirken; so gilt die Wirkung des Kochsalzes unmittelbar wohl Allem, was und insoweit es aus Zellgewebe besteht *).

Damit stimmt wohl überein der mineralische Charakter des Kochsalzes und sein allgemeinstes und wesentlichstes Verhältniß zu den übrigen Mineralien, erscheinend hauptsächlich in der Auflöslichkeit im Wasser. Sie läßt sich nämlich füglich dahin deuten, daß sie als Resultat einer gewissen Versöhnung, Indifferenzirung des letzten die Mineralien bildenden Gegen-

*) Für das Solare in dem Menschenleibe sind Licht, Farben, Gerüche, zum Theil selbst Töne rc. noch als Würzen zu betrachten.

Gegensatzes, den wir etwa durch Schwere und Licht bezeichnen mögen, erscheinen; wogegen die härtesten Fossilien als Gebilde der mächtigsten Spannung jener Pole zu betrachten seyn dürften *). Auch daß das Salz zu den spätesten und noch fortgeschehenden Zeugungen der protoorganischen Natur gehört und seine Zeugung demnach in eine Zeit fällt, wo in der physischen Schöpfung die Sonne übermächtig bestimmend wurde und eine psychische Bildung begann, um vorherrschend zu werden, paßt dazu. Darum konnte denn auch einmal der ächte Geist, gegenüber dem Anderen, „das Salz der Erde" genannt werden, das nicht „taub" werden d. h. sein Erregendes nicht verlieren dürfe.

So sind Brod, Salz und Wasser für ein gewisses Gebiet des menschlichen Leibes die natürlichsten und allgemeinsten „Lebensmittel."

Eben aber wegen jener allgemeinen Wirksamkeit des Kochsalzes auf die menschliche (und thierische) Organisation und wegen der leichten gegenseitigen Trenn- und Lösbarkeit seiner Theile, dürfte übermäßiger Genuß desselben, mittels besonders mannichfacher Verbindungen desselben mit anderen Stoffen und dadurch gesetzter Trennung und Auflösung gegen andere, auch in eminentem Grade schädlich werden.

Die Gewohnheit, bei manchen Bereitungsweisen von Speisestoffen, z. B. Einsalzen des Fleisches, dem Salze Salpeter zuzusetzen, ist wegen ungeeigneter Einwirkung des letzteren auf die gesunde Organisation, besonders wegen der Schwächung der Verdauung, möglichst zu vermeiden. —

Sämmtliche vegetabilische Würzen kann man übri-

*) Vergl. Schubert's allgemeine Naturgeschichte rc. Erlangen 1826. S. 379.

gens eintheilen in aromatische oder die eigentl. Gewürze, in scharfe und in gesäuerte.

a) Unter den eigentlichen Gewürzen regen bedeutend lebhaft an und erwärmen durchdringend besonders diejenigen, die vorherrschend durch Gehalt an ätherischem Oele wirken. Bei einigen derselben beziehen sich diese Wirkungen insbesondere auch auf die Hirnsensibilität. Dahin gehört die Vanille, Muscatblüthe und Muscatnuß, die Schaale von Citronen und Pomeranzen, und unter den einheimischen die Blumendolde von Dill, das Kraut von Majoran, Thimian, Saturei, Beifuß rc. Die Wirkungen all' dieser sind zugleich flüchtiger. — Fixer dagegen, aber auch mehr auf die Verdauungswerkzeuge beschränkt bleibend, sind die Wirkungen von Anis, Coriander, Fenchel, Kümmel und Calmus, die füglich häufiger an der Stelle ähnlicher ausländischer Gewürze gebraucht werden sollten und namentlich gegen Blähungsbeschwerden vortrefflich wirken. Zimmt ist unter den ausländischen Gewürzen eines der brauchbarsten, da er nach feiner und grober, flüchtiger und fixer Wirkung schön die Mitte hält. — Leicht allzuerhitzend aber werden Cardamomen, Ingwer, Nelken und vollends Pfeffer; besonders wo Neigung zu Blutwallungen und vollends zu Blutflüßen, namentlich zu Hämorrhoiden, obwaltet. Uebrigens sind „die Gewürze beider Indien" um den Aufgang der neuen Geschichte weder zufällig bei uns so sehr in Gebrauch gekommen, noch haben sie fast nur geschadet. Vielmehr erscheinen sie als ein nicht ganz schwacher Hebel, um die höhere physische und psychische Entwickelung., die nach dem ewigen Weltplane die neue Geschichte charakterisiren sollte, gerade zur rechten Zeit erwirken zu helfen. Wohl aber werden sie uns nunmehr allmählig immer weniger nöthig.

b) Unter den scharfen Würzen ist vor Allen der Zwiebelarten zugedenken, wohin namentlich gehören die gemeine Zwiebel, der Knoblauch, der Porri, die Rockenbolle, die Schalotten und der Schnittlauch. Sie alle wirken durch ihre Schärfe mäßig erregend besonders auf die Verdauungswerkzeuge, machen aber zugleich viel Blähungen. Ausserdem befördern sie jedoch die Harnabsonderung und die Hautausdünstung. — Rettig und Meerrettig bethätigen besonders die Schleimhäute und helfen namentlich zähen Schleim der Luftwege auflösen und aussondern. Allein der Rettig ist schwer verdaulich und macht insbesondere Blähungen. Ihm muß selbst wieder das Salz zur Würze dienen und er wirkt zugleich als Würze, als Salat und als Nahrungsmittel. Die Radieschen dagegen sind sehr empfehlenswerth, da sie die üblen Eigenschaften des Rettigs in noch viel geringerem Grade haben, als die guten. Endlich gehören noch hieher mehrere Kräuter, namentlich die Kresse (Lepidium sativum), die Brunnkresse (Sisymbrium nasturtium), die Gartenkresse (Tropaeolum majus) und das Körbelkraut, die meistens mit anderen Salatkräutern gemischt theils selbst wie die Salate wirken, theils und noch mehr nur als scharfe Würzen derselben. Die Kressen wirken hauptsächlich antiscorbutisch, der Körbel besonders wohlthätig für eine schwerathmige Brust, namentlich auch durch Beförderung der Harnabsonderung, sowie für verhärtungsartige Zustände der Leber. Sehr rein endlich gewährt die Wirkung der scharfen Würzen überhaupt der Senft, dem mit Vortheil ein aromatisches Kraut, der Dragun-Beifuß (Estragon) beigesetzt wird (Pariser, Straßburger Senft).

c) Die Klasse der gesäuerten Würzen begreift ausser einigen Küchenkräutern hauptsächlich den

Essig und den Zucker. Unter den ersteren ist besonders Sauerampfer bemerklich zu machen, der häufiger Suppen und Salaten nur zugesetzt, als zum Gemüse verwendet wird, welches letztere nur in seltneren Fällen zu gestatten ist. Denn immer kühlt und säuert er bedeutend. — Der Essig sodann, von dessen Sorten der Weinessig den ersten, der Fruchtessig den zweiten, und der Bieressig den letzten Rang einnimmt, wenn jeder übrigens in seiner Art gut d. h. hell ist, mäßig gelblich aussieht, lebhaft geistig und sauer riecht und rein und durchdringend sauer schmeckt. Vom Essig gilt, was seine Wirkung auf den menschl. Organismus anbetrifft, im ausgezeichneten Grade, was von der Wirkung der Pflanzensäure überhaupt, Gutes und Schlimmes, bereits früher ausgesagt worden; also Verdünnung, Kühlung, Beschwichtigung von Blutwallungen und überhaupt zu großen Reizzustandes des Organismus. — Dagegen bewirkt er aber im Uebermaas auch besonders leicht Schwächung und Zerstörung des Cruor's im Blute und der Muskelfaser überhaupt, dadurch aber schlechte Verdauung, schlechte Ernährung, weissen Fluß, Bleichsucht, Muskelschwäche ꝛc. Doch hat der Essig vor anderer Pflanzensäure voraus, daß er Gährung nicht befördert, sondern ihr vielmehr, und besonders der faulichten, widersteht. Bei großer Sommerhitze, etwa insbesondere zu befürchtendem sog. Sonnenstiche, ist öfters Trinken von mit Wasser versetztem Essig besonders wohlthätig (Pasca der alten Römer in Kriegen). Häufig setzt man mit Vortheil dem Essig Gewürze zu, wodurch man etwas Erregendes bekommt, in dem sich Kühlendes und Hitzendes mehr oder weniger ausgleichen. Dahin gehört namentl. auch der Estragon (Spitzbubenessig). —

Für die Wichtigkeit des Zuckers für die thierische

und menschliche Organisation spricht wohl schon das so ausgebreitete und häufige Vorkommen von Zuckerstoff im Pflanzenreiche. Ihm selbst liegt übrigens eine eigenthümliche Säure zu Grunde, die am nächsten mit der Sauerkleesäure verwandt scheint und sich besonders begierig und innig mit Kalkerde verbindet. Vielleicht wirkt er hauptsächlich dadurch in der Organisation. Uebrigens ist — ausser einiger Nahrhaftigkeit, worin er aber durch das frische Zuckerrohr übertroffen wird — als Wirkung des Zuckers bekannt: gelinde Kühlung und sanfte Beschwichtigung übermäßiger organischer Erregung, Verhütung der Fäulniß, daher auch des Scorbuts ꝛc. sowie Einhüllung und Milderung scharfer Säfte und Schleimauflösung; durch welche Eigenschaften er besonders geeignet ist, manches zu Scharfe, zu Saure, Herbe, Spirituöse ꝛc., dessen wir uns zu Speisen und Getränken bedienen, zu mildern sowohl für den Geschmack, als für die weitere Wirkung im Organismus. Auch zur Aufbewahrung mancher Stoffe, z. B. zum Einmachen von Früchten, dient er, ähnlich dem Salze. In geringer Qualität befördert er auch die Verdauung; im Uebermaase aber schwächt er sie. Daß er die Zähne verderbe, wird nicht so ganz ohne Grund behauptet. Daß dieß der Genuß des Zuckerrohr's nicht thue, kann nicht beweisen, daß es nicht der Zucker selber mit seinem Kalkgehalte und seiner eigenen Säure thue. Uebrigens aber wird ihm, sofern er es auch in Verbindung mit manchem schwerverdaulichen Backwerke allein thun soll, leicht mit Unrecht zu viel Schuld gegeben (vergl. S. 70.) Der ganz feine, sehr weiße (Kanarienzucker) süßt, wegen der sehr vielen Kalkerde, die er enthält, weniger, als minder feine und minder weiße Sorten. Der Kandis, besonders der braune, ist noch mehr Schleimablösend.

II.

Speisen aus dem Thierreiche.

1.

Ueber das Verhältniß der menschlichen Organisation zu Speisen aus dem Thierreiche nach den allgemeinsten Gesichtspunkten.

a) Thierstoffe als Speisen nähren vorzugsweise das Animalische in dem Menschenleibe, besonders die Fleischqualität und Muskelsubstanz desselben, helfen dadurch mittelbar im Psychischen Muth und kühne Thatkraft bedingen, und geben dem Menschenleibe vorherrschende Regsamkeit und Energie. Mit Recht sagt das Sprüchwort: „Fleisch macht Fleisch". Sie machen aber auch den Menschen nicht nur durch ihr Uebermaas, sondern auch, weil die Irritabilität an sich das vorzugsweise Egoistische der Organisation ist, wie sich weiter unten noch etwas näher wird andeuten lassen (vergl. S. 59.) — thierisch roh, eigensüchtig, wild und grausam, geben ein hitziges, an Faserstoff reiches, also leicht zu wenig flüssiges Blut und machen überhaupt zu entzündlichen Krankheitszuständen geneigt.

b) Animalische Nahrung giebt ferner für sich eine Leibessubstanz, welche zur baldigen Zersetzung, namentlich zur Fäulniß, neigt. Dieß ist um so mehr der Fall, wenn das Blut in dem zur Nahrung dienenden getödteten Thiere zurückblieb; und ebenso wenn dasselbe unmittelbar vor seiner Tödtung sehr gehetzt und gejagt wurde.

c) Aber auch insofern erscheint animalische Kost

im Allgemeinen mißlicher als vegetabilische, inwiefern die mehr willkührlich lebende Thierwelt ihr eigenes Seyn leicht manchfach naturwidrig bestimmt und somit denn auch zu einem weniger naturgemäßen Nahrungsmittel macht, wogegen die Pflanzenwelt aus sich selber rein Instinktmäßig und dadurch völlig Naturgetreu oder richtig lebt und einen entsprechenden Nahrungsstoff liefern kann. Uebrigens greift freilich der Mensch mit seiner Willkühr auch in die Pflanzenwelt ein, und namentlich in den Theil derselben, der ihm am meisten Nahrungsmittel liefert. Doch glücklicher Weise sind die wichtigsten Pflanzen der Art, wie die Getraidearten, einer Verkünstelung am wenigsten zugänglich.

d) Uebrigens ist aus diesem Grunde, caeteris paribus, animalische Nahrung von wilden, möglichst frei lebenden Thieren solcher von zahmen und von Menschenkunst behandelten vorzuziehen. Doch erregt und hitzt jene auch mehr, und wird bei gleichem Alter, wegen der größeren Muskelanstrengung und großentheils härteren Lebensweise wilder Thiere, zäher. Deßhalb läßt man sie gern eine leise beginnende Verwesung eingehen, bevor sie vollends zum Genuße bereitet werden, oder läßt sie, wie man es nennt, mortificiren. Auch von unseren Hausthieren ist das Fleisch weniger genießbar, wenn es gar zu unmittelbar vom eben geschlachteten Thiere her zur Speise bereitet wird.

e) Eben deßhalb werden selber Fleischfressende Thiere nur Ausnahmsweise vom Menschen genossen. Selbst jene Thiere, die nur neben vegetabilischer Nahrung auch animalische geniesen, wie etwa unser Schwein und unsere Ente, liefern eine minder zusagende Speise. Blos Pflanzenfressende Thiere bieten uns die beste Nahrung dar.

f) Durch Mastung der Thiere wird zwar an sich das Fleisch derselben weicher, saftiger, milder und Nahrungsreicher; aber es wird dabei doch leicht manchfach gefehlt. Nicht selten namentlich mehr nur recht bald eine große Masse, nicht aber ebenso eine gute Qualität derselben, zu erzielen gesucht durch übermäßiges, selbst gewaltsames und wohl auch unsauberes Füttern, durch Verhütung aller Bewegung des Thieres im Freien, selbst durch Abhaltung einer guten, lichtreichen Luft von demselben. Eine so erzwungene Masse ist schlecht gemischt und unkräftig, und kann als Menschenkost auch wieder nur entsprechenden Ersatz gewähren.

g) Ein weiteres Mittel, das Fleisch der Thiere Behufs des menschlichen Genusses zu verbessern, ist Kastration.

h) Einer je höheren Abtheilung des Thierreichs ein zur menschlichen Nahrung dienendes Thier angehört, desto mehr gewährt es, unter sonst gleichen Umständen, dem Geniesenden reine, kräftige Muskelsubstanz. Je niedriger einer solchen Rangfolge nach das Thier, desto mehr gewährt es vorzugsweise nur unvollkommnere Fleischqualität des Parenchyms unedlerer Gebilde des vegetativen Lebens.

i) Thiere, welche ganz oder theilweise im Wasser leben, gewähren im Allgemeinen eine weniger gute Nahrung, als solche, die auf dem Lande oder vorzugsweise in der Luft leben.

k) Die Thiere müssen weder zu jung noch zu alt als Nahrungsmittel verbraucht werden. Im ersteren Falle gewähren sie eine Reiz- und Energielose Nahrung, die durch Mangel an Erregung selbst schon die Verdauungseingeweide verdirbt. Im zweiten Falle ist zu wenig Nährendes mehr in der Substanz des Thiers und dagegen zuviel Starres, schwer oder gar nicht Verdauliches, zuviel Erdiges und überhaupt Abgelebtes und Verschlacktes vorhanden.

l) Ebenso ist von demselben Thiere im Allgemeinen das Vordertheil dem Hintertheile (die Brustparthie der Beckenparthie) vorzuziehen, weil es, wie es dem edleren Theile des Thieres angehört, so auch eine reichlichere und edlere Nahrung gewährt.

m) Das vorzüglichst Nährende von aller animalischen Kost ist die Gallert, wie sie namentlich im eigentlichen Fleische, in wahrer Muskelsubstanz modificirt ist. Der Faserstoff an sich selber dient mehr nur als Ballast für die Verdauungseingeweide (vergl. S. 81.). Uns im gegenwärtigen Zeitalter bekommt das eigentliche Fleisch am besten, weil wir im Allgemeinen zum Theil noch mehr im Jünglingsalter der Menschheit uns befinden, das sich physisch durch überwiegende Irritabilität Naturgemäß aussprechen soll und daher auch von Natur in beträchtlicherem Grade auf Fleischgenuß angewiesen ist (vergl. S. 17. rc.). Das Fett, entsprechend übrigens dem Oele (S. 92.), ist zu Reizlos; und wenn es nicht in mäßiger Vereinigung mit eigentlicher Muskelsubstanz diese mehr nur schmeidigt und so lösen hilft, so erzeugt es, besonders gebraten, leicht Säure und Verschleimung im Magen und Darm und giebt eine schlechte, unkräftige Säftemischung. Eigentliches Parenchym, wie Leber u. dergl., beweißt sich in der Regel als an sich schwere und reizlose Nahrung. Als letztere auch Nervensubstanz, namentlich Gehirn. — So ist es jedoch wohl nur jetzt und für uns. Wie im höheren Alterthum das Fett der Netze, der Nieren u. dergl. für das Beste gehalten worden zu seyn scheint, und für anders modificirte Organisationen auch das Beste gewesen seyn mag, wie wir noch jetzt an gröberen Organisationen unserer Landleute und Dienstboten mit ihrem vorherrschenden Appetite nach Genuß von Fettem bemerken; so kommt vielleicht auch eine Zeit, wo Gehirnsubstanz u. dergl. sich als Angemessenstes bewährt.

2.

Allgemeine Uebersicht und Beurtheilung der üblichsten Zubereitungsweisen animalischer Kost.

Von den verschiedenen Vor- und Zubereitungsweisen der animalischen Kost passen alle oder auch nur die meisten nur auf die wenigsten Speisen gleichmäßig. Vielmehr eignen sich die meisten Fleischarten mehr nur der einen oder der anderen Zubeteitungsweise; wovon das Nähere als bekanut vorausgesetzt werden kann.

a) Beim Kochen oder Sieden im Wasser wird nicht blos stets mehr oder weniger Gallerte und überhaupt eigentlich Nährendes aus dem Fleische in das Wasser herausgezogen, sondern mit einem Theile des Wassers auch ganz verflüchtigt. — Auf die erstere Weise entsteht die Fleischbrühe (Bouillon), die zwar etwas sehr reichlich Nährendes, aber bei häufigerem Genusse leicht schlecht bekommendes ist. Sie ist nämlich theils an sich zu reizlos, um eine grössere Thätigkeit der Verdauungseingeweide aufzurufen, theils bedarf sie deren wenig, um Chylus zu werden. Dadurch erschwachen aber jene Eingeweide leicht aus Mangel an Uebung. Sodann weil man von Fleischbrühe, je intensiver sie ist (und sie kann ja selbst zu den Chokoladetafeln ähnlichen festen Formen, Jus de tablette, oder wenigstens zur Form der Sulze eingedickt werde), desto weniger zu genießen braucht, um das Bedürfniß der Organisation zu stillen. Dabei aber entbehrt entweder der Verdauungskanal zu sehr des ihm nöthigen Ballastes und fällt derselbe zum Nachtheil seiner Function zusammen, besonders der des Kothes entbehrende Dickdarm; oder es wird, um diesem Mangel einiger Massen abzuhelgen, zuviel genossen. Dieses Zuviel giebt aber weniger feste Substanz, als daß es vielmehr nur Vollblütigkeit mit ihren manchfachen üblen Folgen erzeugt. Nur sehr saft- und kraftarme Individuen dürfen daher häufiger Fleischbrühe von grösserer Intensität geniesen. Uebrigens gereicht es dem Kochen zum Nachtheile, daß sich bei ihm, selbst wohl vom Besten, mehr oder weniger verflüchtigt. Und je mehr dieses einerseits und jene Extraction in's Wasser andrerseits geschieht, desto mehr bleibt vom gekochten Fleische nur Ballast übrig.

b) Beides Nachtheilige ist schon weniger beim Braten zu fürchten. Denn theils geschieht das Braten mit weniger Flüssigkeit, die umgebend und durchdringend soviel ausziehen könnte, theils bildet sich bald eine die Verdampfung hemmende Kruste um den Braten. So wird derselbe innerlich mehr durch seine eigenen Dämpfe aufgelockert und gelößt, und bekommt daher im Allgemeinen besser als dasselbe Fleisch gekocht. Auch wird es beim Braten in der Regel erregender. Doch muß Fleisch, um sich zum Braten zu qualificiren, an sich etwas saftiger seyn, oder dazu durch Zuthat z. B. eines mäßigen Spickens mit Fett u. dergl. gemacht werden.

c) Am wenigsten geht von dem Fleische verloren beim Dämpfen in verschlossenem Gefäße. Auch übrigens steht es dem Erfolge nach mitteninne zwischen Kochen und Braten. Es ist daher im Allgemeinen jeder anderen Bereitungsweise vorzuziehen. Der geringe Verlust an Nährendem macht aber das gedämpfte Fleisch sättigender als anders zubereitetes, und man darf daher von jenem nicht soviel genießen, als von diesem.

d) Das sogenannte Einmachen ist zwischen Dämpfen und Sieden zu stellen. Das eingemachte Fleisch, wenn es nicht an sich reizender ist, wird aber leicht zu fad, wenn nicht durch Würzung nachgeholfen wird.

e) Das Rösten (Schmoren) ist eine nicht empfehlenswerthe Zubereitungsweise. Theils nämlich wird das zu röstende Fleisch leicht nicht hinreichend aufgeschlossen, theils bekommt es wohl harte Krusten, theils und hauptsächlich wird das dazu gebrauchte Fett leicht brenzlich und schadet auf oben angedeutete Weise.

f) Das Beizen, wie es in der Regel geschieht, ist eine nöthige mürb und würzigmachende Vorbereitung für zähe Fleischarten, namentlich von Wild, insbesondere aber von wilden Wasservögeln. Hie und da muß es auch blos als Mittel dienen, Fleischarten vor Verderbniß zu sichern und sie länger aufbewahren zu können.

g) Das Einsalzen oder Pökeln macht Fleisch ebenfalls mürber, reizender und durch Beides leichter verdaulich. Diese Bereitungsarten passen daher um so mehr für das fadere, schwerer verdauliche Schweinfleisch, als durch sie zugleich das Fett eine vortheilhafte Veränderung erfährt. Doch darf derlei Fleisch nicht zu lange aufbewahrt werden, weil es sonst theils übermäßig gesalzen wird, theils sich zur chemischen Zersetzung neigt und, genossen, im lebendigen Körper die ähnliche Neigung begünstigt, theils leicht zu spröd und so zugleich schwerverdaulich und nahrungsarm wird. An sich trockne Fleischarten eignen sich weniger dazu.

h) Letzteres gilt noch mehr vom Räuchern, dem ja Einsalzen in der Regel vorausgeht und durch welches das Fleisch auch einigermassen gebraten und so mürb und würzig gemacht wird, daß es zur Noth ohne weitere Zubereitung genossen werden kann, und dann bei ziemlich gutem Magen und mäßigem Genusse eine wohlbekommende Kost wird. Zulanges Räuchern und Aufbewahren machen es seine besten Theile verlieren. Das uneigentlich sog. Räuchern auf dem nassen Wege durch Glanzrußlauge wird das eigentliche Räuchern schwerlich zuverdrängen vermögen.

Von einigen anderen Vor- und Zubereitungsweisen gelegentlich.

3.

Speciellere Betrachtung des Verhältnisses der Speisen aus dem Thierreiche zum Menschen.

a) Die Klasse der Säugthiere

liefert uns die meiste Fleischkost. Was wir von diesen Thieren vorzugsweise geniesen, gewährt uns denn auch am vollständigsten und allgemeinsten, am meisten gleichmäßig allen Theilen des Menschenleibes geltend, was wir von animalischer Kost und vom eigentlichen Fleische insbesondere überhaupt zu erwarten haben. Unter ihnen am reichlichsten und besten, das harmlose, friedliche, arbeitsame und dem Menschen auch sonst so werthe Rind, das daher auch selbst schon in manchen Mythologieen eine bedeutende Rolle spielt, und für uns jetzt unter der Fleischnahrung, was unter den Vegetabilien das Getraide ist. Ihm zur Seite steht, nur mit dem oben einmal für alle Male bemerkten Unterschiede zwischen wilden und zahmen Thieren, der Hirsch.

Dem Hirschfleische nähert sich, indem es zugleich noch leichter verdaulich, schmackhafter und weniger erregend ist, das Rehfleisch noch mehr, als dem Fleische vom erwachsenen Rinde das Kalbfleisch, das von je jüngeren Thieren es ist, um so schlaffer und reizloser ist, und daher mehr nur für schwächere, übermäßig reizbare Individuen, zu Nachtmahlzeiten sich eignet und am vortheilhaftesten gebraten wird. Das Rehfleisch verliert an seiner Güte, wenn es von Thieren kommt, die beträchtlich über ihr zweites Lebensjahr hinausgerückt sind und sumpfige Niederungen bewohnen.

Unter den zahmen Säugthieren liefert nach dem Rinde der Schöpse das gesündeste und häufigst genießbare Fleisch, wie wir denn auch ganze große Völkerschaften vorzugsweise davon leben sehen. Auch Schöpse bedürfen hauptsächlich trockneren und mageren Bodens und der diesem eigenen Vegetation zur Weide. — Ziegen stehen ihnen schon beträchtlich nach; und indem der unverschnittene, etwas ältere Bock fast völlig ungenießbar ist, liefern gleichwohl die Zücklein in einem Alter von mehreren Wochen, gut gebraten, eine zwar sehr leichte und ziemlich reizlose, übrigens aber recht wohlthätige Kost. — Von Gemsen soll so ziemlich gelten, was von den Ziegen bemerkt ist.

Das schon zum Theil Fleisch, ja wohl selbst seine eigene Junge fressende, unsaubere und auch sonst einer sinnigeren Naturgeschichte etwas paradoxe Schwein liefert, sowohl zahm, als wild, eine um so weniger Empfehlungswerthe Nahrung, als die Mast des zahmen nicht selten eckelhaft und überhaupt manchfach unvortheilhaft ausgeführt wird.

Junge Kaninchen, die überhaupt seltener genossen werden, indem sie alt noch weniger genießbar sind, geben ein unkräftiges, schlüfriges Fleisch; der

Haase dagegen, wenn er nur einiger Massen alt ist, leicht ein zu trocknes und schwer verdauliches.

b) Die Klasse der Vögel

gewährt uns ebenfalls ein beträchtliches Quantum von Nahrung. Im Allgemeinen ist dieselbe, entsprechend dem heiteren, freien, reinlichen, rüstigen und in dem beweglichsten und seelischsten Elemente lebenden Volke der Vögel, zugleich eine flüchtiger erregende und doch energische. Und wie wir die Brust der Vögel insbesondere Fleischreich, die vordern Extremitäten (Flügel) derselben vorherrschend kräftig und die Athmung bei ihnen auf eine ausgezeichnete Weise ausgebildet finden: so scheint auch bei näherer Beobachtung der Genuß des Vogelfleisches vorzugsweise der Brust des Geniesenden und den Appertinenzen derselben zu gute zukommen, woraus zugleich folgt, daß Vögel für Individuen von schwachreizbarer oder auch ohnedieß irritabel hypersthenischer Brust keine geeignete Kost seyen.

Dieß Alles gilt jedoch eminent nur von den wilden und besonders vorherrschend höher in der Luft lebendeu Vögeln, wie namentlich von den Krammetsvögeln, Drosseln und Amseln, Lerchen und anderen kleinen Singvögeln, Staar, Seidenschwanz u. s. w.

Milder und fixer wirkt schon das Fleisch von wilden Vögeln, die sich mehr an den Erdboden halten. So vom Phasan, dem Birk- und Schneehuhn, dem Rebhuhn, mit dem die Wachteln nah übereinkommen sollen, vom Auerhahn und Trappen, die ausser in großer Jugend all zu zähe sind. Ueberhaupt ist bei den Vögeln durchaus auf eine gewisse Jugend zu halten; sie altern, wie sie überhaupt rascher leben, im Allgemeinen besonders schnell und bekommen daher bald ein trocknes, zähes Fleisch. Das macht auch nöthig, daß man sie häufig beize oder der Mortification unterwerfe.

Von diesen aus geschieht durch die Schnepfen und Kibitze, die noch ziemlich empfehlenswerth sind, eine Annäherung an die wilden Sumpf- und Wasservögel, die insgesammt eben so sehr eine zähe, drahnige und überhaupt mißliche Speise gewähren, als wenig ihre Lebensweise zum vorherrschenden Charakter der Vogelwelt paßt oder als sie sich wenigstens in dieser Beziehung unentschieden und zwitterhaft beweisen.

An sie schließt sich unter unserem zahmen Geflügel zunächst die Ente an. Ihr folgt, besser werdend, doch immer eine schwere, grobe Fleischspeise gewährend, die Gans, die nicht selten ganz unsinnig und grausam gemästet wird.

Unter unseren zahmen Landvögeln steht das Haushuhn, dessen männliches Geschlecht zu Kapaunen verschnitten, oben an, und dürfte überhaupt im Ganzen unter allen Vögeln die meiste, mildeste und solideste Nahrung liefern. — Dieß gilt schon viel weniger vom indianischen oder welschen Huhn. — Das Taubenfleisch wird bald zähe und ist immer beträchtlich hitzend.

c) Die Amphibien

dienen wenig zur menschlichen Nahrung. Auch ist so leicht nicht zu vermuthen, daß dem anders seyn könne oder werden werde. Es ist, wie schon der Namen: Amphibion aussagt, eine zweideutige Wesenklasse. Ihr anderer Namen: Reptilien (Kriecher) ist von nicht besserer Vorbedeutung, und beide werden durch wesentliche Eigenschaften der in diese Klasse gehörigen Thiere gerechtfertigt. In ihr tritt, um auf Menschenweise zu sprechen, das aufwärts strebende Thierreich aus dem mütterlichen Element des Wassers zuzuerst an die freie, ungewohnte Luft. Wir sehen deßhalb diesen eben von der Mutter entwöhnten Säugling der Natur, im Vergleich selbst mit den niedrigen Ordnungen des Thierreichs, namentlich den munteren Fischen, meist kränklich und siech, träg von Bewegung und verdrossen. Mit den höheren Thierformen der Säugthiere und Vögel dagegen verglichen, erinnern uns einige Geschlechter der Amphibien, namentlich die der Füsse und Flossen beraubten, wurmartig kriechenden Schlangen, in ihren giftigen, zerstörenden Eigenschaften an jene Mißgestalten, welche auch im Reiche des Geistigen, das in seinem Laufe gehemmte und gehinderte Streben und Sehnen anzunehmen pflegt (giftige Eifersucht, zerstörender Neid, giftige Heimtücke rc.) *).

Obwohl nun auch diese, wie jede andere Sache gewisser Massen nicht schlimm seyn wird, ohne alles entgegenstehende Gute: so lehrt es doch auch die Erfahrung, daß menschliche Nahrung aus dieser Thierklasse wenig zu gewinnen sey. Dahin gehören jedoch Schildkröten, Frösche und Vipern.

Wenn man aber von den Schildkrötensuppen als von etwas ausserordentlich Nährendem und Kräftigendem großes Aufheben macht, so ist zu bedenken, daß theils anderweitige Zuthaten (Wein, Gewürze rc.) zu denselben dabei leicht mehr thun, als die Schildkröten; theils die von diesen zu gewinnende Nahrung an sich eine ziemlich unedle, niedrige und grobe zu seyn scheint, die, besonders den untersten Rumpftheilen zu gute kommend, noch allenfalls für sehr Saft-

*) Schubert: allgemeine Naturgeschichte S. 1011.

und Kraftarme und doch gleich reizbare und noch begehrliche Wollüstlinge und unter ähnlichen Umständen, namentlich bei großer irritabler Reizbarkeit in Verbindung mit Schwäche, besonders in dem wenigen übrigen Blute selber, wünschenswerth seyn kann und deßhalb durch Anderes nicht leicht ersetzbar ist, weil dem nährenden schleimigen Wesen, das als solches Reiz stillt und einhüllt, doch anderntheils auch selbst wieder ein eigener ammoniakalischer Reiz innewohnt.

Das wesentlich Gleiche gilt von den Vipern und, nur im noch schwächeren Grade, von unseren grünen Wasserfröschen. Beide letztere werden daher auch Behufs sog. blutreinigender Frühlingskuren gebraucht und ihnen namentlich, und nach dem Gesagten nicht ganz mit Unrecht, auch eine versüßende, mildmachende Wirkung auf's Blut zugeschrieben. Unser Aal dürfte uns noch am ersten die in Italien häufiger (in Suppen) genossenen Vipern, wie Vipera officinalis, Coluber Berus etc., ersetzen können.

Mit dem von der Wirkung des Amphibiengenusses auf die menschliche Organisation Angedeuteten stimmt insbesondere auch noch zusammen eine träge Stumpfsinnigkeit des größeren Theils der Amphibien, sowie das auffallend wenige Gehirn, und dagegen ausgezeichnete Fruchtbarkeit derselben, ferner daß sie überhaupt nur wenig und kaltes rothes Blut haben, auch dessen einige Arten ohne unmittelbare Lebensgefahr größtentheils beraubt werden können und demnach vorherrschend durch mildes weißes Blut selbst leben müssen, und, von Menschen genossen, deß etwas auch gewähren können.

d) Die Fische

gewähren manchfach Kost für den Menschen. Wie aber schon die sprüchwörtliche Redensart; „halb

Fisch, halb Fleisch" richtig andeutet, so ist die den Muskeln der Säugthiere und Vögel analoge Substanz eben nur noch Fleischartig, und erzeugt daher, dieselbe von der besten Seite betrachtet, nur im weit geringeren Maase irritable Energie in der menschlichen Organisation.

Und was dieser durch den Fischgenuß wird, das kommt wohl insbesondere zunächst und hauptsächlich dem unteren Theile des Rumpfes zu. Dabei erregt insbesondere noch etwas ammoniacalischscharf Reizendes in der Fischsubstanz die Geschlechtsthätigkeit und bringt sonst Schärfe in die Säfte. Damit in Uebereinstimmung sehen wir denn auch beim Fische fast die ganze Rumpfhöhle mit Eiern (Roggen) oder männlichem Saamen (Milch) erfüllt und so, indem die Brusthöhle fast ganz verdrängt ist, fast nur ein mit Bauch zusammengeflossenes Becken darstellen Dazu passen auch die großen Nieren und dagegen das kleine, die Hirnhöhle nicht ausfüllende Gehirn. Darum haben uns denn auch Reisende viel davon zu erzählen, wie vorzugsweise Fische geniesende Völkerschaften von groben Trieben beherrscht und für höhere, edlere Bildung wenig empfänglich seyen.

Zu den Nachtheilen übermäßigen Fischgenusses gehören auch kalte Fieber, die eben wohl nur durch übermäßige Ernährung (Anpfropfung) der Unterleibseingeweide bedingt sind.

Zweideutig ist das Fleisch der Fische auch schon theils überhaupt durch seine große Geneigtheit, rasch in Fäulniß überzugehen, theils insbesondere dadurch, daß auch schon die geringeren Grade derselben mit so ausnehmend eckelhaften Erscheinungen verknüpft sind, daß sprüchwörtlich geworden ist: „faule Fische".

Die mehr oder minder vortheilhafte Wirkung der Fischnahrung auf die menschliche Organisation hängt in bedeutendem Grade von den manchfaltigen Zubereitungsarten ab. Uuter diesen ist im Allgemeinen von Seite der Süßwasserfische und eines Theils der Seefische ohngefähr Folgende Rangordnung zu machen: einfach gesotten, gedämpft, geschmort, gebacken. Den Seefischen vorherschend eigenthümlich ist übrigens das Einsalzen, (Heeringe, Sardellen ꝛc.) worauf sie dann roh genossen werden, so aber gewöhnlich mehr nur als eine scharfe Würze (S. 99.) und namentlich durch ihren Salzgehalt wirken (S. 96.) Sodann das Mariniren (Einmachen mit Essig und Gewürz), wodurch die Fische aber bei einiger Massen längerer Aufbewahrung zäher, schwerer verdaulich und doch ärmer an Nahrungsstoff werden, der leicht auch noch dazu etwas Scharfes und Ranziges hat (Bricken, Lampreten, Makrelen). Der Genuß geräucherter Fische ist nach dem früher vom Räuchern Gesagten zu beurtheilen. Getrockneter Fisch endlich, wie namentlich der Stockfisch, ist immer eine bedeutend schwerverdauliche Speise, die gleichwohl zugleich wenig und ziemlich schlechte Nahrung giebt.

Was ferner die Zuthaten unmittelbar beim Fischgenuß betrifft: so ist Essig und Oel besonders gebräuchlich. Ersterer ist in den meisten Fällen wegen seiner Fäulnißwidrigen Wirkung an seinem Orte, da Fische so sehr zur Fäulniß neigen und disponiren. In den meisten Fällen ist Zusatz von Senf zum Essige anzuempfehlen. Das Oel kommt dabei wohl hauptsächlich insofern zu Statten, als es Schärfe mildert und einhüllt. Doch paßt es nur bei mageren Fischen, wie Hecht, Lachs, Forellen, Weißfische, Barschen ꝛc., welche auch an sich die gesunderen sind. Nicht dagegen bei Aal, Karpfen, Schleichen ꝛc. Mit dem Genusse von Fischen überhaupt, insbesondere aber von fetten ist Trinken eines kräftigeren Weines zu verbinden.

e) Unter den Crustaceen

kommen nur die eigentlichen Krebse in Betracht. Sie liefern jedoch gewisser Massen immer eine zweideutige Kost, sofern man nicht so ganz selten auf ihren Genuß vorübergehende Hautausschläge, Gliederschmerzen, Magenweh ꝛc. erfolgen sah; zumal da dieß nicht nur zu geschehen scheint in Folge einer Idiosynkrasie, sondern auch in Folge gewisser krankhafter Zustände, denen Krebse zu gewissen Zeiten unterworfen seyn mögen, oder in Folge gewisser Nahrungsmittel derselben. Am besten sind sie bekanntlich vom Mai bis zum August. In größerer Quantität genossen bewähren sie sich leicht als schwerverdaulich und haben übrigens auch immer etwas flüchtig reizendes. Davon abgesehen, werden sie mit Recht für bedeutend nährend gehalten, wozu ihre bekannte sehr große Reproduktionskraft paßt, mittels deren sie wiederholt ihre äußere Kruste, die drunterliegende Haut, ihren Magen, verlorne Fühler, Füsse und Scheeren wieder ersetzen, sehr lange ohne Nahrung leben und bis auf 100 Jahre alt werden können.

Zudem dürfte die Nahrung, die sie gewähren auch nicht so Energiearm seyn; sofern die Krebse mit dem regen, im Elemente der Atmosphäre lebenden Volke der Insekten noch zusammen gehören und in der gemeinschaftlichen Klasse (der Gliederthiere) die letzten und obersten Ordnungen ausmachen, obwohl die bildende Natur mit ihnen, wie von Neuem aus dem tieferen Grunde ausholend, aus der Luft wieder in's Wasser herabstieg.

Auch die Krebse gehen, ähnlich den Fischen, sehr rasch in eine höchst eckelhaft sich äussernde Fäulniß über.

f) Von den Mollusken

kommen Schnecken und Austern in Betracht. Erstere enthalten ein eben nicht besonders schmackhaftes, ziemlich zähes, schleimichtes Wesen. Daher ist mehr nur der ausgekochte Schleim zum Genusse für zur Abzehrung Neigende und überhaupt für solche, denen es an, so zu sagen, basischem (niedrigeren) Stoffe des Leibes und insbesondere an entsprechenden Säften fehlt, zu empfehlen. Er wirkt als Schleim zugleich Reizabstumpfend, beruhigend, Schärfen einhüllend, zugleich jedoch auch erregender, energischer als vegetabilische Schleime.

Die Austern genießt man bekanntlich in ganzer Masse. Sie sind immer auch eine schwerverdauliche, reizlosere und nur einen niedrigeren, indifferenteren Nahrungsstoff gebende Kost, und müssen wegen ihrer Neigung zur Fäulniß möglichst frisch und mit Citronensäure genossen, sowie kräftigerer Wein drauf getrunken werden.

Daß aber gleichwohl die dem Menschen von den Mollusken, namentlich den Austern, dargebotene Nahrung nicht als zu gering und unedel angeschlagen werde, daran muß schon der Umstand erinnern: daß es die Natur in dem Gebiete der Weichthiere im Allgemeinen zu einer bedeutungsvollen Vereinigung, freilich fast formlosen Verfließung, des Basischen der Thiersubstanz (Gallert, Zellstoff) mit dem Principalen derselben (Nervensubstanz) gebracht zu haben scheint, und somit zu etwas, das äußerlich zwar Gestalt- und Bewegungsarm, innerlich jedoch kräftig und tüchtig ist. So erfreuen sich denn auch diese Thiere einer langen Lebensdauer und großen Wiedererzeugungskraft ihrer Theile (vergl. Schubert a. a. O. S. 945. u. f.).

Immer aber gilt gemeinschaftlich von der animalischen Kost des Menschen aus unteren Thierklassen das Sprüchwort: "Gleich und Gleich gesellt sich gern" insofern, als durch sie auch im Menschen eben nur die mikrokosmische niedere Thierwelt namentlich, um mit Oken zu reden, das Geschlechtsthier an und in uns gefüttert wird. Dieß erfordert aber im Allgemeinen theils eben der mikrokosmische Charakter des Menschenleibes, theils wird dadurch ein relativ nothwendiger Gegensatz gesetzt gegen eine Menge feinerer, flüchtigerer Einflüsse und Genüsse, durch die außerdem das Principale oder Solare des Menschenleibes unverhältnißmäßig begünstigt werden könnte.

Die dadurch erzielte Mannigfaltigkeit der Genüsse hat übrigens auch noch das Gute — von dem großen Uebel des Luxus und der Unmäßigkeit im Essen und Trinken später, — daß durch den so bedingten Wechsel der Speisen, die individuelle Natur vor Abstumpfung gegen die eigenthümliche Wirksamkeit einzelner bewahrt wird.

g) Uebrige thierische Stoffe, Produkte und weitere Präparate aus denselben.

α) Blut. Dasselbe wird genossen, namentlich das der Schweine, theils in Würsten und Preßsäcken mit Speck zusammen, theils ganz für sich gebacken, oder in Brühen. Immer ist aber das Blut nicht blos eine schwerverdauliche und darum ungesunde Nahrung, sondern auch verdächtig theils wegen eines sich leicht aus sich zersetzendem Blute erzeugenden heftigen Giftes (Blausäure), theils wegen des in der Geschichte mehrfach von ganzen Völkern vorkommenden strengen Ausschlusses des Bluts aus der Reihe der Speisen, selbst wegen des eigenthümlichen scheuen Benehmens der meisten vollkommneren Thiere, außer den bösartigen, blutgierigen Raubthieren, gegen Blut, und endlich weil wir häufigern Genuß von frischem Blute immer vereinbart finden mit besonders starker bestialischer Entartung der Menschen. Vielleicht liegt dieß Verdächtige zum Theil auch darin, daß das Blut einerseits, im Vergleich zunden übrigen Stoffen und Bestandtheilen der thierische Organisation, gewissermassen Alles und Nichts, ein thierisch-organisches Chaos ist, und daß ihm andrerseits die verschiedensten Lebensstimmungen, so denn wohl auch häufig die gräßlichsten, unter denen mit dem Blute auch das Leben selbst geraubt wird, eingeimpft und mitgetheilt werden, und daß durch sie das frisches Blut geniesende Wesen dadurch Fremdes und Gräßliches in sich bringt, das sein eigenes Seyn selber bedroht.

β) Milch, sammt den Edukten aus derselben.

Nicht blos der recht eigentlich als Speise in Betracht kommenden Edukte der Milch wegen kann letztere hier und nicht erst unter den Getränken abgehandelt werden, sonderu auch insofern als Milch selbst als Speise, Würze und Trank in Einem das Geeignetste ist in der ersten Jugend des Menschen, und allein allen anderen Genuß eine Weile ersetzen kann. Speise ist sie durch ihre fettigen und öligen Bestandtheile, ihren Milchzucker und ihre käsigten Theile. Würze durch ihre süßsalzichten Bestandtheile und ihre Phosphorsäure. Einfacher Trank durch ihren wäßrigen Gehalt.

Dabei ist die Milch keineswegs als rein thierischer Stoff zu betrachten, etwa wesentlich ähnlich dem Blute oder vollends den genießbar festen Theilen des Thierleibes, wogegen schon der Umstand spricht, daß sie nicht fault, sondern sauer wird; sondern sie ist vielmehr als das Mittel und die Indifferenz zwischen Pflanzen- und Thierstoff darstellend anzusehen, und so die entsprechendste Nahrung des kindlichen Organismus, in welchem ebenfalls Vegetatives und Animalisches noch mehr ineinander sind.

Auf Erwachsene wirkt die Milch im Durchschnitt hauptsächlich sättigend und kühlend, ausserdem anfeuchtend, schmeidigend, mildernd und Reizstillend. Zu häufigerem Genusse eignet sie sich nur für jüngere, noch weniger Reizbedürftige oder für krankhaft reizbare Individuen von kräftigeren, zu Säureerzeugung, Blähungsbeschwerden u. dergl. nicht besonders geneigten Verdauungseingeweiden. Sowie sie sich gleich den Verdauungswerkzeugen wenig erregend beweißt, so liefert sie auch weiterhin nur einen blanderen, minder energischen und wenig erregenden Nahrungssaft und namentlich ein Blut, das überreich an Serum und Lymphe ist im Verhältnisse zu Faserstoff und Cruor.

Uebrigens hat die Eselsmilch die meisten wäßrigten und zuckerartigen Bestandtheile; ihr zunächst steht darnach die Pferdemilch; ähnlich in nördlichen Gegenden die Rennthiermilch; dann folgt die Frauen-, dann die bei uns vorzugsweise genossene Kuhmilch. In der Ziegenmilch hat schon die Fettigkeit ein überwiegendes Verhältniß erlangt, was im höchsten Grade der Fall ist bei der Schaafmilch.

Was die Edukte der Milch betrifft; so gilt zunächst von der Butter wesentlich dasselbe was von Fett und mildem Pflanzenöl im Allgemeinen namentlich Gutes bereits ausgesagt worden. Alt und Ranzig geworden macht sie besonders sog. Sodbrennen.

Im noch höheren Grade ist jenes der Fall beim eigentlichen Schmalze, in welchem einige andere Bestandtheile ausser dem Fette, wie sie noch in der Butter und vorher im Rahme beisammen waren, vollends gar ausgeschieden sind.

Im Käse sind diejenigen Theile der Milch ausgeschieden, welche die größte Aehnlichkeit mit der thierischen Faser haben und daher das Nahrhafteste von der Milch sind; der Käs enthält auch zugleich sämmtliche erdige Bestandtheile der Milch. Letztere, zusammen mit der Reizlosigkeit der Kässubstanz an sich macht ihn immer zu etwas Schwerverdaulichem und Grobnährendem, von dem noch dazu leicht ein Theil unassimilirt im Körper selbst abgelagert wird und so Krankheiten besonders der Nieren, der äusseren Haut, der Knochenhaut (Gicht) rc. bedingt. Ersteres verliert er durch Würzigwerden in einem gewissen Alter, das aber leicht auch in zu große Schärfe und bei ganz alten Käsen in einen auf die Säftemasse der Organisation höchst nachtheilig wirkenden Zersetzungs- und Neubildungszustand ausartet. Käsgenuß verlangt ein Getränk, das zugleich verdünnend und erregend wirkt.

Die Molke endlich ist das vorherrschend Wäßrige, zugleich aber mit dem süßen Salze, das man Milchzucker nennt, Verbundene und mehr oder weniger säuerlich Schmeckende, was von der Milch übrig bleibt, wenn Butter und Käse aus der Mischung getrennt sind. Sie wirkt kühlend, verdünnend und auflösend überhaupt, gelind abführend aber insbesondere. Die Verdauungswege vertragen sie etwas leichter, als die volle Milch.

Die Buttermilch steht rücksichtlich ihrer Wirkung auf den menschlichen Körper ungefähr zwischen voller Milch und Molke.

γ) Honig. Der Grund- und Hauptbestandtheil des Honigs ist zwar Zucker; allein der ist modificirt theils dadurch, daß die ihn gewinnenden Bienen ihm von ihren eigenen Säften beimischen, theils dadurch, daß ihm manchfach verschiedene Zusätze von den verschiedenen Pflanzen werden, aus denen die Bienen Nektar nehmen. Dadurch hat man den Honig selbst giftig wirkend werden sehen; wogegen manche ganze, in der Regel höher gelegene trockne Gegend eine, zur Bereitung eines trefflichen Honigs besonders taugliche Flora darbietet. Zudem scheint dem Honig auch eine von der Zuckersäure wesentlich verschiedene Säure eigen zu seyn. — Wie dem aber auch sey, und wie anders auch das Verhältniß des Honigs zur menschlichen Organisation im Alterthume gewesen zu seyn scheint; jetzt und bei uns kommt der Honig nur wenig als Diäteticum, sondern mehr nur als Arznei in Betracht. So sehr sich von den ätherisch zarten, gesunden Pflanzenstoffen und selbst von der Zuthat des musterhaften Bienenvolkes, die sich im Honige vereinigen, an sich gute Wirkung auf den Menschenleib erwarten ließe, so wird doch mehr darüber geklagt, daß er die Verdauung belästige, Blähungen und Durchfall und namentlich gern auch Heiserkeit erzeuge.

δ) Eier, besonders Hühnereier. Dieselben enthalten einen höchst reichlichen milden Nahrungsstoff. Am besten gewähren sie denselben, besonders aber die Dotter, ganz roh und bald genossen, nachdem sie gelegt sind. Die frische rohe Eidotter mit Zucker gemischt ist für entkräftete (eigentlicher entstoffte) Personen, sowie für solche, die an Unterleibs-, namentlich Leberverstopfungen leiden, deßgleichen schwache reizbare Lungen haben, ein ganz vorzüglicher Genuß. Ebenso in Form eines Getränkes mit Wasser gemischt; und wo es gilt zugleich mäßig zu erregen und zu beleben mit etwas gutem Wein, wohl auch Citronensaft versetzt. Ausser den rohen bekommen im Allgemeinen nur die weichgesottenen gut: ausser daß sie wegen Mangel an Reiz und der Fähigkeit, leicht nnd fast ohne allen Rückstand in Chylus ꝛc. verwandelt zu werden, für die Verdauungswerkzeuge bald (indirekt) schwächend werden, was jedoch vermindert werden kann durch Zusatz von Pfeffer und Salz. Jene üble Eigenschaft wird — besonders bei an lebhaftere Reize gewöhnten Verdauungswerkzeugen — vermehrt durch Zusatz von Fett (Rührei). — Am wenigsten vortheilhaft ist aber im Allgemeinen der Genuß hart gesottener Eier und besonders des Weissen derselben, das noch weniger verdaulich ist, wenn es geröstet (gebacken) worden.

Wenn man aber sagt: Ein Ei gebe soviel Nahrungssaft, als $\frac{1}{3}$ Pfund gewöhnliches gekochtes Fleisch; so ist wenigstens zu bedenken, daß der Nahrungssaft vom Eie doch immer ein milderer ist, als der vom Fleische und daß er weniger unserer Irritabilität zu Statten komme, als der vom letzteren; sondern überhaupt mehr den niedrigeren und unteren Körpertheilen, uamentlich auch der Geschlechtssphäre zukomme.

ε) Caviar. Ist der eingesalzene Roggen vom Stör und Hausen: Es gilt von ihm wesentlich, was von den eingesalzenen Seefischen oben erwähnt wurde; nur daß der Roggen an sich etwas noch Reizloseres und Indifferenteres ist, als das Quasifleisch der Fische.

Zweiter Artikel.

Die vorzüglichsten besonderen Regeln für den Genuß der Speisen nach den hauptsächlichsten Verschiedenheiten menschlicher Individualität einerseits und der äusseren Lebensverhältnisse andrerseits.

I.

Nach Verschiedenheit des Geschlechts.

Der männliche und der weibliche Mensch haben zwar alles, was wesentlich zum physischen und psychischen Menschenleben überhaupt gehört, gemein; aber jeder hat Bestimmungsgemäß als männlicher oder weiblicher Mensch alles in anderem Verhältnisse, in anderer Proportion. So herrscht schon der äusserlichsten Betrachtung zu Folge am weiblichen Rumpfe die Bauch- und Beckengegend, beim männlichen dagegen die Brust- und Schulterregion vor. Bei näherer Betrachtung findet sich, daß beim recht beschaffenen Weibe auch im inneren Bau und Leben des ganzen Menschenwesens alles vorherrscht, was sich theils mehr als indifferent, theils mehr als negativ (empfangend, aufnehmend), theils als basisch charakterisirt; beim Manne aber durch das ganze Physische und Psychische das Differente, Positive und Principale überwiegen; so daß überhaupt Mann und Weib als die beiden entgegengesetzten Pole (Hälften) des ganzen Einen Menschenwesens erscheinen.

Darum herrscht beim Weibe das vegetative (Rumpf-) Leben über das animalische (Haupt- und Glieder-) Leben vor und überwiegt daher durch die ganze Organisation der Stoffwechsel über Irritabilität und Sensibilität; innerhalb des vegetativen Lebens aber wiederum das Bauchleben über das Brustleben; deßgleichen innerhalb des animalischen Lebens die Nervenwirksamkeit abermals über Muskelenergie; so durch dessen ganzen Körper das Zellgewebe, Fette, Saftige, Weiche; woher denn auch das vorherrschend Weiche und Runde in der äusseren Körperform 2c. 2c. Von all' dem findet bei dem richtig beschaffenen männlichen Menschen das Entgegengesetzte Statt. So ist denn auch dem Psychischen nach beim Weibe das Gemüth, beim Manne die Intelligenz herrschend, bei jenem instinktmäßiges Ahnen, bei diesem selbstbewußtes Wissen häufiger u. s. w. So finden wir auch in der Thierwelt — unter sonst gleichen Umständen — z. B. namentlich bei den Insekten, das Weibchen Massenhafter, besonders von Seite des Hinterleibes, als das Männchen, welches dagegen, z. B. bei den Grashüpfern am Kopfe Sinnwerkzeuge hat, die dem Weibchen fehlen.

Deßhalb sind denn auch dem weiblichen Geschlechte mehr die mild nahrhaften vegetabilischen Speisen, und unter denen aus dem Thierreiche nur die leichteren, weniger reizenden angemessen. — Ebenso eignen sich die intensiveren Gewürze mehr nur für den Mann, von dem in so vielen Verhältnissen die entsprechende Energie und Raschheit gefordert wird. Mit Recht sagt daher das Sprüchwort namentlich vom Pfeffer: er helfe dem Manne auf's Pferd, dem Weibe aber in's Grab. — Dagegen bedarf wieder das Weib weniger jener kühlenden, verdünnenden, auflösenden Vegetabilien (frische Gemüse, Salate, Obst und Beeren) als der von Natur hitzigere und sprödere Mannsleib. — Endlich hat das Weib — auch unter sonst völlig gleichen Umständen und höchstens die Schwangerschafts- und Säugzeit ausgenommen — überhaupt wenigere Nahrungsmittel zu einer gleich guten Subsistenz vonnöthen, als der Mann, weil jenes theils durch sein intensiveres vegetativeres, und insbesondere Bauch-Leben aus derselben Quantität von Speisen mehr Nahrungssaft gewinnt, als dieser; theils schon der weiblichen Natur zufolge weniger ausscheidet oder absondert, als der Mann, theils endlich auch durch sein ganzes stilleres, enger begrenztes und ruhigeres Leben und Wirken weniger Kraft und Masse verbraucht.

II.

Nach Verschiedenheit des Lebensalters.

Ueber die eigentliche Begründung der Lebensalter, besonders von leiblicher Seite, ist oben (S. 17.) das Nöthigste angedeutet worden. Wir können uns hier auf folgende Hauptregeln beschränken:

1) Je jugendlicher der Mensch, desto homogener ist auch sein, erst noch immer weiter zu entwickelndes und zu differenzirendes, leibliches Wesen (vergl. S. 6 u. f.). Die so noch weniger entwickelte kleine Welt bedarf daher auch noch keiner so manchfaltigen und differenten Nahrung. Sowie aber gegen die Mitte der ganzen irdischen Lebensdauer eines menschlichen Individuums Bestimmungsgemäß sein Lebensinhalt sich in die größte Mannigfaltigkeit aufschließt, und eine Weile darin beharrt: so wird auch in dieser Zeit im Allgemeinen eine größere Mannigfaltigkeit von Speisen nöthig. Das höhere Alter wird darin,

neben sogleich zu bezeichnendem Unterschiede, dem jugendlicheren wieder ähnlich.

Die Milch ist aber für das früheste Alter darum der angemessenste, anfangs alleinige, dann lange wenigstens noch vorherrschende Genuß, weil sie, entsprechend der noch geringeren Entwickelung des Kindes, Speise, und Trank und Würze (Festes, Flüssiges und Flüchtiges), ja selbst Vegetabilisches und Animalisches noch mehr in Einem ist.

2) Das jugendlichere Individuum bedarf aber im Vergleich zu dem gealterten viel reichlichere und zwar mildere, reizlosere, aber zugleich doch beträchtlich nährende Speisen; weil es, je jünger es ist, um so rascher sich vergrößert, aber vorerst doch sehr vorherrschend pflanzlich und insbesondere im Uebergewicht des Bauchlebens, der niedrigeren Säfte und des Zellgewebigen, übrigens überhaupt mehr basisch lebt. Daher das Mehl der Getraidearten und das diesem am ähnlichsten Wirkende die angemessenste Kost dieses Alters. — Dagegen bedarf der Greis bei seiner verkümmernden Körpermasse theils weniger, theils eine leicht erregende und die verglimmen wollende Lebensflamme immer noch etwas anfachende Nahrung, wie die zarteren, leichteren Fleischspeisen, mit Gewürzzusatz u. dergl. Daher nennt auch das Sprüchwort den Wein die Milch der Alten.

3) Je jünger ein menschliches Individuum, desto öfter muß der Genuß wiederkehren, denn desto ähnlicher ist es dem fast ununterbrochen und nur Speise und Trank geniesenden und verarbeitenden unvollkommneren Thiere und der sich ebenso verhaltenden Pflanze. Im reiferen Alter scheiden sich auch, wie alles Andere, bestimmte weiter auseinander liegende Zeiten dafür aus, wovon weiter unten die Rede seyn wird. Doch kommt hierin das höhere Alter wieder mit der

früheren

früheren Jugend überein, weil es durch seltnere, reichlichere Mahlzeiten je auf Einmal zu sehr belästigt würde.

4) Das Knabenalter mit seiner relativ vorwaltenden Athmung und Arteriellität bedarf, je später, um so mehr vorherrschend der schon mehr kühlenden und beschwichtigenden Vegetabilien, wie der Gemüse und des Obstes. — Das bis gegen das 30ste Lebensjahr sich hinziehende, physisch durch Ausbildung des Fleisch- und Muskelelements charakterisirte Jünglingsalter muß in dieser seiner Entwickelung, wie durch weiter unten zu erwähnende Uebung in energischer Muskelthätigkeit, so insbesondre durch häufigeren Fleischgenuß unterstützt werden, da nur Fleisch recht eigentlich Fleisch macht. — Das Mannesalter bedarf zwar wegen der in ihm vorhandenen mannigfaltigsten Entwickelung des Leiblichen im Allgemeinen auch des mannigfaltigsten Speisengenusses; allein da übrigens das Uebergewicht des höheren Nerven- und insbesondere des Hirnlebens dieses Alter charakterisirt, dieses Ueberwiegende aber weniger von Massehaften Speisen lebt und gedeiht; so fallen diesem Alter die das Hirnleben mehr begünstigenden feineren, zum Theil schon mehr geistigen Genüsse vorzugsweise zu, wie sie später angedeutet werden sollen.

III.

Nach Verschiedenheit der Leibesconstitution.

Die Leibesconstitutionen, die mit Unrecht nicht selten verwechselt werden mit den Temperamenten, sind wesentlich auf dieselbe Weise bedingt, wie die einzelnen Lebensalter; nur mit dem Unterschiede, daß relatives Uebergewicht einer der vier Hauptpartheien des menschlichen Leibes (Bauch-, Brust-, Fleisch- und Nervenleben), um eine besondere Leibesconstitution im engeren Sinne des Worts zu begründen, längere Zeit, ja das ganze Leben hindurch bestehen bleibt, indem dasselbe bei Begründung eines Lebensalters nur während eines kleineren Abschnittes aus der ganzen Lebensdauer des Individuums Statt findet.

Demnach hat jedes Individuum, je vollkommener, totaler und harmonischer es in seinem leiblichen Wesen ist, um so bestimmter in jedem anderen Lebensalter eine andere Leibesconstitution; und zwar als Kind die etwa sogenannte phlegmatische; als Knabe die sanguinische; als Jüngling die cholerische; als Mann die melancholische. Andere, in ihrem Wesen einseitigere Individuen aber behalten dagegen durch alle Lebensalter hindurch entweder das Charakteristische des kindlichen Leibs (überwiegendes Bauchleben, davon abhängendes Vorherrschen einer niedrigeren Säftemasse, Uebergewicht des Pflanzlichen und niedrig Thierischen, des Zellgewebigen ꝛc. ꝛc.) Dieß die Phlegmatiker. Andere bleiben immer mehr Knabenhaft (im Uebergewicht des Brustlebens, der Arteriellität und der daher rührenden leiseren Regheit und leichteren Beweglichkeit der ganzen Körpermasse), d. h. sind Sanguiniker. Oder Anderen wurde schon durch die Zeugung die Tendenz zu überschwänglicher Irritabilität durch ihr ganzes leibliches Seyn; sie gleichen daher in jedem Abschnitte ihres Lebens vorzugsweise dem hitzigen, raschen, Muskelkräftigen Jünglinge; erscheinen also als Choleriker. Oder endlich anderen einseitigeren Individuen ist von der Zeugung her eine allgemeine Prävalenz des Nerven-, besonders aber des Hirnlebens eigen. Diese ähneln zu jeder Zeit schon mehr dem tieferen, sinnigeren, ernsteren, gemeßneren Manne, oder erscheinen als Melancholiker. Ausser diesen Haupteinseitigkeiten giebt es aber noch ganze Reihen von untergeordneten Proportionen *).

Für die Diätetik tritt nun aber in Beziehung auf die einzelnen Lebensalter einerseits und die verschiedenen Leibesconstitutionen andrerseits der sehr erhebliche Unterschied ein. Den Lebensaltern kann

*) Es fällt durchaus nicht schwer, die einzelnen Merkmale der verschiedenen Leibesconstitution auf die sie nach dem Vorstehenden begründen sollenden Hauptverhältnisse zurückzuführen. Man ist dabei aber oft ungeeignet zu Werke gegangen. So z. B., wenn man die melancholische Constitution von gewissen Verhältnissen der Unterleibseingeweide herleitet, die doch erst antagonistische Folgen der Gehirnprävalenz sind. — Bezeichnender sagt man also anstatt phlegmatische Const. — lymphatisch-venöse; anstatt sanguinische — arterielle; anstatt cholerische — irritable; und anstatt melancholische — sensible (cerebrale).

Die Temperamente beruhen, wie wir später andeuten werden, auf ähnlichen Verhältnissen innerhalb des Seelenlebens im engeren Sinne des Worts. Es treffen aber entsprechende Leibesconstitution und Temperament in der Regel bei demselben Individuum deßhalb zusammen, weil eben alles Besondere eines solchen aus Einem gemeinschaftlich eigenthümlichen Grunde, dem individuellen Menschenleben schlechtweg (S. 8. u. f.), hervorgeht und von ihm harmonisch gestimmt und gehalten wird. Dieß aber übersehend und einseitig auf das Somatische achtend, läßt man mit Unrecht in der Regel das (psychische) Temperament das Resultat der verschiedenen Leibesconstitution seyn.

und muß sich jene, als etwas jedem Individuum wesentlich Nothwendiges, genau accommodiren, um jedes Individuum in den Stand setzen zu helfen, jedes einzelne Lebensalter möglichst charakteristisch durchzumachen. In Bezug auf die Constitutionsverschiedenheit aber hat sie zwar zum Theil ebenfalls bis auf einen gewissen Grad jenen Lebenseinseitigkeiten entsprechende Modificationen menschlicher Lebensweise zu verordnen; anderntheils aber auch stets Bedacht zu nehmen, um Disharmonie der Art im Bereiche des individuellen Menschenleibes lieber kleiner zu machen, als größer werden zu lassen.

Demnach müssen

1) Individuen mit phlegmatischer (lymphatisch-venöser) Constitution bei ihrem instinktmäßigen Verlangen nach vieler, grober, reizloser Nahrung, besonders bedacht seyn, durch Zuziehung leichterer, feinerer Nahrung, erregender Fleischkost und reichlichen Gewürzzusatzes zu verhüten, daß sie nicht zu sehr vereinseitigen.

2) Solche mit sanguinischer (arterieller) Constitution haben auf ihrer Hut zu seyn, von ihrer eigenen Natur sich nicht zu einseitig zum allzu manchfaltigen Genuß leichter, erregender und feiner Nahrung hinreißen zu lassen, sondern müssen sich an besonders kühlende, beruhigende, derbere, aber reizlosere Speisen halten, um der Einseitigkeit ihrer Constitution ein Gegengewicht zu schaffen.

3) Solche mit cholerischer (irritabler) Constitution können in der Regel am meisten vertragen und am meisten entbehren. Ausserdem neigen sie von Natur einseitig zu kräftigen, gewürzten Fleischspeisen und anderer reizender Kost. Diesem Zuge ihrer individuellen Natur muß aber einiger Massen gesteuert wer-

den durch theilweise geflissentliche Beschränkung auf mildere, doch gut nährende vegetabilische Kost, kühlende und verdünnende Gemüse, Salate u. dergl.

4) Die melancholische (sensible, cerebrale) Constitution hat weniger einseitige Vorliebe für gewisse Kost. Die mit dieser Constitution Begabten haben vielmehr darauf zu achten, daß sie eine Kost von mittlerer Beschaffenheit, übrigens lieber etwas leichtere, feinere und erregende, als schwere, grobe und reizlose, mäßig geniesen. Denn sie sind leicht zur Unmäßigkeit, jedoch ebenso im Entbehren als im Geniesen, zu bestimmen; mehr aber noch in Bezug auf erregendere Getränke und höhere Genüsse, als auf Speisen.

IV.

Nach Verschiedenheit der übrigen Lebensweise überhaupt und der Beschäftigungen insbesondere, sowie besonderer Gewöhnungen.

1) Beschäftigungen, die übrigens mit sog. sitzender Lebensweise verbunden sind, erfordern im Allgemeinen den vorzugsweise mäßigen Genuß leichter verdaulicher, erfrischender, verdünnender, die Absonderungen befördernder und schmeidigender Nahrungsmittel; weil dabei theils nicht selten die Verdauungseingeweide durch Zusammenpressen schon bald und leicht geschwächt werden; theils der Fluß der Säfte überhaupt und des Nahrungssaftes insbesondere um so leichter gehemmt werden würde, je reichlicher, consistenter, schwerer und träger sie wären; theils namentlich auch die Ausscheidungen überhaupt, ins-

besondere aber die Darmausleerung, weniger begünstigt ist, theils die ganze Säftemasse durch Mangel an Bewegung leicht zu Verderbnissen neigt. Maas und Güte hat übrigens dabei zu- oder abzunehmen, je nachdem mehr oder weniger Kraftanstrengung erforderlich ist.

2) Solche, die insbesondere bei sitzender Lebensweise zugleich vorzugsweise geistig thätig sind, haben sich besonders zu hüten vor vieler, schwerer, und reizloser Nahrung, denn zu den unter 1) angeführten Gegengründen kommt auch noch der insbesondere, daß Schwächung der Verdauungsthätigkeit eine hauptsächliche Folge geistiger Anstrengung ist. Zudem ist mit dieser Beschäftigungsweise nur wenig Aufwand von Körperkraft verbunden; das dabei hauptsächlich betheiligte Nervensystem scheint aber am wenigsten einer massiven Ernährung durch Speisen zu bedürfen — und die übrige Körperschwäche dabei ist häufig mehr aus Mangel an Uebung erzeugt. Doch ist gleichwohl nicht zu übersehen, daß übermäßige Neigung zu angestrengter geistiger Thätigkeit ein jeweiliger reichlicherer Nahrungsgenuß, ein erkleckliches Gegengewicht setzt und vor allzugroßer Vereinseitigung in dieser Richtung verwahrt. Nur gilt auch hierbei: Niemand kann zween Herren dienen. Stark essen und gleichzeitig geistig stark arbeiten muß zu Grunde richten. Uebrigens je besser die physische Constitution eines vorzugsweise geistig Beschäftigten ist, dessen Geschäft eine nüchterne Besonnenheit fordert, desto weniger braucht seine Nahrung auch besonders reizend zu seyn, was ihm vielmehr leicht störend und lästig werden würde. Anders freilich ist's mit einer Klasse neuerer Poëten, die sich durch allerlei erregendes Essen und Trinken erst halb wahnsinnig machen müssen, bevor die poetische Ader in's rechte Fließen

kommt. Doch geistig arbeiten diese eigentlich auch nicht. Dagegen bedürfen eines reichlicheren Genusses von kräftigen und erregenden Speisen solche, die geistig und zugleich mehr mit ganzer Persönlichkeit anstrengend wirksam sind.

3) Beschäftigungen mit freier Beweglichkeit erfordern immer im Allgemeinen reichlichere, derbere und namentlich auch mehr Fleisch-Kost — und Menschen von solcher Beschäftigung können auch beim Speisengenuß eher etwas wagen.

4) Was besondere Gewohnheiten und respective Verwöhnungen, selbstgewählte oder durch Erziehung rc. begründete, in Bezug auf Speisen betrifft, so gilt zwar: je länger sie bereits gedauert, je mehr sie zur andern Natur geworden, desto weniger muß man sie schnell und mit Gewalt abschaffen wollen. Allein immer muß doch überhaupt auf Verdrängung dieser anderen Natur und dagegen auf Herstellung der ersten, eigentlichen Natur hingearbeitet werden. Mit letzterer, also mit dem im Allgemeinen einem Individuum nach Alter, Geschlecht, Constitution, Beschäftigungsweise rc. angemessensten Verhalten, wie es theils bezeichnet wurde, theils noch werden wird, fährt das Individuum immer besser — wenigstens im Ganzen und der Hauptsache nach.

V.

Nach Verschiedenheit des Klima und Eigenthümlichkeiten des Wohnorts.

1) Südlicheres, wärmeres Klima erfordert überwiegende vegetabilische Nahrung, namentlich kühlende und erfrischende; daher auch mehr kalte und rohe, als warme und zubereitete. Was die Gewürze be-

trifft, so sind deren zwar im Allgemeinen weniger nöthig. Gleichwohl aber sind übrigens gerade die hitzigeren Gewürze im heisseren Klima an ihrer Stelle, theils um ein Gegengewicht gegen die kältende, erschlaffende Eigenschaft der dort heimischen wäßrigen Früchte abzugeben, theils der Erschlaffung und Auflösung durch überreizende Hitze entgegen zu arbeiten. Auch überhaupt weniger Nahrung bedarf der Südländer, weil die Natur seines Landes auch weniger Anstrengung veranlaßt und zuläßt. Von alle dem gilt das Entgegengesetzte für Bewohner nördlicherer kälterer Gegenden.

2) Von Seite anderer Eigenthümlichkeiten des Wohnorts gilt als allgemeine Regel: die Masse der Bewohnerschaft hat sich, mit Beobachtung der übrigen Regeln, hauptsächlich an diejenigen Nahrungsmittel zu halten, welche die Oertlichkeit selbst vorherrschend und am leichtesten gewährt. — Solche Individuen dagegen, welche möglichst wenig einseitig leben wollen und sollen, die müssen sich Nahrungsmittel jeder Art zu verschaffen suchen und namentlich auch solche, die eine den einheimischen gerade entgegengesetzte Wirkung haben. Uebrigens ist immer darauf hinzuarbeiten, daß selbst die Volksmasse auch physisch nicht zu sehr vereinseitige; so z. B. namentlich, daß man Küstenbewohner neben reichlicheren Fischgenuß, auch mehr und mehr auf andere animalische und vegetabilische Kost hinleite. — So haben namentlich auch Küstenbewohner nöthiger, als die Bewohner des Binnenlandes, dem erschlaffenden Einflusse einer feuchteren, schwereren, spannungsärmeren Atmosphäre eine reizendere Nahrung, mehr Gewürze, entgegenzusetzen. — Aehnliches ist Thalbewohnern im Vergleiche mit Bergbewohnern nöthig. Jene nämlich müssen ihren übrigen reichlicheren, derberen, reiz-

loseren Nahrungsmitteln theils leichtere, feinere, reizendere zugesellen, theils dieselben durch die Zubereitung und namentlich durch Würzung (auch durch Verbindung mit spirituösen Getränken) erregender machen, um nicht zu sehr in eine plumpe, stumpfe Massehaftigkeit zu verfallen. Der Bergbewohner dagegen hat seinen feineren, reizreicheren, masseärmeren Bodenerzeugnissen, denen sich noch trocknere, feinere, erregendere Luft, ein reizenderer Lichteinfluß, eine vielseitigere Beweglichkeit seines eigenen Körpers ꝛc. zugesellen, — reizlose, derbe Nahrung zuzufügen, um ein gewisses Gleichgewicht zu erzeugen — und er thut dieß, indem er viel Milch, Butter und Käse, schwerere Mehlspeisen; dagegen wenig Fleisch ꝛc. genießt. Aehnlich dem Bergbewohner hat sich in wesentlichen Stücken zu verhalten der Bewohner trockener, magerer Ebenen, im Vergleich zu dem auf fetten Ebenen mit schwerem Boden.

VI.

Nach Verschiedenheit der Jahres- und Tags-Zeiten.

1) Der schönere, bessere Theil des Frühlings, der Sommer und die bessere Herbstzeit fordern weder, noch verträgt während derselben die menschliche Natur: überwigend reichliche, kräftige, reizend zubereitete Speisen, die denn um diese Zeit theils die Natur selbst spärlicher gewährt, sofern Wildprett, Vögel und andere Thiere zu dieser Zeit dem Zeugungsgeschäfte obliegen und dadurch minder Genußfähig werden; theils schwieriger aufbewahrbar sind, wie Fleisch überhaupt. Die ganze Natur gewährt dann nicht blos auf anderen Wegen — z. B. in dem

intensiveren Lichte, der Wärme, den Farben und Tönen der Natur — noch manche Lebenserregung, welche die durch Speisen theilweise ersetzen kann; sondern dann lebt auch das Nervenleben überwiegend auf, das sich überhaupt weniger durch Speisen restaurirt, als durch feinere, subtilere Einflüsse. Die Sommerhitze führt jedoch freilich auch leicht zur Erschöpfung und macht dann, ähnlich wie im heisseren Klima, reizendere Zusätze zu den übrigens spärlicheren leichteren, kühlenden, anfeuchtenden Nahrungsmitteln nöthig, wie denn selbst z. B. Schnapse bei besonders starker Hitze die erschlaffte Organisation wohlthätig wieder aufrichten. Der begünstigten Entmischung der organischen Materie aber durch die, leicht übermäßige Expansion erwirkende, Sommerhitze wirken mehr noch die frische Pflanzensäure im Obste, in den Beeren, Gemüsen, Salaten zweckmäßig entgegen, als aromatische Würzen. Jene bietet aber eben die Natur in reichster Fülle dar während der schöneren Jahrszeit. —

In dem entgegengesetzten Theile des Jahres, also im Winter und den an diesen näher angrenzenden Theilen des Frühlings und Herbstes, verschwinden manche andere Lebenserregungen wieder und herrscht die Basis der leiblichen Organisation vor; daher bedarf es in ersterer Hinsicht energischerer, reizenderer, in letzterer Hinsicht aber derberer, Stoffreicherer, indifferenterer (mehr basischer) Nahrung; namentlich mehr des Fleischgenusses, in dem ja Reiz und Nahrungsreichthum so sehr vereint sind. Zu diesen Zeiten gewährt dergleichen denn auch die Natur selbst im größeren Maase, und erleichtert dessen Aufbewahrung ꝛc. — wogegen nun jene frischen, rohen Speisen mangeln. — Darnach erhellt leicht von selbst, warum es in der wärmeren Jahreszeit dienlich ist, den Genuß warmer Speisen, namentlich warmer Suppen zu beschränken, mit kalten Schaalen ꝛc. zu vertauschen und umgekehrt.

2) Was die Tageszeiten anbelangt, so hat sich am Morgen in der Organisation nicht blos die durch das vorhergegangene Tagwerk consumirte Lebensregheit wieder ersetzt, sondern selbst gewisser Massen angehäuft, sowie denn auch vom vortägigen Speisengenusse die organische Masse, der im Schlafe kein besonderer Kraftaufwand zugemuthet war, restaurirt ist. An sich bedarf es also keineswegs sobald, oder gar sogleich nach dem Aufstehen eines reichlicheren Essens; sondern höchstens nur eines spärlichen, leichterregenden Genusses, wie des Kaffees, mit geringer Zuthat von leichtem Brode, um die vom Schlafe in das Wachen übergehende Lebensstimmung gar in den erforderlichen Schwung zu bringen. Besser als Thee paßt hiezu, ausser dem Kaffee, jede indifferentere warme Flüssigkeit; der Thee gehört dem Abend an, wie wir bei den Getränken finden werden.

Erst um Mittag wird bei Individuen von mittlerer Reife — von jüngsten und ältesten ist schon oben erinnert, daß sie nach kürzeren Zwischenzeiten wiederholten Genuß heischen — nachdem der Körper durch die Vormittagsarbeit wieder verloren hat, wird ein beträchtlicherer Speisengenuß nöthig. Wird bei dieser Gelegenheit gefragt: ob um Mittag die Hauptmahlzeit des ganzen Tages, oder nur ein etwa sog. zweites, kräftigeres Frühstück zu halten sey, dem dann erst zwischen 4 — 6 Uhr Nachmittags die Hauptmahlzeit zu folgen habe? so läßt sich hierauf so ganz im Allgemeinen nicht antworten. Davon nämlich auch abgesehen, daß die letzterwähnte Einrichtung häufig großentheils das Werk bloser Geschäftskluger Berechnung ist, die oft sehr wenig mit der Weisheit und göttlichen Ordnung der Natur übereinstimmt, oder gar jener ziemlich unnatürlichen Lebensweise der vornehmen Welt großer Städte, derzufolge Tag und Nacht großentheils anders verwendet werden, als es die natürliche Ordnung will — so paßt diese Lebensweise jedenfalls doch mehr nur für vorherrschend geistig und so Beschäftigte, daß sie sich namentlich während des Mittags der warmen Jahreszeiten in Häusern und Gemächern vor der überwältigenden Sonnenwärme schützen können. — Für Andere, und namentlich für die in der freien Natur schwer körperlich Arbeitenden ist um Mittag erst dem Hauptessen, dann aber einiger Ruhe obzuliegen, das Angemeßnere. In diesem Falle erfolgt dann um die 7te Nachmittagsstunde füglich ein weit spärlicheres, einfacheres und jedenfalls zugleich leichteres und reizärmeres, darum selbst häufig lieber nur kaltes Abendessen, dem nach ungefähr 2 — 3 Stunden am besten der Schlaf nachfolgt.

VII.

In Beziehung auf die Empfindung des Hungers, der Appetite, und des Sattseyns.

1) Unter allen Umständen darf nicht gegessen werden, wenn es am wahren, natürlichen Hunger fehlt. Denn dann bedarf die Organisation entweder keines Ersatzes durch Speisen, oder der Verdauungsapparat ist krank und muß also vor Allem erst gesund gemacht werden. Jenes „dem Munde anbieten" ist also nicht wohl begründet.

2) Möglichst Naturtreu lebende Individuen werden übrigens selbst durch besondere Appetite am

sichersten zu dem hingeleitet, was ihnen vorzugsweise dienlich ist. Allein in der Mehrheit der Fälle ist sich auf dergleichen instinktartiges Verlangen unserer mehr oder weniger entarteten Natur nicht zu verlassen, wenn es nicht die übrigen Regeln zugleich auf seiner Seite hat.

3) Aehnlich steht's denn auch mit dem Gefühl des Sattseyns. Zwar soll das immer insofern respectirt werden, als wir aufhören zu essen, sobald wir es gewahren, selbst wenn die Organisation in der That noch nicht genug bekommen hätte; denn dann wäre das Sattseyn Zeichen eines schlechten Zustandes der Verdauungsthätigkeit, die vor Allem erst verbessert werden müßte. Nothwendiger aber ist die Ermahnung, in der Regel, und namentlich bei einem rascheren Essen reichlich nährender, aber zugleich wohlschmeckend zubereiteter Nahrungsmittel, das volle Sattseyn gar nicht abzuwarten. Denn theils wird dann häufig nicht blos des nothwendigen Ersatzes wegen für unseren Leib gegessen, sondern daraus eine leicht über das Bedürfniß hinausführende Vergnügungsart gemacht — theils genügen, — worauf aber eben die Empfindung des Sattseyns beruht — Speisen sowohl dem Magen, als der übrigen Organisation erst dann vollständiger, wann sie bereits etwas weiter digerirt und assimilirt sind. Wird also bis zur vollen Sattheit sogleich fortgegessen, so fühlen wir nach einiger Zeit die Folgen zu großen Genusses.

Dritter Artikel.

Regeln im Betreff der Benützung gewisser gleichzeitiger Zustände des übrigen physischen und des psychischen Lebens für den vortheilhaftern Erfolg der Verdauung und anfangenden Blutbereitung.

1) Man vergesse vor Allem nicht, daß der Mund mit Zähnen, Speichel und Zunge selbst zum Verdauungsapparate gehöre und daß in ihm ein wesentlicher Akt wirklicher Verdauung bereits erfolgen solle, der in dem übrigen Verdauungsapparate nicht nachgeholt werden kann, dessen Versäumniß vielmehr auch diese in Ausübung ihrer eigenthümlichen Verdauungsthätigkeit hindert. Diese Beachtung schließt also insbesondere in sich

a) Sorge für gehöriges Maas und gehörige Beschaffenheit des Speichels; also Verhütung seiner Verschwendung durch unnöthiges Ausspucken überhaupt und dieser und der qualitativen Verderbniß desselben durch Tabakkauen, Tabakrauchen ꝛc. Letzteres, das sonst auch zugleich die Zunge abstumpft und selbst die Empfindungen des Hungers und der Appetite schwächt und alterirt, muß nie zu nah um die Mahlzeit, am wenigsten vor derselben, getrieben werden.

b) Sorge für die Zähne, einerseits durch Vermeidung des Genusses sehr heißer oder sehr kalter

Speisen (und Getränke), vollends etwa unmittelbar hinter einander, sowie des Zerbeißens harter Kerne rc., durch welches beides die Glasur leicht Risse und überhaupt Defecte bekommt, durch die der Zahn nun schädlichen Einflüssen vollends blos gestellt ist — andrerseits durch Reinhalten der Zähne vor jedem Ueberzuge über den Schmelz derselben. Zu letzterem Zwecke reicht zur Noth schon täglig mehrmaliges Abspülen uud gelindes Abreiben oder Bürsten derselben mit frischem Wasser hin, was auch den übrigen Mundtheilen wohl zu statten kommt. Uebrigens, so lange nicht schon wahrhaft krankhafte Zustände der Zähne vorhanden sind, ist von anderen Putzmitteln höchstens ein Pulver von gedörrtem Brode, Salbei und Holzkohle hinreichend. Der Genuß eines mäßig derben schwarzen Brodes, zusammen mit dem anempfohlenen Verfahren, leistet dazu schon viel. Zudem ist es allerdings besonders complicirteres Backwerk, und ausserdem verletzte Verdauung durch Zuvielessen oder durch Essen einer unverdaulichen Kost, was den Zähnen einen üblen Ueberzug leicht erzeugt.

c) Man kaue hinreichend. Denn wahr sagt ein altes Sprüchwort: „Wer gut gekaut, der gut verdaut.“

2) Man vermeide, kurz vor dem Essen reichlich und ohne Noth zu trinken; denn dadurch werden namentlich die Verdauungssäfte theils verdünnt, theils weggeführt; auch der übrige zum Speiseverdauen erforderliche Zustand des Magens und Darms leicht zum Nachtheil der Verdauung alterirt. — Gegen Ende einer Mahlzeit und nach vollendetem Essen dient übrigens mäßiges Trinken an sich zur leichteren Verdauung und Fortbewegung des Verdauten.

3) Bereits einige Zeit vor der Mahlzeit muß ein gewisser Gleichgewichts- und Ruhestand sämmt-

licher physischer und psychischer Lebensthätigkeiten eingetreten, muß also Beschwichtigung jeder bis dahin stärker waltenden Thätigkeit erfolgt seyn: damit beim Essen selber weder die gesammte Lebenskraft zu sehr getheilt und dem Verdauungsgeschäft ein zu kleiner Theil davon zugetheilt sey; noch solche Lebensthätigkeiten zu der Zeit walten, wo gegessen und verdaut werden soll, die, wie etwa leidenschaftliche Aufwallung, die physische Organisation überhaupt und die Verdauungswerkzeuge und Säfte insbesondere so verstimmen, daß diese falsch wirken müssen; noch auch solche, die an sich zwar normal sind, aber mit Essen und Verdauen zusammen, diese mehr beeinträchtigen, als fördern, sofern sie z. B. die Unterleibseingeweide drücken rc. oder ihnen, wie Kopfanstrengung, Lebensenergie rauben.

Uebereinstimmend damit ist denn auch

4) ein Gleiches zu beobachten während des ganzen Essens selber, so jedoch daß eine angenehme, nicht anstrengende, besonders gemüthlich leicht anregende Unterhaltung nicht blos das Essen selber überhaupt zu einer menschlichen Verrichtung macht, sondern auch durch Erzeugung einer mäßigen Erregung der Nerven- und Circulationsthätigkeit die Verdauung und erste Säftebereitung begünstigt — wogegen Betrübniß, Kummer und dergleichen sogenannte deprimirende Affekte um so ungünstiger sind.

5) Das Verhalten nach geschehenem, mäßigen Essen läßt sich auf Folgendes zurückführen:

a) Zunächst noch immer mehr Ruhe, als Thätigkeit. Zwar ist förmliches Schlafen wohl nur wenigen eigenthümlich qualificirten Individuen zuzulassen; am ehesten noch bedeutend Schwächlichen und zugleich Saft und Blutarmen. Aber ein gewisses bequemes Lehnen, und selbst Liegen, nur so daß der Kopf

Kopf nicht zu niedrig zu liegen kommt und Pressung der Unterleibseingeweide möglichst vermieden wird, und vollends in Verbindung mit einer fortgesetzten angenehmen Unterhaltung, in Gedanken (doch nicht gerne lesend) oder noch besser in Besprechung, — ist dem Stehen oder geflissentlichen Gehen, dem alten Sprüchworte zum Trotz, im Allgemeinen vorzuziehen.

b) Noch besser ist jedoch eine gleichzeitige leichte, und abwechselnd bewegliche Beschäftigung theils im Hause, wohin namentlich auch Billardspiel gerechnet werden mag; theils zu Zeiten wohl insbesondere in einem Gärtchen; theils die passive Bewegung des Fahrens zu Wasser und zu Land, der Schaukel — dieß jedoch mäßig, macht öfters Erbrechen.

c) Eine kräftigere Bewegung, wie durch anhaltendes rascheres Gehen, durch Reiten, durch Kegelschieben rc. kommt erst zu Statten 3 — 4 Stunden nach der Hauptmahlzeit, wann sich's hauptsächlich um Durch- und Uebergang des durch die Verdauung Gewonnenen durch die Chylusgefäße und in die übrige Säftemasse handelt.

6) Wie sich die unteren Extremitäten schon anatomisch als zu dem unteren Theile des Rumpfes (die oberen zur Brust) gehörig ausweisen; so stehen sie zum (Becken und) Bauche auch in physiologischer und pathologischer Hinsicht in nicht ganz unwichtigem Verhältnisse, das auch von der Diätetik beachtet werden muß. In dieser Hinsicht werden aber insbesondere Erkältung und kalte Ernäßung der Füsse, vollends etwa habituell schwitzender, den Verdauungseingeweiden und ihrem Geschäfte leicht bedeutend gefährlich, und sind daher, am meisten während der Verdauung selbst, möglichst zu vermeiden.

Vierter Artikel.

Einige Andeutungen im Betreff der Vermeidung gewisser Schädlichkeiten von Seite der Speisen selbst, ihrer Zubereitung und des Geschirrs zu ihrer Bereitung und Aufbewahrung.

---

1) Das rohe Materiale zu Speisen jeder Art kann in sich selbst verderben. Die Vegetabilien zunächst in Gährung, thierische Stoffe in Fäulniß 2c. übergehen; Oel, Butter 2c. ranzig werden, Brod schimmeln, Mehl und Würzen abstehen, dumpfig werden u. dergl. In solchem Zustande können die Stoffe zum Vortheil der gesunden Organisation nicht genossen werden; denn sonst wirken sie nicht blos überhaupt nicht, was sie sollen, sondern disponiren sie auch die organische Substanz, zunächst aber die Säfte, zu ähnlicher Verderbniß.

2) Das Gleiche gilt in Bezug auf Nahrung von krankgewesenen Thieren, von kranken Pflanzenstoffen, wie z. B. von Getraid, Obst, von Kartoffeln, die in nassen kalten Jahrgängen nicht gehörig gereift, oder beim Mutterkorne, dem Brande 2c. des Kornes — sowie von namentlich auch dem Getraide beigemischten zum Theil giftigen Unkrautsaamen, wie dem Taumellolch.

3) Zuviel oder zu wenig Kochen ꝛc, Anbrennen, Rauchigwerden lassen, oder sonst verunreinen ꝛc.

Verwahrungsmittel dagegen sind im Großen tüchtige Gesundheitspolizei — im Kleinen gehörige Haus- und Küchenpolizei von Seiten der Hausfrauen und Köchinnen.

4) Ausserdem ist in Bezug auf Geschirre zum Zubereiten, Aufbewahren und Essen zu bemerken:

a) zinnerne Gefäße sind mißlich wegen ihres öfteren Gehalts von Blei, Spießglanzkönig, Kupfer und Arsenik.

b) Kupfer und Messing wegen leicht sich erzeugenden Grünspans und

c) gewöhnliches Töpfergeschirr wegen der Bleiglätte seiner oft schlechten Glasur.

Alle diese Gifte werden besonders leicht abgeschieden aus den Geschirren durch vegetabilische Speisen, die man daher in dergleichen am wenigsten langwierig zubereiten und aufbewahren darf. Man nimmt dazu also füglich Glas, Porcellan, Steingut; Eisen mit Schmalteüberzug, denn ohne diesen lößt sich auch vom Eisen gar gerne und leicht ab, was Speisen wenigstens unangenehmen Geschmack, auffallende Farbe ꝛc. geben kann.

Uebrigens wird das Passauer Kochgeschirr, das wie Eisen aussieht, aus Graphit und Thon besteht, nicht glasirt und im Feuer unverwüstlich seyn soll, sehr empfohlen.

Zweites Kapitel.

Vom Verhalten gegen die Getränke.

Erster Artikel.

Von der Wirkung der verschiedenen Getränke auf die menschliche Organisation, dieselbe in einem mittleren Stande der natürlichen Entwicklung gedacht.

1.

Natürliche, einfachste Getränke.

Darunter gehören Wasser und Milch. Von Letzterer war bereits die Rede. Hier nur vom Wasser.

Das Wasser ist das Getränk κατ᾽ ἐξοχην; denn gutes Wasser gewährt der Organisation dasjenige, worum es beim Trinken wesentlichst zu thun ist, auf die allgemeinste und vollständigste Weise. Alle anderen Getränke wirken als Getränk nur durch das in ihrer Mischung befindliche Wasser; durch anderes wirken sie theils als eigenartige Nahrungsmittel, theils als Stimmungsanlässe oder Reize specifischer Art.

Die Ursache des natürlichen, reinen, einfachen, möglichst indifferenten Durstes ist: Mangel an Flüssigkeit in der Organisation überhaupt — der Endzweck des Trinkens an sich also Ersatz und Vermehrung des Flüssigen im Körper. Das Wasser aber ist das qualitätenloseste Flüssige, das Flüssige schlechtweg. Darum trinken auch alle Thiere, ohne unnatürliche Verwöhnung, nur Wasser — höchstens mit theilweiser Ausnahme der blutdürstigen, großen furchtbaren Katzengattungen und mancher ebenfalls ominöser Insecten. Aber auch von diesen Thieren, wie von anderweitigen Raubthieren, ist mit gutem Grunde geltend zu machen gesucht: daß sie zum Theil so entarteten, zum Theil wohl gar erst in's Daseyn traten in jener üblen mittleren Weltzeit, die wir auf den ersten Blättern der Vorbereitung zu dieser Diätetik unter der Benennung der Periode der Willkühr einigermassen charakterisirten, deren Beginn aus einer vorhergehenden Periode der reinen Instinktmäßigkeit man nicht selten den „Sündenfall" nennt — und zwar eben hauptsächlich durch störenden und verderbenden Einfluß des in Willkühr gerathenen Menschen auf und in die Natur *). —

Merkwürdig, aber nicht ganz unerklärlich ist's, daß alle, welche längere Zeit des Essens und Trinkens entbehren, früher und fürchterlicher vom Durste gequält werden, als vom Hunger. So wie sich denn leicht die Wichtigkeit des Flüssigen in der Organisation ermessen läßt, wenn man bedenkt: daß ohne sie selbst die Speisen nicht gehörig verdaut und assimilirt werden können, daß

*) Vergleiche einige Andeutungen deßfalls in meinem Paieon, S. 206. u. f. — Je früher aber ein solches Verhältniß zwischen Natur und Menschheit Statt fand, desto Erfolgreicher mußte es seyn, da beide noch jugendlich kräftiger waren; die äussere Natur einerseits noch viel empfänglicher, die Menschheit aber andrerseits derselben noch mehr mit ihrem ganzen Seyn ausschließlich zugekehrt.

die Säfte wegen Verdickung weder gehörig bewegt, noch normal zersetzt werden können, daß die Ausleerung gehemmt werde, wodurch also alle Schlacke in dem Leibe zurückbleibt, die ausgeworfen werden sollte; und endlich daß im Festen das Leben gebundener, erstarrt erscheint, indeß es im Flüssigen und Flüchtigen noch mehr von seiner natürlichen Freiheit, Beweglichkeit und Ganzheit genießt (S. 11.).

Gutes Trinkwasser muß aber frisch, kalt, krystallhell, ohne Geruch und Geschmack seyn. So ist vorzüglich das gute Quellwasser. Schlechtes Wasser nennt man entweder zu hart oder zu weich. Jenes hat zu viele erdige Stoffe (Kalk, Gyps ꝛc.) in Kohlensäure und anderen Säuren aufgelößt. Es hat daher schon einen erdigen, trocknenden Geschmack, taugt auch selbst zum Weichsieden von Hülsenfrüchten, Fleisch ꝛc. weniger, deßgleichen zum Bräuen, Rösten des Flachses, Waschen, Scheuern des Zinnes ꝛc. Durch den Verlust jener Säuren und Niederschlag der mineralischen Bestandtheile wird das Wasser weicher, wozu es gemacht werden kann theils durch Kochen, theils durch Filtration, theils dadurch, daß es mit der Luft in mehrere Berührung gebracht wird (z. B. Seine-Wasser zu Paris, durch Dampfmaschienen in die Höhe an die Luft gebracht, dann filtrirt in Kohlen, Kies und Sand). Je mehr letzteres geschehen ist, desto weicher, leicht also auch zu weich ist das Wasser, wie schon Zieh- und Pumpbrunnenwasser, Flußwasser, besonders aber Regen- Thau- nnd Schneewasser. Aus stehendem Wasser muß man auch deßhalb nicht leicht trinken, weil ihm Polypen, Eier von Wasserinsekten und Würmern beigemischt sind.

Kohlensäure ist überall als Seele des Wassers anzusehen und wurde denn auch früher gewöhnlich

„Brunnengeist“ genannt. Freilich ist diese eine sehr relative Seele, bedeutend niedrigen Rangs, was schon daraus hervorgeht, daß dieses Gas schwerer ist, als die atmosphärische Luft, Mineralien häufig innewohnt, unterirdische Höhlen erfüllt, ein wesentlicher Bestandtheil aller Kohle ist, also des Theiles besonders pflanzlicher Stoffe, der selbst durch Feuer unverklärt als Schlacke und Bodensatz zurückbleibt, ja, daß sie dagegen nicht blos dem höheren Leben warmblütiger Thiere, sondern selbst den Pflanzen und sogar der Lichtflamme tödtendes Gift ist. Und dennoch ist sie etwas Seelenhaftes und selbst für die menschliche Organisation Erregendes; aber freilich nur innerhalb eines niedrigsten Bereichs derselben, namentlich, scheint es, für eine Beziehung des Bauch- und Beckenlebens, die uns denn auch vorzugsweise krankhafte Zustände darbieten, denen kohlensaure Luft als Arzneimittel entspricht. Auch in diesem Bereiche gilt ihre Wirkung wohl nur der „pflanzlichen Basis“ der Gebilde, wie denn der Kohlenstoff selbst als pflanzliche Basis des Organischen angesehen werden kann. Und kohlensaures Gas wirkt wesentlich ähnlich narcotischen Stoffen, die man (Kieser) wohl selbst erst durch ihren Kohlenstoffgehalt das wirken läßt, was sie wirken (S. 76.). Durch dasselbe übt denn also auch das Wasser einen wohlthätigen gelinden Reiz aus, auch abgesehen von seiner Temperatur. Die Kohlensäure verliert es aber durch Berührung mit der Luft. Alles Waser muß daher möglichst rasch nachdem es geschöpft ist, getrunken werden. Doch passen gleichwohl die daran reichsten Mineralwasser, wie z. B. Selters, nicht zum täglichen Getränk, sowie denn alle sogenannten Mineralwasser mehr als Arzneien zu betrachten und aus der Diätetik auszuschließen sind.

Zu harte Wasser beschweren nicht blos die Verdauungswerkzeuge wie etwas Unverdauliches, und verderben selbst schon die Zähne; sondern erzeugen durch Absatz ihrer nicht assimilirbaren erdigen Bestandtheile in dem Körper Drüßen-Verstopfungen uud Anschwellungen (Kröpfe), geben Anlaß zu Steinerzeugung ꝛc. — Zu Weiches erschlafft die Theile wegen zu geringen Reizes zu sehr. Erkältung in Eis oder Schnee macht es wieder etwas besser wirken. Zu kaltes Wasser jedoch reizt leicht auch zu sehr, und besonders bei heißer Jahrszeit und rasch auf bedeutende Erhitzung getrunken, kann es sehr rasch eine Art Lähmung des Magens, der Leber, der Milz, der Gekrösdrüßen herbeiführen, vermöge deren, wie ihre ganze eigenthümliche Thätigkeit äusserst gehemmt erscheint, insbesondere auch Stockung der in ihnen kreisenden Säfte, Verstopfung und widernatürliche Anschwellungen dieser Theile bei Verkümmerung der übrigen Organisation, zuletzt gern Wassersuchten, eintreten.

Leider sind die Organisationen eines großen Theils der cultivirten Europäer und Völker überhaupt diesem natürlichsten Getränke so entwöhnt, daß es rein genossen zunächst als Schädlichkeit auf sie wirkt. Es ist aber, allerdings mit Vorsicht und allmälig, nicht genug zu dringen auf die Einführung eines häufigeren Genusses des reinen frischen Wassers, um uns auch von dieser Seite der Natur wieder näher zu bringen, ja, die bewahrte Unschuld der Natur in uns aufzunehmen; übrigens aber namentlich auch so manchen quälenden uud fehlleitenden Ueberreiz unsers Blutes, unsers sensitiven und irritativen Lebens und dadurch auch des übrigen psychischen zu mildern und eine gewisse Ruhe und ein gewisses Gleichgewicht in unserem Leben zu erzeugen.

2.

Mischungen des Wassers mit verschiedenen Substanzen zu kalten Getränken.

a) Die Alten mit ihren kräftigeren Constitutionen, die häufig eher eine Herabstimmung forderten, als ein gewaltsames Hinaufreizen, mischten Wasser häufig mit Essig und Honig, zum Theil jedoch auch mit Wein. Letztere Mischung ist allen denen zu empfehlen, die das reine Wasser weniger leicht vertragen, um es so reizender gemacht, jedoch immer weniger, vertragbar zu machen. Anstatt des Weins wird mit Wasser in manchen, namentlich theils heißen, theils Küsten-Gegenden gemischt Brandwein, oder Rum; doch dann oft schon mit warmem Wasser (Grog, Toddy, Gin). Dadurch wird es für solche, die an starke Reize gewöhnt sind, aber doch nicht leicht durch etwas Anderes ihren Durst sobald und angenehm löschen können, nicht blos vertragbarer, sondern thut, auch in großer Hitze sehr wohl, nicht, wie man sagt, durch Kühlung, sondern durch mäßige Aufregung der erschlafften Organisation, so daß sie nur den lästigen Hitzeeinfluß wieder weniger empfindet, obwohl dabei der Magen durch Ueberreiz leicht abgestumpft wird. — Zucker noch hinzugefügt, macht es noch leichter erregen und gelinder kühlen (nach obiger Erklärung). — So ist denn blos Zucker in Wasser aufgelößt ein Getränke, das erregender ist, als bloses Wasser, zugleich aber doch bedeutend kühlt und erfrischt.

b) Aehnlich, nur der Hauptsache nach noch kühlender, wirken Mischungen des Wassers mit Himbeer-, Johannisbeer-, Kirschen- oder Berberizen-Saft und mit Essig. Ganz ähnlicher Art ist die Mischung des Wassers mit Citronensaft und Zucker.

Beim Uebermaas solcher Getränke berechnen sich die üblen Folgen nicht blos nach der bereits oben erwähnten Wirkung der Pflanzensäure überhaupt und des Essigs insbesondere; sondern diese Kühlung wirkt bei unvorsichtigem Genuß derselben, in Erhitzung hinein, leicht ähnliches, wie vom zu kalten Wasser erwähnt ist, theils stimmt es die ohnedieß in Sommershitze erschlaffte Organisation leicht erst noch recht herab; daher denn auch noch stärkeres Schwitzen rc. —

c) Eine fernere Mischung ist die sogenannte Mandelmilch; eine Mischung des Oeles, Schleimes und Mehles besonders der Mandeln, anstatt deren aber auch die Kerne von Gurken, Melonen, die Saamen von Hanf, Mohn rc. gebraucht werden können. Diese müssen aber vor allem je und je vor dem Trinken frisch bereitet seyn, weil sich bald beim Ruhigstehen das Oel als schillernde Haut oben aufsetzt und das Satzmehl niederfällt, worauf denn das ganze Getränke nicht mehr dasselbe ist, als vordem. Uebrigens ist dieses Getränke besonders dadurch sehr erquicklich und dauernd Durstlöschend, daß es durch seinen Schleim Feuchtigkeiten bindet und hält in der Organisation, ausserdem aber durch sein Oel besonders Reizmildernd, beruhigend, wirkt; ausserdem stopft jedoch das Mehl die Darmausleerung gerne. Auch nährt es zugleich reichlicher und Oel und Schleim belästigen leicht die Verdauungswerkzeuge. Solchen mit schlechten Mägen bekommt es daher weniger gut; auch paßt's nicht bei Unreinigkeiten der Verdauungswege und nach reichlichem Speisegenuß.

d) Besonders empfehlenswerth ist als mäßig kühlendes Getränk gutes Wasser, in dem einige Citronenscheiben und Rinden von gutem schwarzen Brode eine Zeitlang stacken und weichten.

3.

Aufgüsse und Abkochungen; meistens als warme Getränke.

Als solche kommen hauptsächlich in Betracht Kaffee, Thee, Chokolade, Warmbier, Fleischbrüh. Von letztrer war jedoch bereits die Rede.

a) Was nun zuerst den seit der Mitte des 16ten Jahrhunderts (Konstantinopel) in Europa üblichen, besonders aber seit der Mitte des 17ten Jahrhunderts mehr und mehr verallgemeinerten Genuß des Kaffeeaufgusses betrifft: so wurde sehr übertrieben bald zu seinen Gunsten, bald zu dessen Ungunst geurtheilt. Die Sache unpartheiisch betrachtet, zeigt er sich als eines der wichtigsten und wirksamsten Hülfsmittel zur raschen, energischen und vielseitigen Entwicklung des sensitiven und dadurch mittelbar selbst des höheren psychischen Lebens in Europa durch die letzten Jahrhunderte. Vorherrschend nämlich wirkt er an sich die Function der animalischen Sensibilität beschleunigend und kräftigend, besonders das Hirnleben selber; erst von da aus auch das Blut- und Gefäßleben, so zwar daß er das Blut besonders nach den obern Theilen, Brust und Kopf, congerirt. Viel geschadet hat er auf der anderen Seite, sofern er theils zu häufig und zu stark getrunken wurde, so daß er durch Ueberreiz Schwäche und Abstumpfung erzeugt hat; theils zur unangemessenen Zeit, namentlich Tageszeit; theils in der falschen Lebenszeit, namentlich von zu jugendlichen Individuen. Uebrigens schadet vielfach häufiges Trinken einer warmen Flüßigkeit, die man zwar Kaffee nennt, die aber mehr als warmes mit wenig Milch vermischtes Wasser wirkt; nämlich durch die Wärme theils Congestionen im Unterleibe bewirkend, dadurch weiter Hämorrhoiden, Blutbrechen rc., theils Ueberreizung der Sensibilität des Unterleibs und Beckens, darnach Schwäche derselben (Hysterie, Hypochondrie rc.); übrigens durch die fade Flüssigkeit die Verdauungswerkzeuge und übrige Organisation erschlaffend.

Er gehört nur für den Morgen. Da unterstützt er das in dieser Zeit an sich culminiren sollende sensitive und psychische Leben besonders von Seite der Einbildungs- und Phantasiethätigkeit. Diese Tendenz erwirkt er selbst nur Nachtzeit getrunken der natürlichen Einrichtung zum Trotze; aber auch nicht ungerächt. Er muß, soll seine Wirkung möglichst rein und vollständig erfahren werden, frisch kleinere, rundlichere, blauliche, schwere Bohnen haben; muß sodann in verschlossenem Gefäße — damit das ätherische Oel und überhaupt sein Flüchtiges nicht entweiche — gebrannt und nur sehr mäßig braun geröstet, dann aber wiederum in verschlossenem Gefäße aufbewahrt werden. Gemahlen darf immer nur soviel werden, als man eben braucht, und dieß muß unmittelbar vor dem Aufgießen geschehen. Dann mit siedendem Wasser langsam aufgegossen. Die rechte Mittelstärke ist 2 gewöhnliche Tassen von einem Lothe. Zucker und Milch hüllen einen Theil seines flüchtigen Reizes ein und stumpfen seine eigenthümliche Wirkung, doch oft sehr wohlthätig, ab. Zwei Tassen ist auch als Normalmaaß anzunehmen für die erwachsene Person.

Ersetzt kann er durch nichts werden. Selbst nicht durch die sogenannten Spirituosa, die doch sehr ähnlich wirken. Der Zusatz von Spirituosis vollends zu starkem braunen Kaffee ist nirgends zu billigen. Auch die besten übrigen Kaffeesurrogate bringen fast nur Nachtheil, hauptsächlich auch insofern, als der

Organisation ein Uebermaaß von austrocknender Kohle durch sie zugeführt wird.

b) Der Theeaufguß, der übrigens um dieselbe Zeit in Europa häufiger gebräuchlich wurde als der Kaffee, doch noch immer in den meisten Ländern bei weitem nicht so verallgemeinert ist, als dieser, bildet von Seite seiner Wirkung auf die menschliche Organisation, in wesentlichen Hinsichten einen wahren Gegensatz zu dem Kaffee.

Die Hauptwirkung des Thees, als eines eigenthümlichen Narcoticums, gilt zwar auch dem Nervensysteme, aber unmittelbar, wenn nicht alles trügt, dem vegetativen. Das wird — jedoch sanft — beschleunigt und gehoben, von da aus die gleiche Wirkung consensuell zwar auch auf einen Theil des übrigen Nervensystems und auf das Gefäßsystem verbreitet, aber der entgegengesetzte Pol des Nervensystems, das Gehirn, antagonistisch herabgestimmt und einiger Massen betäubt. Daher paßt er ganz auf den Abend, wo er also nur den naturgemäßen Lebensgarg unterstützt. Zugleich ist jene primäre und Hauptwirkung des Thee's, Bethätigung der Unterleibssensibilität, um so erwünschter, als Schwäche derselben eine in unserer Zeit so häufige antagonistische Folge enorm überwiegender Hirnsensibilität ist.

Auch des Thee's Wirkungen werden gemildert durch Zucker- und Milchzusatz, welchen letzteren jedoch auch eine Eidotter ersetzt, ferner durch gleichzeitigen Genuß von fettem Gebackenen, von Butterbrod rc. Dem Magen beweißt er sich, mäßig und von gehöriger Stärke genossen, in der Regel als ein angenehmes gelindes Stärkungs- und Reinigungsmittel. Wegen seiner erregenden Wirkung kann er auch bei erhitztem Körper eher als irgend etwas anderes getrunken werden. Zusatz von Rum, noch besser aber von rothem Weine — von ersterem nicht leicht über 2 Theelöffelchen voll zu einer Tasse, von Wein aber das Doppelte und Dreifache — fixirt theils die Wirkuug des Thee's mehr in der Organisation, theils determinirt er sie mehr zur Erregung auch der Cerebralsensibilität; bringt aber dadurch gewisser Massen auch Widerstreit in's Getränke.

Der beste Thee ist der kleinblättrige, fester gerollte und mäßig graulichgrüne.

Ueberreiz und dann Schwäche der Unterleibs- und Beckeneingeweide, daher Hysterie, Hypochondrie, Nervenschwäche — sodann beträchtliches Gedeihen einer unedleren Vegetation (Fett, Zellgewebe) gleichzeitig mit physischer und psychischer Indolenz (Engländer, Holländer, Bewohner des Vorgebirgs der guten Hoffnung) bilden die hauptsächlichsten üblen Folgen vom Mißbrauche des Thee, von denen jedoch ein gewisses geringeres Maas für die sonst in unserer Zeit häufige übermäßige Regheit und Reizbarkeit ersprießlich ist.

Er eignet sich noch weniger zum täglichen Getränke, als der Kaffee; am ersten noch bei vorzugsweise geistig Thätigen. Ueber 2 Tassen sollte man auch von ihm auf Einmal nicht trinken, und die gehörige Stärke hat er — ist das Kraut gut und wird er mit ähnlicher Vorsicht verwahrt und angebrüht, wie der Kaffee, — wenn er ziemlich blaßgelb (nicht braungelb) aussieht. So reicht ein Theelöffelchen voll gutes Theekraut zu 6 — 8 Tassen hin.

Der Thee gehört, im Ganzen und richtig genossen, unter die Gegengewichte und Retardationsanstalten einer vielfach übermäßig beschleunigten Entwickelung des Hirnlebens bei der Europäischen Bevölkerung in der neuen Zeit. Mißbraucht wird er aber ausserdem, weniger in Europa, als namentlich in Asien, als ein Mittel sich immer tiefer in weibliche Weichlichkeit zu verschwelgen (Wirkung auf Bauch- und Beckensensibilität).

c) Chokolade ist schon nur halb für Getränk, halb, ja leicht mehr als halb, für Speise zu halten; wird auch zum Theil in fester Form genossen. Das Mehl, der Schleim und das reichliche Oel der Cacaobohnen giebt für sich einen reizlosen und daher die Verdauungswerkzeuge direkt leicht schwächenden, reichlich, aber grob nährenden Genuß. Würzenzusatz muß diese Eigenschaft theilweise heben; es müssen aber mehr flüchtige Gewürze seyn, damit sie theils den Magen nicht zu fix reizen, der ja doch wenig an der übrigens leicht assimilirbaren Substanz der Cacaobohnen zu arbeiten hat, theils den groben, schweren Nahrungsstoff flüchtiger und leichter machen. Daher, ausser Zucker, Vanille am besten ist. Nicht so Zimmt, Cardamonen ꝛc. oder gar Mandeln u. dergl. Zu gleichem Zwecke muß die Chocolade in der Regel nur in Wasser gekocht werden, ohne den noch mehr belästigenden Zusatz von Milch, Eiern ꝛc. Vielmehr ist sogar die Sitte Lobenswerth mit dem Genusse von Chokolade das Trinken von frischem Wasser zu verbinden, um zu verdünnen und Reiz zu mildern. Der Gebrauch, die Chokolade recht schaumig zu quirlen, hat nicht blos den Vortheil, die innige Mischung und Auflösung der Masse zu befördern, sondern auch Luft in dieselbe zu bringen, wodurch sie erregender und leichter wird. Schon an sich, noch mehr aber stark gewürzt, oft und in beträchtlicher Quantität genossen, reizt sie übrigens nicht blos im Allgemeinen Blutsystem und Geschlechtsthätigkeit enorm auf, sondern disponirt insbesondere zu Blutflüssen. Nur besonders Blut- und Saftarme, entkräftete Individuen, die viel und schnellen Ersatz fordern, aber zugleich noch ziemlich bei Verdauungskräften sind, ist sie dienlich; dann aber, sind die Individuen an sich reizbarer, in der Regel ohne Gewürz (Gesundheitschokolade, unter der jedoch oft auch noch Galatina von Isländischem Moose 2c. ist). Dagegen bei an sich kalten, phlegmatischen Individuen selbst wohl mit Wein gekocht.

Im gesunden Zustande eignet sich Chokolade nicht zum täglichen Getränke. Ausserdem am ersten bei körperlich und geistig zugleich sehr arbeitsamen Menschen oder auf Reisen, am ehesten etwa zwischen bald eingenommenem geringen Frühstücke und spätem Mittagessen. Zwei Loth zu einer Portion ist recht genug.

Trocken genossen, verstopft sie gern.

d) Das wohlfeilere, mehr blos aus inländischen Ingredienzien zu bereitende Warmbier kann füglich im Allgemeinen nicht blos an die Stelle der Chokolade empfohlen werden, sondern ist, bei übrigens wesentlich ähnlichen Eigenschaften, sogar noch vortheilhafter für die Organisation. Von seinem Genuß gilt übrigens nach Zeit, Maas und Gelegenheit dasselbe, was von der Chokolade erwähnt wurde. Es befördert die Hautausdünstung nicht unbeträchtlich.

4.

Gegohrne Getränke — kalte.

Hierher gehören Wein, Cider, Meth und Bier.

a) Der Wein ist freilich in sich selbst sehr verschieden nach Gewächs, Boden, Klima, Dauer der Gährung und Behandlungsweise. — Die allgemeinen Bestandtheile des Weins sind Wasser, Weingeist (Alkohol), Weinstein, Weinsteinsäure und Zucker. Unter denselben wird das Verhältniß des Weingeistes zu den anderen immer günstiger, je älter der ziemlich gegohrne Wein wird, wenn er überhaupt fähig ist,

alt

alt zu werden. Denn das Wasser verdunstet mehr und mehr; Weinstein setzt sich aus der Mischung mehr und mehr ab, und dadurch verliert der Wein zugleich an Weinsteinsäure. Der Zucker geht zum Theil in an sich leise fortgesetzter Weingeisterzeugung auf; zum Theil wird er immer besser aufgelößt und giebt dem Weine jenen mildern, ölichten Geschmack. In heisseren Klimaten wird aber ähnliches schon in der reifer werdenden Traube erwirkt, was bei Weinen erst allmählig werden muß, die von nicht völlig gereiften Beeren in kälterem Klima gewonnen sind. Daher die italienischen, spanischen, Cyper-, Kapweine ꝛc. an sich schon Weingeistreicher sind; ausserdem wegen der grösseren Reife und Zuckerbereitung zugleich süß und schleimicht-ölichter — andere dagegen sauerer und dünner.

Die Beurtheilung der Wirkung der verschiedenen Weine auf die menschliche Organisation wird theilweise am besten vorbereitet, wenn man die Wirkung seiner einzelnen Bestandtheile für sich betrachtet. Was nun vor Allem den Weingeist betrifft, der selbst wieder Wasserstoff zum Hauptbestandtheile hat, so scheint derselbe nicht umsonst Geist zu heißen, insofern er etwas dem flüchtigen Nervenprincipe der menschlichen Organisation höchst Analoges zu seyn scheint und daher auch zunächst und unmittelbar hauptsächlich die Nerventhätigkeit erhöht. Daher das erhöhte Wohlgefühl, die Raschheit der organischen und psychischen Funktionen, letztere bis zum wilden Delirium, zur Raserei — secundär und indirekt aber auch das Gegentheil, nämlich Schwäche und Stumpfheit. Nicht blos er selbst aber — der Weingeist — strebt zur Nerven- und insbesondere zur Hirnsubstanz, als zu ihm verwandtem, sie zunächst verstärkend und bethätigend; sondern er determinirt auch Anderes dazu, sich der Nervensubstanz des animalischen Nervensystems vorzugsweise einzuverleiben. So bewirkt er Andrang des Blutes nach Gesicht und Kopf. In ersterem sich mit Sauerstoff aus der Atmosphäre verbindend, erzeugt er das sogenannte Kupfer des Gesichts. So bewirkt er in die Dauer Erweiterung der Hirngefäße, Schlagfuß u. s. w. Theils wohl durch solche Congestion der Säfte nach dem Gehirne, theils als übermächtiger Reiz verhärtet er auch andere feste thierische Theile, macht selbst Blut und andere thierische Flüssigkeiten gerinnen. Daher insbesondere Verhärtungen der Magen- und Darmsubstanz, der Leber und anderer Unterleibsdrüsen, daher Gelbsucht, Atrophie, chronische Hautausschläge, zum Theil anch Gallensteine, Harnsteine ꝛc. Endlich führt Alkohol der organischen Substanz leicht zuviel Wasserstoff zu, der weiter zuviel Sauerstoff an sich zieht, namentlich aus dem Blute, und auch so zur Erzeugung von Kacochymien überhaupt und von Wassersucht insbesondere mit beiträgt, Ja sogar Selbstverbrennug bedingt jener Wasserstoffüberschuß.

Die Säure des Weins wirkt im Allgemeinen wie Pflanzensäure. — Vorherrschend saure Weine erzeugen dann noch insbesondere jene wilde, flüchtige Hitze durch den sauren Reiz, der insbesondere auch die Secretionen durch anfänglich erwirkte Zusammenziehung erschwert, und so Schlackenhaftes in der Organisation zurückbleiben macht.

Der aus dem Weine selbst nicht genug abgelagerte Weinstein setzt sich in der Organisation häufig ab, und hilft so Harnsteine, Gicht ꝛc. erzeugen.

Dadurch daß bei südlicheren und ausserdem älteren Weinen eine innigere Mischung ihrer verschiedenen Bestandtheile, zum Theil eine gewisse milde Einhüllung ihres Reizes, zum Theil auch Verlust von leicht Schädlichem Statt hat, eignen sich diese im Allgemeinen am besten zum Trinken. Allein, wo theils Lebensenergie überhaupt hinreichend da ist, theils insbesondere Nervenkraft und Regheit, da kann von ihnen auch wenig — zuviel seyn. Nervöse und psychische Erschöpfung und reiferes Alter eignen sich im Allgemeinen am ersten für den Weingenuß; besonders bei zugleich vorhandener bedeutender, aber träger Körpermasse. Wer aber Ersatz an Muskelkraft oder Körpermasse will, der muß sie anderswo suchen.

Gegen jüngere, von Natur mehr saure Weine, obwohl sie die bedeutenden Nachtheile des reichlichen Weingeistgehaltes nicht haben, sondern dagegen viel Wasser und zugleich kühlende Säure: hat man jedoch, in Bezug auf gewöhnlichen und reichlichen Genuß, eben wegen der Säure und des Weinsteinabsatzes immer auf seiner Hut zu seyn.

Diejenigen Weine, deren erste Gährung unterbrochen wurde, welche sie aber, wenn sie wieder in Berührung mit der Luft kommen, lebhaft fortsetzen und daher aufbrausen, wie eben Champagner, haben von der Eubiotik wenig Empfehlung zu erwarten. Zum Theil schon deßhalb, weil sie häufig künstlich nachgemacht sind. Hat man aber auch ächten Wein der Art, so gewährt er doch theils mehr nur als Luxusartikel einen flüchtigen Kitzel, der leicht zum Bedürfnisse wird, und ermangelt daher einer solideren erquicklichen Wirkung; theils erregt sein häufigerer Genuß leicht auch einen nachtheiligen gährungsartigen Zustand im Körper des Trinkers selbst. Auch ist, was von solchen Weinen jene flüchtige Erregung erwirkt, nicht sowohl Weingeist, als vielmehr kohlensaure Luft, die der Hauptsache nach den narkotischen Substanzen ähnlich auf den Menschenleib wirkt (vergl. S. 151.) und zum Weingeiste sich verhält, wie etwa die Erde zum Himmel.

Von den süßen Weinen ist, was wir namentlich unter dem Namen „Malaga" trinken, größtentheils aus schlechtem Weine, Weingeist, Zucker und Gewürzen künstlich bereitet und darum zu fliehen. Unter ihnen wählt man daher besser den Madera, weil dieser nicht leicht nachzumachen ist.

Die im mittleren Deutschland gewöhnlicher getrunkenen weissen Weine waren früher vorzugsweise Frankenweine. Und für so gesund galten sie, daß sprüchwörtlich geworden war: Frankenwein — Krankenwein. In den letzten Jahrzehenten sind sie aber in bedeutenden Mißkredit gekommen und namentlich vielfach durch Rheinpfälzer ersetzt worden. Wohl nicht ganz mit Unrecht klagt man als Ursache davon an eine sehr um sich greifende üble Gewohnheit fränkischer Weinhändler, an ihren Weinen zu künsteln. Auch die im Allgemeinen geringeren Preise der Rheinpfälzer Weine mögen etwas dazu beigetragen haben. Gewiß aber ist als Ursache auch der Umstand noch anzuerkennen, daß letztere als im Allgemeinen die leichteren in jedem Sinne des Worts unserer sehr überhand genommenen schwächlichen Reizbarkeit angemessener waren und sind, als die im Ganzen schwereren Frankenweine. Wird es mit jener organischen Beschaffenheit, wie zu hoffen ist, anders: so wenden wir uns wohl auch, zumal wenn unterdessen auch manche Weinhändler durch Schaden klug geworden sind, wieder mehr den Frankenweinen zu, die zweckmäßig erst getrunken werden, wenn sie ein Alter von 8 — 10 Jahren erreicht haben.

Eben dieser Reizbarkeit wegen bekommen etwas herbere Weine gut, weil sie einiger Massen adstringirend wirken, und übrigens jedenfalls minder intensiv und flüchtig erregen. Viele Weine Oesterreichs sind der Art.

Etwas Herbes haben auch sämmtliche, sonst gar sehr verschiedene rothe Weine, unter denen gutem Burgunder wohl unbestreitbar der erste Platz gebührt. Alle rothe Weine sind aber unmittelbarer auch für Blut und Irritabilität erregende. Zu ihnen werden daher auch jene vollen rothen Menschen mit besonderem Blut- und Muskelreichthum instinktmäsig vorzugsweise hingezogen. Solche haben aber ebendeßhalb auf ihrer Hut zu seyn, sich durch ausschließlichen Genuß rother Weine nicht zu sehr zu vereinseitigen; sondern müssen vielmehr im weissen Weine ein Gegengewicht suchen für ihre natürliche Einseitigkeit. Das Gleiche gilt zwischen weissen Weinen und (mehr hageren und blassen) überwiegend nervösen Menschen.

Menschen, die beim Weingenusse selbst auffallend blaß im Gesichte werden, müssen sich sorglicher vor Uebermaas hüten, als solche, die dabei auffallend rothes Gesicht bekommen.

Unsere Zeit, in welcher namentlich die höhere Sensibilität so sehr überwiegt und so vielfach tumultuarisch angestrengt und erschöpft wird, ist im Allgemeinen eben deßhalb vor mancher anderen auf Weintrinken angewiesen. Unsere häufige schwächliche Reizbarkeit und Beweglichkeit erheischt aber zugleich große Mässigkeit und Ordnung im Weingenusse, damit er nicht in's Feuer gegossenes Oel sey und den ruhigen Gang unseres höheren Geistigen mehr störe als unterstütze. — Immer ist der Wein mehr nur für daß reifere Alter; weniger gemacht, um den Durst zu löschen, als um zu erquicken, und soll namentlich nicht — wogegen so häufig gesündigt wird — in den Speiseleeren Magen hineingetrunken werden.

Verschiedene Sorten von Weinen unmittelbar auf einander trinken, ist immer nachtheiliger, als selbst von einer stärkeren Sorte in derselben Zeit gleichviel trinken. Denn die Lebensthätigkeiten überhaupt, besonders aber das Nervensystem, werden im ersteren Falle durch die rasch folgende verschiedenartige Erregung mehr erschöpft — und zugleich in Disharmonie gebracht.

Von gewissen Verfälschungen des Weins später das Nöthige.

b) Cyder wird insbesondere der die Weingährung überstanden habende Aepfelsaft genannt. Derselben ist denn aber auch noch anderes Obst und sind verschiedene Beeren, sowie andere Pflanzensäfte z. B. Birkensaft, fähig. Daher man überhaupt wenigstens einen Obst- und Beerenwein hat.

Zur Beurtheilung ihrer Wirkung auf die menschliche Organisation werde bemerkt: daß sie

α) nicht fähig sind, alt und somit geistigerem Weine ähnlich zu werden — daß sie daher einerseits immer mehr noch die Natur der rohen Obst- oder Beerensäure haben und also vorherrschend kühlend und durstlöschend, andrerseits aber auch durch ein junges, wildes Feuer ähnlich den jungen Weinen erhitzend sind.

β) Daß dergleichen Wein in der Regel weniger vollendet gegohren hat, daher theils die Gährungstendenz noch im Körper fortsetzt und dadurch nicht blos bald so langwierig und mit so besonders üblen Nachwehen berauscht, sowie auch durch noch geschehenden Hefenabsatz rc. die Verdauungswerkzeuge schwächt, Durchfall macht — sondern auch die organische Säftemasse selbst zu einem Gährungs- und Entmischungszustand determinirt, der zwar auf der einen Seite recht wohlthätige Mischungsänderungen zur Folge haben kann, im Uebermaaße aber auch sehr bedeutende Zerrüttungen der Gesundheit bedingt.

γ) Die größere und geringere Empfehlungswürdigkeit aber solcher Afterweine und ihre specifische Wirkung richtet sich ausserdem zum Theil auch nach dem über die Wirkungen der roh und frisch genossenen Obst- und Beerensorten früher Ausgesagten.

Neben dem Aepfelweine wird übrigens insbesondere der Johannisbeerwein empfohlen.

c) Der Meth wird aus verschiedenartigen, in Gährung versetzten Substanzen, zum Theil Geheimnißkrämerisch, gewonnen. Dazu gehört wesentlich Honig, mit mehr als 2 Drittel Wasser und mit mehrfachen Würzen, manchmal auch Hopfen, gemischt und durch Zuthat von Bierhefen in Gährung versetzt.

Man unterscheidet dem Geschmacke nach in süßen und in gewürzten. Ersterer hat wohl weniger Gewürz, ist weniger gegohren und ein fadsüsses, schon dadurch und durch sich fortsetzende Gährung zunächst die Verdauungswerkzeuge verstimmendes und die Säftemasse verderbendes Getränk. Der gewürzte ist zugleich durch seinen Weingeist, sodann durch die Gewürze, wohl auch noch auf besondere Weise durch den Hopfen theils überhaupt Nerven- und Blutgefäßsystem stark erregend, theils insbesondere gleichzeitig sehr heterogen reizend — und die Gährung im Körper fortsetzend.

Beide Arten berauschen auf eine noch viel häßlichere und in den Nachwehen andauerndere Weise als selbst schlechter Cyder und als Brandwein. Der Meth ist daher möglichst zu meiden. Zum Glück ist er nur in gewissen Gegenden häufiger üblich, wo ihm gewiß anderweitige Verhältnisse wenigstens Eine gute Seite geben.

d) Bier an sich ist im Allgemeinen mehr als Ersatz des Weins für kältere Erdgegenden. Mehr Gutes als irgend der Wein den Bewohnern wärmerer Erdgegenden, die den Weinbau begünstigen, dem Bierbrauen aber ungünstig sind, gewährt das Bier den Bewohnern kälterer Länder; denn es ist zugleich geeignet, den Durst zu löschen, zu nähren und auf eine milde Weise mehrartig zu erregen und zu erquicken, ohne so leicht denen des Weins ähnliche Nachtheile in so hohem Maase zu bedingen.

Bei allem Biere ist eine Hauptsache einerseits der durch Sieden und Gährung aus dem Malze gewonnene Weingeist und das durch in größerem oder geringerem Maase fortdauernde Gährung entwickelte kohlensaure Gas, das, wie es die Seele des Wassers ist, so auch beim Biere Gischt = Geist genannt wird. Dieß das Erregende, aber bereits auf verschiedene Weise Erregende des Biers; indem die Wirkung des Weingeistes mehr dem höheren animalischen Nervenleben gilt; die des kohlensauren Gases dagegen dem niedrigeren vegetativen (S. 151.). Und wenn auch das letztere, wie man sagt, „in den Kopf steigt" und dort vorzugsweise und primär wirkt; so gilt diese Wirkung doch wohl nur denjenigen Hirntheilen, die zusammen dessen vegetative Seite darstellen, wie sämmtliche an der Basis desselben gelagerten ganglиösen Theile, das 5te Hirnnervenpaar und wahrscheinlich auch das 10te, von denen jenes innerhalb der Kopfregion mehr vegetativ empfindend, dieses vom Kopfe aus in Hals und Brust mehr vegetativ bewegend wirken dürfte — und endlich wohl auch noch die gesammte Rindensubstanz des Gehirns. Diese Seite des Gehirnlebens dürfte in solchem Falle durch kohlensaures Gas nur wild aufgeregt, aber antagonistisch gleichmäßig die höhere Beziehung desselben gehemmt werden.

Andrerseits resultiren vom Malze Gummi und Pflanzengallert, durch die das Bier hauptsächlich nährend ist. Beide müssen aber in einem guten Biere nur in solchem Maase vorhanden seyn, daß es doch bei mäßig Gesunden und Erwachsenen allein gebraucht werden kann zum vollständigen Löschen eines auch kräftigen Durstes, ohne einerseits feste Nahrungsmittel überflüssig zu machen, oder andrerseits Berauschung zu bedingen. Zu letzterem Behufe muß die weinichte Gährung einige Zeit vor dem Trinken bis auf einen hohen Grad vollendet seyn, eine solche nur noch mäßig fortwalten, die saure aber noch nicht begonnen haben.

Der Art ist gutes, weisses Bier, das daneben nur um so ernährender, doch zugleich Weingeistärmer ist, als es aus Waizenmalz bereitet ist. Das Gerstenmalz hat mehr Zucker und giebt daher mehr Weingeist. Das weisse Bier, wie es in der Regel getroffen wird, hat bedeutende Aehnlichkeit in seiner Wirkung mit Obst- und Beerenwein und Champagner; nur daß ihm die frische Pflanzensäure in hohem Maase fehlt. Es paßt mehr nur in der heisseren Jahrszeit und für hitzigere, reizbarere Naturen. Ausserdem kühlt und erschlafft es leicht zu sehr, zunächst und vor Allem den Magen und Darmkanal, und begünstigt übrigens eine niedrigere, unenergische Ernährung leicht zu sehr. Es ist um so schlechter, je weniger Kohlensäure es hat und je weniger klar es ist.

Nun kommt aber zu anderem Biere noch eine Hauptsache: der Hopfen. Dieser macht das Bier bitter und schon dadurch dem Verdauungsapparate besser bekommen. Er macht es aber ferner auch besonders durch sein eigenthümliches ätherisches Oel erregend und Energie gebend, wärmend und trocknend. Endlich und hauptsächlich aber wirkt der Hopfen als ein kräftiges Narkoticum. Dazu kommt noch, daß der Hopfen das Bier lange aufbewahrbar macht und daß dasselbe dadurch bei fortgesetzter leiser Gährung, nachdem es vorher schon kräftiger gegohren, zugleich Weingeistreicher wird. Reichlicheres Trinken eines solchen Bieres paßt jedoch allerdings mehr nur für minder reizbare, übrigens aber reifere Individuen. Uebrigens ist braunes Bier, durch Malzreichthum stark gemacht und nicht zu alt geworden, im Allgemeinen der Gesundheit zuträglicher, als durch Hopfen übersetztes, der sich jedoch in die Dauer bedeutend verflüchtigt

Gutes braunes Bier paßt sodann, ungleich dem Weine, nicht blos zur Erquickung des vegetativen und animalischen Nervenlebens, sondern zugleich auch zur Restauration nach anderweitiger körperlicher Anstrengung.

Im Uebermaaſe ausserdem getrunken, kann ein Malzstarkes und zugleich abgelegenes, vergohrnes und weingeistreiches Bier mit der Zeit so ziemlich alle die schädlichen Wirkungen nach sich ziehen, die der Wein durch Weingeistreichthum bedingt (vergl. S. 162.). Ist das Malzstarke Bier aber weniger ein geistiges, als ein nährendes, so hat es den Nachtheil bei übermäßigem Genusse, daß, wenn dabei gleichwohl reichlich gegessen wird, es eine übermäßige, doch unedlere Vegetation bewirkt, Vollblütigkeit, Fett- und übermäßiges Dickwerden, Verschleimung ꝛc. — wogegen die Muskelthätigkeit, höhere Sensibilität und psychische Regheit gehemmt und erschwert werden — oder daß, wenn dabei wenig feste Speisen genossen werden, zum Theil neben den erwähnten Uebeln, die Verdauungsthätigkeiten mehr und mehr sinken und schwinden, und dadurch selbst krank sind und weiter krank machen.

Uebermaas im Genuß eines Hopfenstarken Bieres, das sich durch das Hitzende und Trocknende selbst immer von Neuem bedingt, erzeugt durch den narkotischen Einfluß zunächst gleichzeitig überstarke Vegetation, ungestüme Cirkulationsthätigkeit, Congestionen, Blutungen, Schlagfluß; und dagegen Indolenz in willkührlicher Bewegung und in den höheren sensitiven Funktionen, bis zu zitternder Bewegung und zur Sinnesschwäche; im weiteren Psychischen aber eine rohe, bestialische Stimmung und zuletzt Stumpfsinn, späterhin aber durch Ueberreiz, Schwächung auch des vegetativen Lebens, daher Atrophie, Wassersuchten ꝛc.

Uebrigens paßt Biertrinken, wegen der Vielartigkeit seiner guten Wirkungen, leicht mehr als jedes andere Getränk für verschiedene Tageszeiten. Doch ist immer die im Allgemeinen angemessenste Zeit die des Nachmittags. Wenig unmittelbar auf's Essen. Mehr um die Zeit der vollendeten Verdauung, so gegen 3 — 4 Stunden nach der Mittagsmahlzeit. Spät in den Abend hinein zu trinken, wie so häufig geschieht, ist durchaus unmittelbar und mittelbar schädlicher Mißbrauch.

Zudem, obwohl das Bier einen weiteren Wirkungskreis zuläßt und hat, als der Wein, und es vielseitiger wirkt, als jener: so eignet es sich zu täglichem reichlichem Genusse doch mehr nur für Menschen, die durch ihren Beruf einer Kraftübung und beträchtlicheren Erschöpfung mehr ihres ganzen persönlichen Seyns ausgesetzt sind. Solchen dagegen, welche ohne körperliche Kraftanstrengung mehr nur, wie man sagt, mit dem Kopfe arbeiten, vollends wenn sie an sich zarter nnd überwiegend nervös organisirt sind, wird es leicht zu lästig, hemmend und störend. Es wird daher eine Zeit kommen — und für Viele ist sie schon da, — wo, bei allgemeinerem Uebergewicht des höheren Nervenlebens, im Allgemeinen bei weitem weniger erst Bier, dann auch

Wein und ähnliche Getränke werden vertragen und genossen werden. Unterdessen hat das Bier nicht wenig zur Unterhaltung des bekannten deutschen Phlegma beigetragen. Indeß aber auf der einen Seite Viele beim Bierkrug und der Tabakspfeife vollends verdämmern und verdumpfen; hat es wohl von der anderen Seite auch zur Zeit der convulsivischsten Reizbarkeit, wie sie in zum Theil furchtbar abscheuliche Revolutionen ausbrach, auch seine wohlthätig beschwichtigende Wirkung nicht verfehlt.

5.

Destillirte Getränke — gebrannte Wasser — Brandwein.

Spuren von ihnen kommen zuerst bei den Arabern im 9ten Jahrhundert vor, die Rack aus Reis machten. Als ein Förderungsmittel für höhere Erregung der Organisation besonders von Seite der animalischen Sensibilität, wurden sie in der neueren Zeit eben so verbreitet, als jene Lebenseigenschaften wuchsen. Zum Theil sind sie aber schon wieder beschränkt worden durch die feineren Reize des Kaffee und Thee, und passen jetzt schon mehr nur für Menschen von derberem Nervensysteme, das eine durchdringendere Erregung der Art bedarf.

Man bereitet dergleichen in den meisten Ländern aus Getraide — in Frankreich aus Weinträbern und Cyder — in England und Amerika (Jamaica) aus Zucker und Zuckerhefen (Rum) — in Ostindien aus Reis und dem Safte der Cocosnüsse (Rack) — übrigens aus Kirschen, Zwetschgen, Kartoffeln rc.

In all' diesen Getränken ist gemeinschaftlich der Weingeist, den sie im Durchschnitt in größerer Quantität, als irgend ein Wein enthalten, das hauptsächlich Wirkende. Sofern also derlei Getränke als Schädlichkeit in Betracht kommen, so sind im Allgemeinen die vom Weingeist für sich oben bemerkten schädlichen Wirkungen am eminentesten zu erwarten. Innige Auflösung schleimichter und überhaupt indifferenterer Bestandtheile in ihnen (Rack) macht sie für den Geschmack nicht blos milder, ölichter und gewisser Massen consistenter, sondern mildert auch und hüllt ein den flüchtigen und starken Reiz des Weingeistes. Das Fuselnde aber in manchen dieser Getränke rührt von durch die Bereitung erzeugtem brenzlichen Oel und brenzlicher Säure her, die nur übel auf die Organisation wirken können. Alle werden sie allgemein gesünder durch längeres Liegen.

Sowohl jene einfachen destillirten Getränke, als dieselben über Gewürze und zum Theil Medicinalgewächse abgezogen, wo sie dann die Namen Liqueure, Rosoglio, Aquavit, NN-Geiste, NN-Wasser rc. bekommen, sind gegenwärtig bei uns als diätetische Mittel nur sehr beschränkt anwendbar, kommen ausserdem hauptsächlich entweder als Arzneien, oder als Gifte in Betracht. Letzteres werden sie am leichtesten Kindern und Frauenzimmern, allen jungen, reizbaren und vollblütigen Personen, allen die eine sitzende, Nerven- und psychisches Leben anstrengende Lebensweise führen, sowie allen, die zu Bluthusten, Blutbrechen, Hämorrhoiden und Schwindsucht neigen.

Zu öfterem, doch immer nicht täglichem und nur sehr mäßigem Genusse eignen sie sich nur für athletische, doch nicht vollblütige, Individuen mit stumpfem, schwererregbarem Nervenleben, bei robuster Körper-Arbeit, namentlich im Freien bei feucht-kalter Witterung und grober, trockner Nahrung, ohne Weingenuß und bei nur spärlichem Biergenuß.

Uebrigens darf dergleichen nie in den Speiseleeren

Magen genossen werden, weil es sonst leicht zu heftig reizt, ausgenommen etwa wenn es gilt, einen verdorbenen (geschwächten), an sich und ursprünglich jedoch ziemlich kräftigen Magen, zu stärken.

In Ohnmachten und ähnlichen Schwächezuständen reichen häufig wenige Tropfen auf Zucker, oder nur der Geruch davon hin. Uebrigens dürfte theils bei trägen, schwammigen Körpern, theils bei erschöpften, öfters Brandwein u. dergl. auf die äussere Haut angewendet werden dürfen.

6.

Bischoff und Punsch.

a) Bischoff ist bekanntlich rother Wein mit Pomeranzensaft und Zucker. Ist der rothe Wein an sich gut, so mildert seine erregende Wirkung der Zucker noch etwas, so daß er leichter genießbar wird, als der reine Wein; der Pomeranzensaft fixiet aber seine Wirkung mehr auf den Magen. Als Magenstärkendes Mittel, jedenfalls aber nur in viel kleinerer Quantität, als der reine Wein gewöhnlich genossen wird, nnd selten gebraucht, ist er dann nicht undienlich. Hitzende Gewürze dürfen aber in der Regel nicht zugesetzt werden und sogenannte Bischoff-Essenz ist meistens zu meiden; dagegen der Bischoff am vortheilhaftesten zu bereiten aus in einem Theile des dazu verwendetén Weines erst einige Stunden lang digerirten, angeschnittenen oder vollends zerschnittenen, später aber gelind auszudrückenden, frischen Pomeranzen.

b Punsch ist meistens ein Gemisch von Theeaufguß, Citronensaft, Zucker und Arrak, warm, ja heiß getrunken. Man nimmt füglich zusammen: eine Maas mäßig starken Thee; $\frac{1}{4}$—$\frac{1}{3}$ Pf. Zucker; eine Citrone; $\frac{1}{8}$—$\frac{1}{3}$ Bout. Arrak. Dann hat man einen

Punsch, der ohne zu sehr zu erhitzen, zu berauschen oder den Magen zu schwächen, wirkt, was überhaupt nur vom Punsche gefordert werden soll.

Er soll aber wohl nur, besonders bei feucht-kalter Jahreszeit des Abends zu trinken, als ein wohlthätiges Diaphoreticum betrachtet werden. Wein soll man daher nicht zusetzen. Das Abreiben der Citronenschaalen aber mit Zucker, der dabei das ätherische Oel einschluckt, bewirkt zwar, wenn es in größerem Maase geschieht, daß solcher Punsch das Hirn zu sehr reizt und Kopfschmerzen nach sich zieht; allein etwas von diesem ätherischen Oele wird eine recht angenehme und wohlthätige Würze für ihn. Zu hüten hat man sich übrigens vor manchem Wirthhauspunsche, bei dem der Kürze und Wohlfeilheit wegen der Citronensaft mit Weinstein ersetzt werden soll, weil dieser, wie zum Theil schon zuviel Citronensäure selber, den Magen sehr schwächt und dadurch auch den Kopf verwüstet.

Der uneigentlich sogenannte Eierpunsch hat gerade nicht auffallende Nachtheile. Vielmehr wird durch den Eierzusatz der Reiz des Weines sehr gemäßigt. Immer jedoch bleibt es einerseits ein ziemlich Bluterhitzendes Getränke, da die Eier die Wirkung des Weines besonders auf das Blut zu lenken scheinen; andrerseits beschwert es leicht den Magen, als etwas stark und von Seite der Eier indifferent Nährendes.

Sehr nachtheilig für den Magen soll, englischen Aerzten zufolge, der häufigere Genuß von Mischungen aus (kaltem und warmem) Wasser mit Rum sich bewähren.

Zweiter Artikel.

Andeutung besonderer Regeln für den Genuß der Getränke nach den hauptsächlichsten Verschiedenheiten menschlicher Individualität einerseits und der äusseren Lebensverhältnisse andrerseits.

I.

Nach Geschlechtsverschiedenheit.

1) Das weibliche Geschlecht, mit seiner natürlichen größeren Weichheit und Saftfülle und seiner, durch stillere Lebensweise und ruhigere Beschäftigung begünstigten, geringeren Neigung zur Aussonderung, bedarf im Allgemeinen und unter sonst möglichst gleichen Umständen von allen Getränken ein geringeres Maas, als das männliche.

2) Die Extreme der stark kühlenden und der bedeutend reizenden und erhitzenden Getränke sind vorzugsweise für das männliche Geschlecht. Das Weib hat sich mehr an die dazwischen liegenden milderen zu halten; sich aber besonders vor hitzigen zu hüten, die es leichter überwältigen.

3) Am ersten eignet sich unter letzteren für dasselbe noch, ausser Mischungen von Wein und Wasser, das Bier.

4) Unter den warmen Aufgüssen ist Kaffee eben so vorzugsweises Getränk des Mannes, als Thee des Weibes.

II.

II.

Nach Verschiedenheit des Lebensalters.

1) Das dahin Gehörige ist meistens schon bei der Betrachtung der einzelnen Getränke bemerkt worden. Möge nur insbesondere Kindern der Genuß der Milch dauernd genug gewährt werden. Erst die unmittelbar aus dem Organismus der Mutter in den des Säuglings übergehende Frauenmilch, die nichts ganz ersetzen kann; obwohl nicht wenig Fälle vorkommen, wo auf das Säugen verzichtet und das Kind auf andere Weise aufgefüttert werden muß. Kommt früher oder später die Reihe an die Kuhmilch, so ist es nicht genug, daß anfangs etwa nur auf Verdünnung derselben Bedacht genommen werde; sondern ist zu bedenken, daß es der Kuhmilch an sich, und um so mehr, da sie nicht unmittelbar aus dem Euter weg genossen wird, im Vergleich mit der Frauenmilch, an einem höheren, feineren Lebensreize fehle, wie ihn nur das höhere Menschliche geben kann. Es ist daher schon deßhalb und dann wegen der allgemein höheren Reizbedürftigkeit der Organisationen unserer Zeit eine würzige Zuthat nicht überflüssig. Die ist aber anfangs füglich nur in Wasser aufgelößter Zucker, später aber allenfalls leichter Aufguß von Fenchelsaamen u. dergl.

2) Das Wasser ist, so zu sagen, gar zu natürlich, um vom Kinde in der ersten Lebenszeit für sich getrunken zu werden. Diesem ist es zu heterogen; es bedarf der homogeneren, animalisch lebendigen Milch, die gewisser Massen schon Chylus ist. Desto besser eignet sich das Wasser dem Knabenalter, dem selbst noch positiver kühlende und beschwichtigende Getränke um so wohler thun, je höher sich das Brust-

leben entwickelt und je mehr die Arterielllität hervortritt. Erhitzende Getränke sind in diesem Alter theils die brauchbarsten Mittel, um nur irgend eine Neigung oder Anlage zur Lungenschwindsucht, Blutspeien ꝛc. zum gefährlichen Ausbruch und zur Reife zu bringen, theils gefährliche Reize für das erwachende Geschlechtsleben. Bier und Thee sind noch allenfalls am ehesten zulässig. Das große, so oft siegreiche Heer der Kinderkrankheiten ist großentheils die Frucht unserer deßfallsigen Fehler.

3) Für das Jünglingsalter sodann ist wohl im Allgemeinen das Bier vorzüglich tauglich, theils weil von ihm auch die nun hauptsächlich reifende Muskulatur beträchtlicher Nutzen zieht, theils weil es das rasche Wesen des Jünglings leicht wohlthätig mehr retardirt, als ungestüm anspornt — sofern es mäßig getrunken wird. Gesoffen aber freilich, wie es nicht ganz selten wird, bedeckt es den heiteren idealen Lebenshimmel mit schweren düsteren Dünsten und macht es jene schöne Jugend-Wärme, ohne welche die rechte gedeihliche Mannesreife nicht erfolgt, zu einer dumpfen, verkohlenden Gluth — von anderweitigen einzelnen Nachtheilen für Physisches und Psychisches gar nicht zu reden.

4) Die völlige Reife der höchsten Beziehungen unseres Nervenlebens, die im Mannesalter, namentlich also ungefähr zwischen dem 30sten und 50sten Lebensjahre, zu geschehen hat, kann an sich allerdings wohlthätig befördert werden durch mäßigen Kaffee- und Weingenuß. Allein mäßig muß dieser Genuß auch in diesem Alter um so mehr seyn, je mehr es ohnedieß dem heißen, schwülen Sommer vergleichbar ist, und je mehr für jenen Zweck schon die gleichzeitige geistige Entwickelung zu thun vermag. Nicht ganz Wenige gehen aber durch Verstöße hiergegen in

diesem entscheidenden Lebensalter zu Grunde, das auch übrigens am besten durch eine gewisse ruhige Haltung und Gemessenheit und durch eine ernste Besonnenheit sich auszuzeichnen hat, wenn die Krisis des ganzen Lebens nicht jetzt erst noch eine schlimme werden soll. Denn ermannt sich im Mannesalter nicht der höhere Geist, um hinfort das freie Regiment zu führen und dadurch auch den Leib, gewisser Massen selbst gegen die physisch-natürliche Ordnung, noch eine Weile aufrecht zu erhalten, bis er desselben weniger mehr bedarf: so bekommt das Leibliche, das sich seiner Lebensordnung zufolge mit Ablauf dieses Lebensalters wieder zurückzubilden anfängt, so das Uebergewicht über den unmündigen schwachen Geist, daß dieser — schauderhaftes Schicksal! — in den rasch fortschreitenden Ruin des ersteren mit hineingerissen wird und so ein ganzes Menschenleben um die Zeit der Erndte und des wohlthätigsten Genusses, unbefriedigt und mit seinen tauben Früchten selbst nicht befriedigend, erbärmlich verkümmert.

5) Dagegen eignen sich im besseren Falle die letzterwähnten und ähnlichen Genüsse für den folgenden Spätherbst und Winter des greisenden Lebens. Da bewährt sich namentlich der Wein als Milch des Alters, der die allmälig verglimmende Flamme des physischen Lebens noch wohlthätig bis dahin unterhält, da der Geist für den neuen Frühling einer höheren Weltordnung hinlänglich vorbereitet ist.

III.

Nach Verschiedenheit der Leibesconstitution.

1) Reines Wasser und die kühlenden Mischungen fleißig zu trinken, haben insbesondere Menschen

mit arterieller und irritabler Constitution (Sanguiniker und Choleriker) Ursache.

2) Unter den oben charakterisirten Aufgüssen haben Menschen mit lymphatisch-venöser Constitution (Phlegmatiker) noch am ersten ein Recht auf Kaffee; sowie auf den Thee Melancholiker d. h. solche, in deren Körper die animalische Sensibilität und insbesondere das Gehirn überwiegend wirksam ist.

3) Die Phlegmatiker haben auch in Bezug auf die gegohrnen und destillirten Getränke den größten Spielraum. Für sie passen noch am ehesten alte, feurige, flüchtig wirkende Weine, Malz starke braune Biere und zum Theil selbst noch Brandwein. Am meisten hat sich vor alle dem die arterielle Constitution zu hüten, die sich höchstens und immer sehr mäßig an herbere, fixwirkende Weine wagen darf, und unter den Bieren an das weiße sich zu halten hat. Der Choleriker (Irritable), der nicht wenig Ursache hat, sich der Mäßigkeit hierin zu befleißigen, darf seiner Instinktmäßigen Lust zu rothen Weinen nicht zu sehr folgen, sondern muß sich hie und da selbst auf weißen setzen. Der Melancholiker gerade umgekehrt.

4) Alle aber würden sie in den meisten Fällen munterer und rüstiger seyn, wenn sie Belebung und Erquickung öfter im Geiste, als in den Geistern suchten; ja schon blos bei Enthaltsamkeit oder wenigstens strengerer Mäßigkeit gegen diese letzteren.

IV.

Nach Verschiedenheit der Beschäftigung, Lebensweise und Gewöhnung.

1) In Bezug auf Gewöhnungen, wie beim Essen (S. 135.); nur mit dem besondern Bemerken,

daß das Nervensystem an die ihm entsprechenden Reize des Kaffee, noch mehr des Weins, Brandweins etc. gar zu leicht und bald gewöhnt wird, und daß dadurch immer größere Quantitäten nöthig werden, um die gute Wirkung zu erzwecken, ohne daß die übeln Wirkungen auf die übrige Organisation durch Gewohnheit in gleichem Maaße geringer würden. Man gewöhne sich also durchaus nicht zu täglichem Genusse solcher Getränke. —

2) Was Beschäftigung und Lebensweise anbelangt, so gilt: Je weniger Kraftaufwand überhaupt, desto weniger anderes Getränk als Wasser, und umgekehrt. Beschäftigungen, die vorzugsweise Nervenkraft fordern, berechtigen auch am ersten zum Genuß erregender Getränke, wie Kaffee und Wein. Solche Menschen die mehr mit ganzer Persönlichkeit thätig sind, halten sich besser an kräftiges Bier. — Sitzende können aber immer nur weniger Reiz brauchen, als bewegliche — um so weniger, je reiner und unpartheiischer geistig sie arbeiten wollen. Das Umgekehrte findet Statt bei solchen, deren Gemüth, Einbildungskraft und Phantasie vorherrschend thätig seyn soll. Doch werden auch diese am besten durch das höhere Licht des Geistes geweckt und genährt, in welchem Falle sie, bei der schönsten und intensivesten Thätigkeit, auch von jenen scheußlichen Mißzeugungen und Ausgeburten frei bleiben, zu denen sie durch jene Getränke so von aussen herein und von unten hinauf leicht erregt werden.

V.

Nach Klima und übriger Eigenthümlichkeit des Wohnorts.

1) Südlicheres, wärmeres Klima verlangt vorherrschend kühlendes Getränk. Wasser, selbst Eiswasser, Limonade, und ähnliche Mischungen des Wassers mit vegetabilischen Säuren (Essigen). — Dazwischen jedoch gerade sehr energische Reize, wie die feurigen südlichen Weine, theils um das viele Kühlende, was als Speise genossen wird, wie Obst ꝛc. minder schädlich (erschlaffend, verdünnend ꝛc.) zu machen, theils um der abspannenden Wirkung des wärmeren Klimas etwas entgegen zu setzen. — Wegen der primären Lebenserregung des letzteren ließe sich leicht Uebermaas hitziger Getränke fürchten; allein Südländer sind im Allgemeinen mäßiger im Essen und Trinken; es disponirt sie, was namentlich hitzige Getränke betrifft, die Natur schon selbst instinktmäßig zur Mäßigkeit und der tägliche Genuß des Weins z. B. in Weinländern stumpft bei gleicher Quantität dessen Wirkung ab — zumal da er da auch meistens mit Wasser getrunken wird.

Nördlicheres, kälteres Klima dagegen, das Wärme-, Licht- und Farbenreiz so vielfach entbehrt, bedarf mehr innerer Lebens- und besonders Nerven-Erregung durch wärmende und reizende Getränke; weil aber dasselbe Klima auch gewöhnlich mehr und beschwerlichere Körperarbeit, bedingt, so ist die Erregung auch mehr bei dem zugleich kräftigenden Biere zu suchen.

2) Uebrigens gilt auch hier, wie beim Essen, und ist an sich gut, daß sich besonders der ausgebildetere und auszubildende Theil der Bewohnerschaft einzelner

Klimate, zu den Erzeugnissen des eigenen Klima, auch die anderer zum Theil zuzugesellen suche, um auch von dieser Seite nicht zu sehr zu vereinseitigen.

3) Bewohner von Niederungen mit schwerem, wasserreichem Boden, dünstereicher und wenig electrisch gespannter Atmosphäre, massiven Bodenerzeugnissen, so denn namentlich auch die Bewohner von Küstenländern, haben sich vorherrschend an die feineren Reize der erregenderen Getränke, selbst der destillirten zu halten, und ihnen sind feurige, herbe Weine, starke Biere noch am ehesten nöthig. — Dagegen Bewohner höher gelegener, magerer, wasserärmerer Binnengegenden, mit reinerer, dünnerer Atmosphäre, größerer elektrischer Spannung derselben, erregenderen Bodenerzeugnissen rc. müssen sich vor Vereinseitigung auch durch vorherrschenden Genuß indifferenterer Getränke, wie des Wassers, der Milch rc. verwahren, und nur leichtere Weine, Biere u. dergl. besonders mäßig genießen. Solche dürfen auch mehr trinken. Dasselbe gilt auch vorzugsweise von sandigen Gegenden, deren feiner Sand theilweise fortwährend mit geathmet wird und deren Luft hauptsächlich der Feuchtigkeit so sehr beraubt wird vom durstigen Sandboden. Die dadurch entstehende Trockne und Versandung erfordert zum Anfeuchten und Ausspülen mehr Getränk, namentlich, sofern's mit Wasser, Milch u. dergl. nicht gehen will, mittlere Biere.

VI.

Nach Verschiedenheit der Jahres- und Tagszeiten.

1) In der schöneren, besseren Jahreszeit ist es ähnlich zu halten wie im wärmeren Klima, sowie in

der schlechteren, kälteren Jahreszeit, caeteris paribus, ähnlich wie im kälteren Klima. — Uebrigens nach Analogie der Regeln in Betreff der Jahreszeiten bei den Speisen.

2) Was die Tagszeiten anbetrifft, so wurde das Nöthige bei Betrachtung der einzelnen Getränke erwähnt.

VII.

In Bezug auf die Empfindung des Durstes überhaupt und der Appetite nach besonderen Getränken, sowie des Sattseyns

ist sich dem Wesentlichen nach zu verhalten, wie gegen Hunger ꝛc. (Vergl. S. 140.).

Dritter Artikel.

Die Beobachtung anderweitiger physischer und psychischer Zustände Behufs eines gedeihlichen Trinkens

betreffend, so ist kurz nur noch an folgende wenige Punkte zu erinnern, indeß das Uebrige theils sich nach Analogie des entsprechenden Artikels in Bezug auf Speisengenuß von selbst ergiebt, theils dort und anderwärts wirklich angeführt worden ist.

1) Man hüte sich auf's Aeusserste vor Trinken kalter und vollends etwa auch noch der Hauptwirkung nach kühlender Getränke in erhitzten Körper hinein. Die Nichtbeachtung dieser Regel rächt sich fürchterlich durch tiefe Erschütterung und Zerstörung der Gesundheit und frühen Tod. Bei einem geringeren Verstoß gegen dieselbe ist es gut, den Zustand der Erhitzung durch heftige Bewegung u. dergl. sogleich wieder hervorzurufen oder fortzusetzen.

2) Nicht minder ist sich zu hüten vor Trinken überhaupt und von Spirituosis insbesondere bei leidenschaftlicher Aufregung des Gemüths, wie im Zorn u. dergl. Denn dadurch sind namentlich die Verdauungseingeweide (Stomachus Zorn, Galle, Speichel) nicht blos überhaupt in einem Zustande, der sie zur Speisen- und Getränkeumwandlung theils unfähig macht, theils sie mehr eignet, Gift für den eigenen Körper zu bereiten (giftiger Speichel), als Balsam; auch sind jene Eingeweide nicht blos in dem Zustande der Erhitzung und tritt somit der Fall von 1. ein; sondern

Spirituosa in solchen Tumult hineingegossen haben auch nicht selten solchen Gemüthszustand vollends gar zu eigentlichem dauernden Wahnsinne gesteigert.

3) Auf reichlicheres Trinken ist, und zwar unmittelbar darauf, mäßige Bewegung immer vortheilhaft, theils um Ueberflüssiges bald zu consumiren und auszuscheiden, theils um Dienliches der Säftemasse um so inniger einzuverleiben.

Vierter Artikel.

Andeutungen im Betreff gewißer besonderer Beimischungen zu Getränken.

1) Vom Wasser ist bereits erwähnt, wie zu hartes, zu weiches, unreines zu behandeln sey. (Vergl. S. 150 u. f.)

2) Der Wein wird noch immer nicht ganz selten mit mehr oder weniger schädlichen Substanzen versetzt. Solchen Wein muß man zu erproben suchen, um ihn vermeiden zu können.

Dahin gehören hauptsächlich

a) Färbestoffe, um schlechten rothen Weinen besseres Ansehen und den Schein höherer Güte zu geben. Fernambuk, Drachenblut, Brasilienholz, Saft von Heidelbeeren, Färberröthe, die meistens adstringirend sind. Sie sind am ersten an den Absätzen in den Flaschen zu erkennen, und daran, daß auf weißes Leinzeug davon gegossen, schwerer zu tilgende Flecken entstehen. Auch Alaun wird öfters gebraucht, um Wein zusammenziehend zu machen.

b) Bleioxyde, um schlechten, sauren Wein mild und süßlich zu machen, wodurch er absolut giftig wird — Dagegen dient, wie gegen Kupfer etwa vom Hahnen, Arsenik ꝛc. die Hahnemannsche Weinprobe (= Weinsteinsäure ʒij — in 16 Unzen reinen Wassers von mittlerer Temperatur aufgelöst, dazu feingepulverte Kalkschwefelleber [Schwefel und Austerschaalen, zusammen geglüht] ℥jj. — in einer geräumigen Flasche 10 Minuten geschüttelt — dann ½ Stunde abklären lassen, die geklärte Flüssigkeit abgegossen, darin ℥jv. gepulverte Weinsteinsäure durch Schütteln aufgelöst, wieder abklären lassen und so in kleine Gläser abgegossen. Ein Theil davon mit 2 Theilen Wein 2 Minuten umgerührt, schlägt jedes schädliche Metall, schwärzlich nieder. — Aehnlich die Weinprobe aus geschwefeltem Wasserstoff mit Schwefeleisen und Schwefelsäure bereitet und tropfbarflüssig oder gasförmig angewendet).

c) Zusatz von Weingeist, Franzbrandwein ꝛc., um schwächerem, schlechterem Weine den Anschein des starken zu geben, verräth sich theils durch anfänglich stechenden und brennenden Geschmack zu dem ein unkräftiger, saurer ꝛc Nachgeschmack nicht paßt. Aehnlich verräth sich solcher Zusatz dem Geruche, vollends wenn man etwas Wein der Art in den einen Handteller gießt und ihn mittels des andern eine Weile stark reibt, da entdeckt sich dann, wie sich nicht natürlich verbundener Geist und Phlegma trennen.

3) Bei andern Verfälschungen der übrigen Getränke muß man sich zugleich auf Ansehn, Geschmack und Geruch — ausserdem auf die Wirkungen nach anfänglichem Genuß verlassen.

4) Was Beimischung von Trinkgeschirren betrifft, so vergl. den gleichen Artikel bei den Speisen.

Zweiter Abschnitt.

Gesundheitspflege in Bezug auf Athmung und Blutvollendung.

Erstes Kapitel.

Gesundheitspflege des organischen Apparats zum Athmen selbst.

Welches auch die Wirkung der zu athmenden Luft auf das menschliche Leben überhaupt sey, so kann doch dieselbe — es sey auch Luft von der besten Qualität und in reichster Quantität vorhanden — nicht erzweckt werden, wenn der organische Athmungsapparat, insbesondere die Lungen, nicht im wünschenswertheren Zustande sind. Diesen zu erhalten und zu verbessern, darum handelt sich's also vor Allem. Da nun aber, wie sich später etwas näher wird erörtern lassen, auch die äußere Haut einiger Massen als Athmungsapparat erscheint: so muß in diesem ganzen Abschnitte zugleich auch auf sie in dieser Beziehung einige Rücksicht genommen werden. Uebrigens ist zu dem erwähnten Zwecke hauptsächlich dreierlei erforderlich: 1) Geeignete Uebung, 2) gehörige Schonung der Athmungswerkzeuge und 3) positives Verfahren gegen gewisse schädliche Beschaffenheiten der Luft.

Erster Artikel.

Geeignete Uebung der Respirationswerkzeuge.

Mittel und Gelegenheiten dazu sind für Schwächere: Gehen in freier und sonst guter Luft — besonders in der Nähe von Nadelholz (Harz) — Hügel- und Bergsteigen — besonders etwa mit auf den Rücken gelegten Händen — Herausrichten der Brust — Gradgehen und Stehen — anhaltend lautes Lesen, Sprechen, Singen — Schaukeln, schwere Sachen auf beiden Seiten hinaushalten ꝛc. Für Stärkere: Blasen von Blasinstrumenten — bei Kindern durch Schreien ersetzt — zudem jede körperliche Bewegung, die häufigeres und stärkeres Athmen bedingt, wie starkes Gehen, Laufen, Springen ꝛc. Fechten, Ringen, Schwimmen, Schlittschuhlaufen, Tanzen ꝛc.

Ein Hauptstück der Lungenpflege sodann ist Gewöhnung derselben an verschiedene Luftbeschaffenheiten, wie sie die einzelnen Jahres- und Tageszeiten, sowie der Witterungswechsel mit sich bringen. Von den ersten Lebensjahren an, besonders aber während des Knabenalters, müssen übrigens relativ gesunde Individuen, vor keinem Lufteinfluße zu sehr verwahrt, sondern jedem, anfangs vorsichtig, dann aber immer dreister und anhaltender, ausgesetzt werden. Dadurch entsteht allmälig eine solche Vertrautheit und Gewohnheit mit jeder obenbezeichneten unvermeidlichen

Luftbeschaffenheit, die den Respirationsapparat am besten stärken und vor üblen Einflüßen bewahren. Zu diesem Behufe muß es auch im Durchschnitt jeder Erwachsene möglich zu machen suchen, zu jeder Jahreszeit auch nur an mäßig schönen Tagen, wenigstens 1 bis einige Stunden freie Luft zu athmen; was gar wohl möglich zu machen ist, wenn träges Zuhausesitzen, Sitzen im Tabaksqualm der Bierstuben, am Spieltische ꝛc. muthig hintangesetzt wird.

Wenn dagegen, wie nicht selten geschieht, katarrhalische, rheumatische, gichtische Disposition und dergl. als Abhaltungsgrund vorgebracht werden will; so ist nur wenigstens zu bedenken, daß diese krankhaften Zustände selbst großentheils durch Nichtachtung obiger Regel verursacht seyn können. Aber auch jetzt, da sie einmal da sind, kann durch Befolgung jener Regel wenigstens eben soviel zu ihrer Verringerung oder Beseitigung, als zu ihrer Vermehrung gethan werden.

Eine widersinnige Anwendung davon wird aber nicht selten auf, wie man sagt, abgehärtet werden sollende Kinder in zarterer Jugend gemacht. Solche aber wohl sogleich im ersten halben Jahre jeder Luft und Witterung, wenn auch nur kurz vorübergehend, unmittelbar auszusetzen, ist eine nicht zu rechtfertigende Verwegenheit. Die noch schwächere Lebensflamme des zarteren Kindesalters bedarf überhaupt, wie wieder das späteste Alter, eines gewißen Grades gleichmäßigerer Lebenanfachender äußerer Wärme. Nun hat man zwar wohl auch das Warmhalten übertrieben; allein wie sich das Kind, nachdem es kurz zuvor den bergenden und Lebenspendenden Mutterleib verlassen, nur allmälig an das fremdartige Element der atmosphärischen Luft, sey sie auch noch so mild und gleichbleibend, werde gewöhnen können, und daß es am allerwenigsten bald kalten und überhaupt schlechteren Beschaffenheiten derselben oder einem raschen bedeutenden Wechsel von solchen ausgesetzt werden dürfe, sieht sich leicht ein. Sieht sich doch so gar schwer nicht ein, wie ohnedieß wenigstens zum Theil aus der nach und nach nothwendig geschehenden Ausgleichung zwischen dem Kindesleben und der Atmosphäre namentlich jene ziemlich große Zahl von Kinderkrankheiten der Haut, dieses allgemeinen Grenzgebildes der Organisation, hervorgeht. Und man hat Veranlassung genug, Angesichts der so gar häufigen Kinderkrankheiten und der so schauderhaft großen Sterblichkeit der Kinder, daran zu denken, daß ein unbedachtes Eilen, um es die Kinder in mehrerlei Hinsicht bald eben so treiben zu lassen, wie es Erwachsene treiben können, die Erfolgreichste Verderbsanstalt des Nachwuchses der Menschheit sey. Je sensibler dieselbe im Fortgange ihrer Entwickelung wird, desto mehr und leichter können wir auch übrigens durch solches heroisches Verfahren mit den kleinen in Bezug auf ungünstigere Witterungszustände, anstatt zu stärken und zu beleben, abstumpfen und ertödten.

Bei den erwähnten Mitteln zur Uebung der Respirationswerkzeuge muß dem Einzelnen das rechte Maas durch das eigene Gefühl des Wohl- oder Mißbehagens bemerklich werden. Wo freilich die Empfindung von Erschöpfung der Brust, von Hitze, Völle, Stechen in derselben sich einstellt, da hat auch die Uebung ihre Grenze bereits überschritten. Jedoch ist gar oft namentlich dem Gefühle des Nichtvermögens, des Nichtkönnens nicht zu trauen. Es rührt oft von hypochondrischer Furcht, Verweichlichung, Verwöhnung, Vorurtheil her. Werden nur trotz jenes Gefühls solche Uebungen doch vorgenommen, so

folgt

folgt wohl bald das Wohlbehagen nach, und jenes anfängliche Gefühl wird, zum großen Nutzen für das Leben des Individuums, je länger, je geringer.

Jedoch die Respirationswerkzeuge wollen allerdings vielfach auch geschont seyn. Darum

Zweiter Artikel.

Von der Schonung des Respirationsapparates.

So ist freilich wenigstens von manchen schwächeren, älteren, namentlich weiblichen Individuen Vorsicht zu üben gegen gewiße Luftstriche, gegen trocknen scharfen Ostwind, Abendluft, erste Frühlingsluft, feuchtkalte ꝛc. Dieß um so mehr, je mehr solche Individuen genöthigt sind, viel in der Stubenluft zu seyn. — So ist allgemein zu vermeiden rascher Wechsel entgegengesetzter Temperaturen. — Ebenso Zugluft, obwohl sich einzelne auch daran gewöhnen. — Deßgleichen rasches Gehen oder Reiten gegen starken Wind vollends etwa bei gleichzeitigem Sprechen, Singen, Schreien, Blasen ꝛc. — Nicht minder ist zu vermeiden, längeres Stehenbleiben in kalter Luft nach geschehener Erhitzung, wie etwa durch Schlittschuhlaufen ꝛc. — Zu rasch nach dem Erwachen sich einer kalten und feuchten Morgenluft aussetzen — So sind zu vermeiden starke Anstrengungen der Lungen nach starkem Essen, starkem erhitzenden Trinken, überhaupt nach Erhitzung durch stärkere aktive Bewegung, weil da gefährliche Congestionen nach der Brust erzeugt werden können. — Nach Möglichkeit zu vermeiden ist ferner Druck der Brust (schon bei Kindern in den Kissen); Stoßen derselben — desgleichen Sandstaub, Mehlstaub, Staub von wollenen Zeugen, wie sie mit mancher Beschäftigung vereinbart sind.

Ebenso mephitische Dünste von Sümpfen, verwesenden thierischen und pflanzlichen Theilen, von Kloaken, die Luft von Kellern, in welchen Flüssigkeiten gähren — verdorbene Luft in mit Menschen überfüllten geschlossenen Räumen; Hospitälern, Gefängnissen, oder vollends, wo das Brennen vieler Lichter die Luft verschlechtern hilft, also in Theatern, in Tanzsäälen, Wirthsstuben voll Tobakdampf ꝛc. — Zu vermeiden sind Oeldampf von brennenden Lampen, Kohlen- und Schwefeldampf, metallische Dünste (Schwefel-, Arsenik-, Bleihütten); starke, wohl selbst giftig zu nennende Düfte von Pflanzen, Blumen und Früchten, mehr noch natürlich in geschlossenen Räumen, als im Freien. Allein auch da nicht daneben oder drunter schlafen ꝛc. Deßgl. muß vermieden werden der schädliche Dunst frisch gekalkter Wohnungen; und darf daher in neugebauten vor Jahr und Tag ihrer Fertigung nicht eingezogen werden, sollten auch blos getünchte Zimmer vor 14 Tagen nicht wieder bewohnt werden. Jngleichen muß man dem Staube der Strassen im Sommer dadurch ausweichen, daß man theils früh oder spät am Tage, wo's ruhiger geworden, geht; oder daß man, z. B. im spazieren gehen, sandige Fuhrwege ꝛc. meidet und rasige Gegenden aufsucht. So ist etwa insbesondere bei Reisen im Sommer auf staubenden Wegen die Nacht zu benutzen, wo Thau den Staub niederschlägt und dessen auf dem Wege auch weniger erregt wird. Uebrigens bei Tag Gazefenster an dem Wagen, Flöre vor dem Gesichte ꝛc.

Mit der Brust stehen die oberen Extremitäten, besonders die Hände, in enger Beziehung (eigenthümliche Temperatur derselben bei Lungenschwindsucht ꝛc.) Darum ist namentlich auch durch Vermeidung häufiger und anhaltender Erkältung und kalter Ernässung der letzteren in manchen Fällen viel zur Schonung der Lungen zu thun.

Dritter Artikel.

Positives Verfahren gegen gewisse schädliche Beschaffenheiten der Luft.

In Bezug auf andere schädliche Beschaffenheiten der Luft muß man die Entstehung zu verhindern suchen. So eben das Hausregiment so einrichten, daß nicht Kohlendämpfe, Schwefeldämpfe ꝛc. in Wohnzimmern gemacht werden dürfen. Deßgleichen auf ordentliches hinlänglich häufiges Oeffnen von Fenstern oder Thüren und Durchstreichenlassen frischer Luft dringen, um schlechte Stubenluft nie auf einen bedeutenden Grad entstehen zu lassen. Ebenso für gute Oefen, gute Rauchfänge sorgen.

Gegen manche andere üble Luftbeschaffenheit, deren Entstehung man weder ganz hindern, noch der man ganz ausweichen kann, muß nun positiv verfahren werden, um sie wenigstens minder schädlich zu machen. So gegen verdorbene Zimmerluft, neben Luftwechsel, Sprengen mit Essig (damit sie Sauerstoff wieder gewinne); Räuchern mit Wachholder, mit mineralsauren Dämpfen. Bei zu trockner Luft mit Wasser öfters sprengen, Wasser in die Nähe des Aufenthalts stellen. Gegen Sand-, Wollen-, Mehlstaub, sowie gegen metallische Dämpfe Genuß von fetter Milch, Butter, Milch- und fetteren Mehlspeisen, um jenes schädliche theils gar nicht tiefer eindringen zu lassen in die Organisation, theils wenigstens seinen Reiz durch Einhüllung abzustumpfen.

Zweites Kapitel.

Von dem vortheilhaftesten Genusse der Luft durch's Athmen.

Was und zu welchem Behufe wir athmen, davon war oben (S. 50 u. f.) die Rede.

Demnach muß eine im Allgemeinen gut und gesund zu nennende Luft hauptsächlich einen gehörigen Mischungstheil von Sauerstoff haben d. h. etwas über den 5ten Theil ihrer Gesammtmischung. In besonderen Rücksichten aber ist für verschiedene Menschen eine verschieden beschaffene Luft die bessere und gesündere — für manche mehr eine leichte, warme, trockene; für andere eine schwerere, kältere und feuchtere. Jedoch sind hierbei nicht blos überhaupt Extreme zu meiden und ist, wo möglich, mehr vorsichtige Abwechselung, als Beharren in einerlei Luft zu rathen; sondern haben insbesondere Menschen mit regerer, reizbarerer, lebhafterer Organisation zum Theil ein Gegengewicht gegen Ueberreiz und Ueberspannung zu suchen im öfteren Genusse schwererer, kälterer und feuchterer Luft, indeß von entgegengesetzt Beschaffenen und noch mehr auch das Umgekehrte gilt.

Uebrigens dienen als Merkmale einer für die Meisten gesunden Luft etwa folgende: ohne Geruch — weder zu feucht, noch zu trocken — (erstere ist Leben lähmend, und die organischen Theile erschlaffend; letztere überreizend und sprödend) — weder zu kalt, noch zu warm (jene entreißt die Lebenswärme, häuft die Säfte zusehr in den inneren Theilen an, verdichtet die organischen Theile und Säfte zu sehr; stumpft die Sensibilität ab, hebt dagegen die Irritabilität bis zu Entzündungen, unterdrückt die Aussonderungen; diese dehnt feste und flüssige organische Masse zu sehr aus und entkräftet so namentlich das Basische; das Nervenleben wird auf diese Weise zunächst zwar erhöht, aber theils auch leicht überreizt, theils geschieht auch seine Erhöhung auf Kosten von Unterleibseingeweiden, namentlich der Leber und ihrer Venenblutbereitenden Function, lockt endlich zu viel Säfte nach Haut und Lungen und vermehrt die Absonderung übermäßig) — Gute Luft muß ferner ohne Gefühl der Beschwerung (Nebel), dagegen mit dem der Erfrischung (Gewitterluft) eingeathmet werden und mäßiger Bewegung ausgesetzt seyn. Im Durchschnitte befindet sich die Mehrheit der Menschen besser bei trockenwarmer — übler bei naßkalter Luft.

Die Beschaffenheit des Bodens überhaupt und die Lage der Aufenthaltsorte insbesondere helfen eine gesündere oder ungesündere Luft erzeugen. Ein locker sandiger Boden trocknet sie theils leicht zusehr aus, theils erhitzt er sie sehr, theils mischt er ihr Sand bei, theils macht er sie durch wenigere Vegetation weniger wohlthätig. Letzteres insofern, als die Pflanzen viel Sauerstoff, also gerade das, was der Mensch vorzüglich einathmen soll, ausathmen, indeß sie auch sonst noch die Luftbeschaffenheit manchfach bestimmen. Uebrigens paßt Luft der letztbezeichneten Art noch am ehesten für saftreiche, phlegmatische, gedunsene Individuen.

Dagegen läßt ein sehr lehmiger, schwerer Boden die Luft leicht zu feucht werden, und mischt ihr mehr oder weniger Moderiges bei. — Das Mittel haltender fester, kalkiger Boden begünstigt die Reinheit der Luft am meisten.

Ausserdem haben Küstenländer von leichterem, trocknerem Boden leicht gesündere Luft, als Binnenländer (unter sonst gleichen Umständen) — von letztern aber hügelige Gegenden, doch so, daß der Wohnort nicht im Kessel eingeschlossen liegt, die beste. In einer gewissen Höhe ist sie — caeteris paribus — immer besser, als niedrig; schon weil viele Dünste nur eine gewisse Höhe erreichen.

Wunderbar belebend und kräftigend ist vollends die Luft in einer gewissen Höhe in eigentlichem Gebirge und zwar besonders im Kalkgebirge, während der besseren Jahreszeit. Denn indem einerseits derlei Gebirgsgegenden der Natur der Sache nach sich nicht dazu eignen, Städte an Städte und Dörfer an Dörfer in sich zu schließen, wie manche flache Gegend, und indem also dadurch die Luft gar viel weniger verunreinigt und verdorben wird; wird sie andrerseits mit den balsamischen Düften einer reichlichen, ätherischen Flora geschwängert; verhalten sich die Bergspitzen und Rücken fortwährend als Erreger für die Atmosphäre, die denn dadurch auch stets in kräftigerer Spannung erhalten wird u. s. w.

Doch kommt es bei Wohnungen an Bergabhängen sehr darauf an, welche Stellung zu den Himmelsgegenden sie haben. Bei uns ist, wie in diesem Falle, so überhaupt, im Allgemeinen die Richtung nach Morgen und Mittag günstiger, als die gegen Abend und Mitternacht. In einem so nervösen Zeitalter, wie das unsrige ist, bedarf der Mensch der Sonne in vorzüglichem Grade. Es ist aber an sich schon die Morgensonne von besonders wohlthätiger Wirkung; und wir können ihrer um so weniger entbehren, je mehr in uns am Morgen das Solare naturgemäß vorherrscht und zur gehörigen Wirksamkeit der Wechselwirkung mit seinem Verwandten in der Aussenwelt vorzugsweise benöthigt ist. Was aber die Mittagssonne betrifft, so ist sie nicht blos in der schlechteren Jahrszeit allein hinreichend kräftig, sondern belästigt auch während des Sommers in den Wohnungen dadurch weniger, daß sie hoch über denselben weggeht, indeß sich die Abendsonne in gegen Westen gerichtete Wohnungen gar lästig eindrängt.

Zudem sind auch die Wohnungen, jenachdem sie nach einer anderen Himmelsgegend vorherrschend offen gekehrt sind, je dem Zutritte gewisser Luftstriche und Winde vorzugsweise ausgesetzt. Nun ist aber bei uns die über das feste Asien und Europa herwehende Ostluft, jedoch wohl nicht blos dieser ihrer Unterlage wegen, vorherrschend rein, sauerstoffreich, trocken und angenehm temperirt und paßt so zu Constitutionen, wie wir sie am häufigsten haben, besonders gut, obwohl sie hie und da allzutrocken und fein, dann schneidend, ausspródend wird und Entzündungszustände bedingt. Die Südluft bringt wohl im Allgemeinen nach Europa Erinnerungen an Libyens heiße Sandwüsten und nicht sehr vortheilhafte Ausdünstungen aus dem wenig bewegten Mittelländischen Meere mit, weht träg und niedrig und eignet sich auch dadurch nicht wohl zur Verbesserung der Atmosphäre, erschlafft daher die lebendige Faser, bedingt Neigung zur Fäulniß u. dergl. Allein bis sie zu uns kommt, hat sie doch nicht blos eine hübsche Länderstrecke, sondern auch ganz respektable Gebirgszüge überzogen und ist dadurch im Allgemeinen so vortheilhaft alterirt, daß sie uns, mit unsrer überwiegenden Zärtlichkeit, leicht öfter und anhaltender angenehm und wohlthätig, als schädlich wird. Der über Eis- und Schneegegenden hoch und rasch herziehende Nordwind reinigt wohl die Luft in der Regel dankenswerth und kräftigt die irritable Faser; überreizt sie aber auch leicht zur Entzündung und unter seinem anhaltenden Hauche erstarrt das zartere sensible Leben. Die über den zwischen alter und neuer Welt gelagerten atlantischen Ocean herstreichende Westluft wird gerne zum lästigen Winde und Sturme, und bringt gar zu gerne viel Feuchtigkeit mit *).

Uebrigens hat freilich der Mensch selbst einen in's Große gehenden Einfluß auf die Beschaffenheit der Atmosphäre. Die Kultur des Bodens für geeignete Vegetation, Verbesserung des Bodens in Sandflächen, Urbarmachen wüsten Bodens, Austrocknen von Sümpfen, Ausreuten von Waldungen, Obstbaumzucht u. dergl. sind gar wirksame Verbesserungsmittel der Luft. Aber eben so wird gute Luft verschlechtert durch Verfall der Kultur des Bodens. So ist denn namentlich auch der Anbau ungeheurer Städte und deren Uebervölkerung mit allem begleitenden Wust und Qualm des darin durch künstliche Bedürfnisse gemarterten Menschenlebens, mit den dazu gehörigen Fabriken, Gefängnissen, Strafhäusern, Lazarethen, Abtritten, Cloaken rc. ein bedeutendes

*) Wenn Peter Frank in seiner med. Polizei (Bd. IX.) die Anlage der Wohnungen anders bestimmt; so ist zu bedenken, daß er dieß in Oberitalien lebend that, das denn doch im Vergleich mit Mitteldeutschland beträchtliche Verschiedenheiten darbietet. Hierin mag er für jene Oertlichkeit Recht haben; wir würden aber Unrecht haben, wenn wir ihm für eine ganz andere Oertlichkeit das Gleiche nachbeteten. So können wir denn auch bei allem großen Respekte dem herrlichen Kleeblatte: Hippokrates, Celsus und Galen nicht nachbeten, wie Frank wirklich zu thun scheint: daß das Schweinfleisch eine vortreffliche Nahrung sey; ohne aber damit behaupten zu wollen, jenes Dreiblatt habe Unrecht in Bezug auf seine Zeit und Oertlichkeit.

Verschlechterungsmittel der Luft; und ist daher die zunächst um die Städte und in denselben, besonders bei engen, krummen Straßen und hohen Häusern — unter sonst gleichen Umständen — immer schlechter, als die auf dem freien Lande.

Uebrigens ist im Allgemeinen, und mit den S. 191. 193. gemachten Ausnahmen, die freie Luft immer besser, als die Stubenluft; und es ist daher namentlich allen Erwachsenen, die meistens in geschlossenen Räumen leben und beschäftigt sind, ziemlich allgemein anzurathen: keinen Tag mit nur einiger Massen schön zu nennender Witterung vorübergehen zu lassen, ohne wenigstens während Einer Stunde freie Luft zu genießen.

Die beste Zeit dazu ist aber in den verschiedenen Jahreszeiten eine verschiedene. Im Frühjahr hat im Allgemeinen der Morgen die dem Menschen wohlthätigste Luft; im Sommer der Abend; im Herbste der frühere Nachmittag; im Winter die Mittagszeit. — Die tauglichsten Orte für solchen Genuß sind große Gärten ohne stehendes Wasser; nicht zu niedrige Fluren; am besten mäßige Höhen mit Bäumen und Strauchwerk in der Nähe.

Um ausserdem auch in den Zimmern und ähnlichen geschlossenen Räumen gute Luft zu haben, dient — ausser Reinhalten derselben in Bezug auf Staub und Schmutz, Uebelriechendes jeder Art, Rauch und Dampf durch schlechte Oefen und Schlöte und durch schlechtes Brennmateriale, Brennen von rauchenden Lichtern oder dampfendem Oele, Tobakrauchen u. s. w. — besser Offenhalten der Fenster, von Zeit zu Zeit veranstalteter Zug durch offene Fenster und Thüren, die Wirksamkeit stets thätiger Ventilatoren in den Fenstern, als alles Räuchern, Sprengen u. dergl.

Dritter Abschnitt.

Gesundheitspflege in Bezug auf die beständige Wechselwirkung zwischen Blut und den relativ festen Theilen der Organisation überhaupt (Circulation und Metamorphose) und in Bezug auf die Ab- und Aussonderungen insbesondere.

Ist durch ein richtiges Verhalten gegen die Verdauung nicht blos die erste Bereitung, sondern auch die weitere Veredlung des Chylus und die Mischung und Umwandlung desselben in Venenblut gesichert; ist ferner durch das rechte Athmen die Umwandlung des Venenblutes in Arterienblut gehörig besorgt: so gilt es zunächst weiter zu sorgen, daß die Fortströmung des Arterienblutes vom Herzen nach allen Theilen in gehöriger Weise geschehe, sodann daß in die Gebilde des Leibes, zu ihrer steten Wiedergeburt und neuen Belebung, das rechte Maas von Arterienblut kräftig umgewandelt werde, dagegen aber das in ihnen Verlebte und Entkräftete in Saftform (Lymphe, Venenblut) von ihnen weiche und, in Verbindung mit dem nicht verbrauchten Arterienblute (S. 49.), sich allenthalbenher sammle, um in der gehörigen Zeit und Vollständigkeit zum Herzen und von da aus zu den Lungen zu gelangen — und endlich, daß insbesondere sowohl das, was als der Organisation untauglich von den einzelnen Theilen abgesondert und auf gewissen Wegen aus ihr ganz entfernt werden soll, als auch das, was in Form eigenartiger Flüssigkeiten in einzelnen Gebilden erzeugt und für Zwecke innerhalb der Organisation verwendet wird, nach Maas und Art gehörig bereitet und an den Ort seiner Bestimmung zu rechter Zeit und in gehörigem Maase und guter Qualität gebracht werde.

Erstes Kapitel.

Sorge für den gehörigen Vorgang der Circulation.

Specielleres hieher bezügliches aus der Betrachtung des Verhaltens gegen Speisen und Getränke, wie nämlich manche Speisen oder Getränke an sich ein schweres, träges, oder gegentheils ein leichtes, flüchtiges Blut geben, oder auch ausserdem nur durch Reizung die Bewegung desselben mehr oder weniger beschleunigen; wie Uebermaas im Genusse von Speisen und Getränken Stockung u. dergl. erzeuge, soll hier nicht wiederholt werden. Was aber deßhalb hieher gehört, begreift die Kreislaufpflege

1) von chemischer Seite.

Ausserdem ist theils zu meiden, theils zu thun hauptsächlich folgendes:

2) auf mechanische Weise.

Jeder bedeutendere Druck von Seiten der Bekleidung, alles festere, dünn einschneidende Binden, Schnüren, was durch Druck der Gefäße den Säftelauf anhält — ebenso Druck etwa der Kniekehlen bei gewissem anhaltenden Sitzen — deßgleichen des Unterleibes durch zusammengebücktes Sitzen und Liegen — nicht weniger andauernde unnatürliche Lagen und Stellungen, durch die der Rückfluß des Venenbluts beschleunigt, der Hinfluß des Arterienbluts aber erschwert wird oder umgekehrt — z. B. Stehen oder Liegen mit über dem Kopfe gehaltenen Armen; ja schon das anhaltende Stehen für sich; Liegen mit abwärtshängendem Kopfe, oder gar Stehen auf dem Kopfe rc. — ferner Druck auf Hauptstämme des Gefäßsystems, wie etwa beim auf dem Rücken liegen mit sehr angefülltem Magen, bei schwangerem Uterus, Dickbauch überhaupt; oder auch nur vorherrschendes Liegen auf der linken Seite, wobei zugleich die schwere Leber drückt nnd dazu das Herz noch ausserdem für sich beengt wird — bedeutende erschütternde Sprünge, wobei Haupttheile des Gefäßsystems leicht bedeutend beschädigt, dislocirt rc. werden können — — das Alles ist möglichst zu meiden.

Dagegen kann mechanisch viel geholfen werden durch mäßige aktive Bewegung, die mit mancherlei abwechselnden Stellungen, Dehnungen, Streckungen verbunden ist, wie häusliche Beschäftigungen, im Feld und Garten, Billardspiel, Kegeln, Fechten, Schwimmen rc. — wenigstens verhältnißmäßig langes Stehen und Gehen — ausgestrecktes, übrigens wechselndes Liegen rc.

3) Auf dynamische Weise.

Weder die ganze Körperoberfläche, noch gewisse Theile zu warm halten, weil sonst an die Oberfläche Congestion Statt findet, auf Kosten innerer Theile, oder Blutanhäufung in einzelnen Theilen auf Kosten anderer — aber auch umgekehrt nicht zu kalt wegen des entgegengesetzten Erfolgs. — In jedem Falle leiden dabei zwei verschiedene Theile des Leibes, die einen durch zuviel, die anderen durch zuwenig; und in jedem Falle ist dadurch die Harmonie der ganzen Circulation gestört. Dieß kann nicht blos geschehen durch Kleider, sondern auch durch heiße Luft, heißes

Wasser — und den Uebergang dazu macht schon mechanischer Reiz, wie übermäßiges Reiben ꝛc. Aehnliches geschieht durch sehr ungleiche Uebung und Anstrengung einzelner Körpertheile in Bezug auf ihre eigenthümliche Verrichtung.

Aber auch möglichst allgemeine und gleichmäßige Einwirkung auf den Körper durch Hitze der Luft, des Bodens ꝛc. ist zu vermeiden, weil sie durch unverhältnißmäßig große Ausdehnung des Bluts die Gefäße relativ zu eng macht, obwohl auch sie dabei erschlafft werden. Hemmungen der Circulation auf diese Weise erwirkt sind um so gefährlicher, je ungestümmer das erhitzte und zu sehr ausgedehnte Blut in sich selber ist, und je leichter so gefährliche Blutungen, Gefäß-Erweiterungen und Zerreissungen erfolgen können. Nicht minder gefährlich und darum sorglich zu vermeiden ist allgemeine Einwirkung bedeutender Kälte, die das Blut verdichten und erstarren und die Gefäße sich zusammenziehen macht.

So ist endlich insbesondere auch Vermeidung von Affekten zu rathen, von denen die deprimirenden Verlangsamung, Verdichtung und Stockung, passive Congestion, Afterbildung, Polypen ꝛc. erzeugen; die exaltirenden aber die Bewegung zugleich enorm beschleunigen und das Blut ausdehnen, daher theils das Bildungsleben übereilen, theils aktive Congestionen und Blutflüße begünstigen.

Zweites Kapitel.

Sorge für den rechten Erfolg der Metamorphose überhaupt und der Ab- und Aussonderung insbesondere.

Erster Artikel.

Hauptgesichtspunkte für den Stoffwechsel überhaupt.

Ist alles bisher Betrachtete, so denn auch die Cirkulation in Ordnung; so hängt der rechte Erfolg der Metamorphose aller Theile hauptsächlich davon ab:

1) daß jeder Theil in seiner Art nach aussen gegen Schädliches verwahrt werde;

2) daß er mit den eigenthümlichst dienlichen äußeren Lebensbedingungen in die rechte Wechselwirkung gesetzt und darin richtig unterhalten werde; und

3) daß er in sich selbst durch gehörige Uebung gestärkt werde.

Dann stößt der Theil von selbst vollständig ab, was ihm minder tauglich ist, oder was er theils aus eigener Masse, theils aus seinem Blute zu bereiten und andern Theilen zuzusenden hat — und eignet sich dagegen kräftig genug und im gehörigen Maaße Neues aus dem Arterienblute an.

Die berührte Verwahrung (1) ist aber von einem Theile der organischen Gebilde schon erwähnt; von anderen wird es gelegentlich noch geschehen.

Eben so in Beziehung auf die unter (2) berührte Wechselwirkung. In Bezug auf diesen Punkt mag nur namentlich erinnert werden, wie er die Sorge in sich schließe, daß insbesondere auch möglichst alle diejenigen Speisen und Getränke genossen werden, die einzeln je am geeignetsten sind, den verschiedenen Gebilden des Leibes und ihren verschiedenen Bestandtheilen den angemessensten Ersatzstoff zu liefern. Aehnlich in Bezug auf Genüße und Reize, wie sie Natur und Bedürfniß der einzelnen Theile erheischen, wie Speisen und Getränke im rechten Maaße, gehöriger Qualität rc. für den Magen; Luft für die Lungen; Licht und Farben für das Auge; Töne für das Ohr u. s. w. Jeder Theil des Leibes will gehörig wechselwirken mit gewissen Dingen und Beziehungen der Aussenwelt. Doch mag es damit lieber allen gemeinschaftlich karg ergehen, als daß gewisse in der Regel darben müssen, wenn andere anhaltend und immer wieder schwelgen. Die dadurch erzeugte Disharmonie unter den Gebilden des Leibes ist — in Beziehung auf die Hauptsache eines menschenwürdigen Menschenlebens — übler, als gemeinsames und gleichtheiliges Entbehren; denn Harmonie im Mikrokosmos bewirkt erst das eigentlich Menschliche.

Viel thut zur gemeinsamen Stärkung (3) aller, und somit zur Begünstigung der Metamorphose im Ganzen, geflissentliche willkührliche Bewegung, von der bald für sich die Rede seyn wird. Dadurch wird nämlich theils die irritable Qualität in aller Substanz des Menschenleibes durch Uebung unmittelbar gestärkt. So kann sie sich dann zum Vortheil der ganzen Gebilde auch in um so höherem Maaße, als das seiner ursprünglichen Bedeutung nach Egoistische, ergreifend und festhaltend, beweisen. Theils wird dadurch auch die übrige Substanz, wie in jeder Hinsicht, so auch auf den Stoffwechsel in ihr, in höherem Maaße bethätigt. Doch kann auch hiebei, wie in Allem, Uebermaaß des an sich Wohlthätigen und dadurch das Entgegengesetzte der anfänglichen, guten Wirkung eintreten. Theils endlich ist bei geflissentlicher willkührlicher Bewegung stets sowohl ein Theil der Nervenwirksamkeit, als unser Wille inniger auf unsre Körpermasse bezogen, und diese wirken nebenbei auch auf deren Metamorphose, nach Art Gedeihen und Tüchtigkeit mittheilender Wirkung der Sonne auf die Substanz der Pflanzenwelt.

Auf diese Weise trägt Bedeutendes zu einem tüchtigen Stoffwechsel auch schon eine rüstige, edle und befriedigende, jedoch nicht überspannte, Geistesthätigkeit, mittels des davon nothwendig bedingten Zustandes der höheren Nerventhätigkeit, bei. Daher Gelehrte nicht selten, wenn sie nur wirklich und auf eine erkleckliche Weise geistig thätig sind, bei gar wenig Körperbewegung dennoch auch leiblicher Weise sehr gut gedeihen. Die Hauptsache dabei ist aber immer angenehme Erregung des Gemüthes, denn das steht in nächster Beziehung mit dem Theile des Nervensystems, der vorzugsweise und unmittelbar dem Stoffwechsel vorsteht. Dieser geht daher besonders übel vor sich bei herrschender Gemüthsverstimmung durch Kummer, Gram, Sorge, Neid, Furcht, Angst, Eifersucht und ähnliche Affekte und Leidenschaften.

Wenn nun aber aus Mangel solchen die Metamorphose anfachenden Einflußes und insbesondere der willkührlichen Bewegung namentlich ein geringeres Maas von Arterienblut in die Gebilde umgewandelt wird; so ergiebt sich aus einem zu großen Ueberschuße desselben, auf die oben S. 49. 50. bezeichnete Weise, venöse Vollblütigkeit. Diese belästigt dann fast alle Theile des Körpers und hindert den gehörigen Hergang

gang ihrer Verrichtungen, insbesondere aber das sog. Pfortadersystem; bewirkt zunächst dann weiter Milz- und Leberstörungen, Hämorrhoiden, durch Rückwirkung sofort Herz- und Lungenkrankheiten, Hirnleiden nnd, wo das psychische Leben in sich selbst weniger richtig entwickelt und geordnet ist, selbst psychische Krankheiten.

Welches die näheren und ferneren Folgen von Mißverhältnissen zwischen Aufnahme und Ausgabe in der Metamorphose des Menschenleibes seyen, erhellt leicht, sie mögen übrigens so oder so bedingt seyn. Geschieht nämlich die Ab- und Aussonderung in zu geringem Maase und wohl allzu langsam, so wird die ganze Leiblichkeit zu wenig entschlackt und geläutert; werden die festen Gebilde entweder zu derb oder all zu umfänglich gebildet; kommen Stockuugen und dadurch weitere Entartungen der organischen Masse zu Stande, hat schon in ihr selbst todtes Seyn (erstarrtes, gefesseltes Leben, (S. 11.) zu sehr das Uebergewicht über freie, rege Lebensbewegung, und wird dadurch auch das Psychische gehemmt, getrübt, herabgezogen, zu Indolenz und gemein eigennützigem Starrsinn gestimmt.

Geschieht dagegen die Ab- und Aussonderung, gegen die Aufnahme und Umbildung in Festes, in zu großem Maase und wohl zugleich all zu rasch; so wird von dem körperlichen Seyn des Individuums, besonders von dessen Basischem, zuviel geopfert, dasselbe in sich selbst geschwächt. Weiterhin leidet dadurch aber auch das ganze persönliche Leben insofern, als es des nöthigen Bestandes und der erforderlichen Zuverläßigkeit ermangelt. Obwohl nun aber das Solare oder Principale unseres Leibes einerseits einiger Massen an dem daraus hervorgehenden Schwächezustand Theil nimmt; so gewinnt es doch von der anderen Seite relativ übermäßiges Uebergewicht über die übrige Leiblichkeit, die dadurch unter mancherlei lästigen Empfindungen, Launen, Einbildungen und überhaupt einem allzubeweglichen psychischen Leben mehr und mehr aufgerieben, und gewisser Massen, wie Schnee von der Sonne geschmolzen wird.

Zweiter Artikel.

Verhalten gegen die einzelnen Ab- und Aussonderungen insbesondere.

Der Inhalt dieses Artikels ist von bedeutender Wichtigkeit, obgleich er die dem Zeugungsleben angehörenden Ab- und Aussonderungen nicht mit begreifen soll, die vielmehr in dem nächsten Abschnitte für sich werden betrachtet werden. Unter den hier zusammen zufassenden mag füglich zuallererst die Rede seyn

1) von den Ab- und Aussonderungen der äusseren Haut.

Dieselbe ist allgemeines Grenzgebilde der ganzen Organisation eines Menschen gegen seine physische Aussenwelt. Aber nicht blos todt abgrenzendes, sondern lebendig einen steten Verkehr zwischen beiden vermittelndes Grenzgebilde ist sie. Und zwar geschieht diese ihre lebendige Vermittelung insbesondere theils nach Art der Verdauung, theils nach Art der Athmung, theils endlich nach Art eines Sinnwerkzeugs. Was in den Verdauungs-, Athmungs- und Sinnwerkzeugen gesondert, auf eine eminente Weise und in besonderen Richtungen geschieht, das leistet die äussere Haut in einem geringeren Grade und fast in Eins indifferenzirt. In jeder jener Beziehungen nimmt sie aus der Aussenwelt für den eigenen Körper auf, und giebt umgekehrt aus diesem an jene wieder ab; ein Verkehr, von dem das gehörige Gleichgewicht zwischen beiden und somit Wohl und Weh des Individuums zum großen Theile abhängt. Und um so wichtiger ist die Rolle, welche die Haut hiebei spielt, je leichter sie im Nothfall für jede wichtigere Absonderung vikariiren zu können scheint. Auch ist ihr Excretum schon im gewöhnlichen Hergange zum Theil auch, wie auffallend der ausgeathmeten Luft, so dem Harne, der Galle u. s. w. einiger Massen analog.

Sofern nun aber die äussere Haut insbesondere als Verdauungsapparat betrachtet werden kann, in welcher Qualität sie Erweichtes und Flüssiges dem Körper zu assimiliren vermag, was wir anerkennen, wenn wir, bei Beschränkung der Ernährung auf dem gewöhnlichen Wege, in nahrhaften Flüssigkeiten baden lassen, mit solchen und Arzneien einreiben ꝛc. — insofern scheint ihr die Ab- und Aussonderung der sog. Hautschmiere, die demnach einiger Massen dem Darmkothe vergleichbar erschiene, zuzukommen. Zwar mag sich durch deren Aussonderung besonders das Hautgebilde selbst fortwährend läutern, ähnlich wie die Darmwände aus sich selbst aussondern, was mit dem Darmkothe entfernt wird. Allein anderntheils dürfte dieses Excretum auch als das an die Aussenwelt zurückzustossende Unverdaubare zu betrachten seyn, und daher zum Theil diese Absonderung an solchen Stellen der Haut besonders reichlich vor sich gehen, die am häufigsten mit fremden palbablen Stoffen in Berührung kommen, wie um Mund und Nase, an den Genitalien u. dergl.

Diese Aussonderung ist allein durch fleissige

Reinigung der Haut mittels Waschen im gehörigen Fortgange zu halten; widrigenfalls die Haut durch Anhäufung und Verderbniß jener Schmiere (Mitesser in der Nasenhaut rc.) auch für ihre anderen Geschäfte mehr oder weniger untauglich und krank gemacht wird, dadurch aber die ganze Organisation gefährdet.

Besonders *wichtig ist nämlich* die den Lungen ähnliche Function der Haut, in welcher Beziehung ihr die sog. unmerkliche Ausdünstung zukommt. Wie bedeutend der mehr oder minder richtige Fortgang derselben sey, mag allein schon daraus bemessen werden, daß man nach sorgsamen Beobachtungen berechnen konnte, es würde dadurch im Durchschnitte von einem Menschen binnen 24 Stunden bis gegen vier Pfunde Stoff an die Aussenwelt abgeschieden. In dieser Beziehung ist es auch die Haut, durch welche jene sog. kritischen Ausscheidungen (Krisen) besonders häufig geschehen, mit welchen eng zusammenhängend Menscheu von den bedeutendsten Krankheiten genesen oder ihnen unterliegen. Nimmt man hiezu, daß — von plötzlicher Störung und Unterdrückung der Hautausdünstung noch nicht zu reden — von zu spärlichem Vorgange derselben in die Dauer, durch die dadurch nicht hinreichend aus dem Körper entfernten schlackenhaften Stoffe, nicht blos jene mancherlei beschwerlichen und eckelhaften Hautkrankheiten, wie namentlich Ausschläge und Geschwüre, sondern auch Krankheiten, wie Gicht, häufige Katarrhe, Lungensucht, Hypochondrie und Hysterie, Hämorrhoiden und manchfache Säfteverderbnisse mit ihren Folgen gar häufig entstehen: so hat man wohl Ursache genug, für den rechten Zustand der Haut und dieser ihrer Aussonderung ernstlich zu sorgen.

Das zu diesem Behufe Erforderliche genügt der Hauptsache nach der Haut auch in Beziehung auf ihre dritte Function, nach welcher sie gewisser Massen als Sinnorgan erscheint. Als solches ist sie aber, insbesondere durch ihren reichen Nervenapparat, namentlich gewissen Grundzuständen der atmosphärischen Luft zugewendet, wie sie uns theilweise unsere Barometer, Hygrometer, Thermometer, Electrometer, Eudiometer u. dergl. Apparate andeuten. Durch diese Beschaffenheiten wird die Atmosphäre auch noch auf andre Weise, als nach Art der Athmung in nächster Beziehung auf unsere Säfte, wichtig für unser Leben zunächst mittels Wirkungen auf unser Nervenwesen. Man denke dabei z. B. nur an jene Beängstigung mancher Menschen von sich erst entfernt vorbereitenden Gewittern; denke an die Abhängigkeit der Gemüthsstimmung mancher Menschen von der Witterung 2c.

Und wie wir, auch auf diese Weise uns so manches Belebende ebenfalls mittels der Haut aus der Atmosphäre aneignen; so wird umgekehrt Entsprechendes auf entsprechende Weise auch aus uns an die Atmosphäre abgegeben, und dadurch zwischen uns und der Atmosphäre, sowie in uns selbst wohlthätiges Verhältniß erwirkt. Dahin gehören wohl insbesondere jene nicht so seltenen Empfindungen an verschiedenen Stellen der Haut, die an Electrisirt- und Isolirtseyn und dann Entladenwerden genau erinnern; dahin jenes electrische Funkengeben gestrichener Thierhäute; dahin ein Leuchten, das man zu verschiedenen Zeiten fast an allen Theilen auch der Menschenhaut bemerkt hat; und ebenso wohl manches von der sog. animalisch-magnetischen Wechselwirkung.

In dieser Beziehung sind wohl namentlich auch die Haare (bei Thieren auch Federn u. dergl.) wichtig; nämlich als Erreger und Leiter bei solcher gegenseitiger Wechselwirkung. Darum überall da an unserem Körper besonders ausgeprägte Haarbildung, wo überhaupt eine mächtigere Wechselwirkung zwischen ihm und der Aussenwelt Statt findet. So um Mund und Nase, um die Augen, um die Genitalien, die Hauptbehaarung, als zum in dem Haupte befindlichen sog. Sensorium commune gehörig ꝛc. Daher mit jener Haarkrankheit, die man den Weichselzopf nennt, nicht blos häufig auch krankhafter Zustand einer anderen besonderen Ausbildung der äusseren Haut, nämlich der Nägel, von denen insbesondere das Nöthige in einem späteren Abschnitte, verbunden ist, sondern die ganze Krankheit sich als eine Kachexie, als eine Krankheit des Stoffwechsels durch den ganzen Leib, charakterisirt. Aus dieser Wechselwirkuug lebendiger behaarter, befederter ꝛc. Wesen mit der Aussenwelt ist wohl auch manches Instinktmäßige, z. B. bei Zugvögeln, Wetteranzeigen durch Thiere u. dergl., wenigstens theilweise zu erklären.

Die Sache von dieser Seite betrachtet, erscheint auch die Haarkultur, besonders die des Bart- und Hauptkhaares, nicht so unwichtig. Dazu gehört aber vor Allem und allgemein die gehörige Reinigung, Ordnung und Bethätigung desselben durch Kemmen und Bürsten. Dagegen ist diesen mehr pneumatischer Vermittelung gewidmeten Gebilden häufiges oder gar tägliches Waschen weniger angemessen. Durch die in der neueren Zeit, besonders beim männlichen Geschlechte, allgemeine Sitte, Bart- und Haupthaar häufig zu scheeren, werden die Haare auf eine künstliche Weise zu einem sehr bedeutenden Absonderungsapparate. Denn so verliert allerdings ein Mann, von dessen Barthaare wöchentlich nur 1 Linie lang wegrasirt wird, von seinem 18. bis zu seinem 60. Lebensjahre einen Haarbusch von 15 Fuß und 4 Zoll Länge. Diese Masse, und ähnlich von Seiten des Haupthaars, muß nun fortwährend durch vom übrigen Körper abzusondernden Stoff gebildet werden, dessen es bei Weitem nicht soviel bedürfte, wenn das Haar ungeschoren bliebe. Wenn aber Diätetiker hiebei bemerken: man solle heute unter uns, wie im Alterthume und noch heutzutag bei manchen roheren Völkern, das Scheeren bleiben lassen; so ist das nicht wohlbedacht. Zwar rauben wir uns einerseits durch solches Abscheeren zum Theil tüchtige Leiter für das Haupt, theils entziehen wir demselben ziemlich viel Stoff zur steten Wiederbildung der Haare. Allein bei unserer größeren Nerven- und Hirnreizbarkeit und bei unseren mehreren Nerven- und Hirnreizenden Speisen, Getränken und anderen Genüssen und Einflüssen, wäre uns einerseits eine mächtigere Zuleitung durch das Haupthaar leicht mehr gefährlich, als wohlthätig, und kommt uns andrerseits gerade diese größere Ableitung von Säften aus dem Haupte Behufs des Haarwuchses sehr wohl zu Statten. Diese Ableitung ist um so größer, je mehr die offenen Enden abgeschnittener Haare offenbar mehr dienen zur Absonderung, als zur Herleitung, wozu es wohl der Spitze zunächst bedarf.

So hat jede so allgemeine Sitte im Allgemeinen ihren guten Grund, wenn er auch nicht immer erkannt wird.

Uebrigens haben zu Rheumatismen, Katarrhen u. dergl. Geneigte nach jedesmaligem, seltner geschehendem Haarabscheeren namentlich gegen den Einfluß einer naßkalten Luft eben so vorsichtig zu seyn, als ob sie Schweis zu unterdrücken fürchten müßten.

Ausserdem erfordert denn nun aber die Hautcultur überhaupt folgendes.

a) Verhütung anhaltender Verunreinigung der Haut durch Wäsche, Betten, Staub und Schmutz in der Luft, in welcher man lebt.

b) Fleißiges Waschen der ganzen Haut. Anzurathen, daß dieß täglich geschehe ist nicht räthlich, theils weil es doch nicht befolgt würde, theils weil es bei den meisten Menschen weder nöthig noch gut wäre. Die Diätetik kann sich hinlänglich beruhigen, wenn es nur höchstens wöchentlich geschieht. Bei der Empfindlichkeit und Weichlichkeit der Haut sehr vieler Menschen wird das Wasser dazu mehr lau, als kalt genommen werden müssen. Wenigstens eben soviel, als das Wasser, kann damit verbundenes Reiben der Haut thun. Dieses und selbst eine Art Knetens (Massiren) sehen wir nicht blos im Alterthume als ein vorzügliches Diäteticum angewendet, sondern auch heutzutage noch im verweichlichten Orient als ein beträchtliches Erregungs- und Stärkungsmittel im Gebrauche.

c) Was das Baden anbelangt, so wird in der neueren Zeit sicherlich mit Unrecht von Diätetikern selbst häufig beklagt: daß die Badstuben, deren Gebrauch im Mittelalter so zu sagen zum täglichen Brode gehörte, so völlig verlassen und vergessen seyen. In jener früheren Zeit — von übertriebenem Gebrauche derselben auch schon in ihr abgesehen — war häufiges warmes Baden einerseits ein angemessenes gelindes Mittel, die an die Tagesordnung der Geschichte kommende Entwickelung der höheren feineren Reizbarkeit überhaupt und der Sensibilität insbesondere zu unterstützen (vergl. S. 19.); andrerseits war es auch blos dem Orient nachgemachte Mode. Allmälig aber wurden intensivere und specifischere Reize zu diesem Endzwecke nöthig und kamen in Gebrauch (Kaffee, Thee ꝛc.) Jetzt aber thut eben so häufig Beschwichtigung jener Entwickelung, als Anreguug Noth. Diese kann aber uns jetzt das warme Bad weniger gewähren, als einst; und wenn dasselbe ausserdem die rohe

Kraft und Massenhaftigkeit des Mittelalters mildern half: so möchte uns jetzt eine Verweichlichung durch dasselbe werden, der wir wahrlich nicht bedürfen. All das verhindert jedoch nicht zu wünschen, daß gar viele Menschen bisweilen — wir könnten zufrieden seyn, wenn es allmonatlich geschähe — ein mäßig warmes Reinigungsbad mit in dem Wasser zerkochter Seife (5 — 6 Loth) nehmen möchten.

Aber auch mit kalten Bädern, z. B. im Flusse während der besseren Jahreszeit, können wir nicht zu freigebig seyn. Unter denen, die am ehesten davon Gebrauch machen möchten, giebt es gar Viele, die bei aller übriger Vorsicht, so Gefäß- oder so Nervenreizbar sind, daß kalte Bäder leicht bedeutende Disproportionen in der Oekonomie des Blut- oder Nervensystems bedingen. Anfänglich nämlich erregt der Reiz des kalten Wassers Anhäufung des Bluts und der Sensibilität in der Haut auf Kosten innerer Theile. Mehr oder weniger bald darauf aber, werden beide von der Haut zurückgedrängt und in inneren besonders schwächeren und darum weniger widerstehen könnenden Theilen bis dahin angehäuft, daß selbst Blutspeien, Blut- und Nervenschlag erfolgen können.

Weniger allerdings ist dergleichen von dem reireizenderen Seewasser zu fürchten. Und das Seebad ist in dieser Hinsicht und auch übrigens wegen der besonderen Beschaffenheit der Luft an der See, wegen des erhebenden Anblicks der See für dessen Ungewohnte u. dergl. noch am ehesten zu empfehlen.

Uebrigens — daß man nicht bei vollem Magen, nicht erhitzt in's Bad überhaupt, am wenigsten in's kalte gehen, im kalten nicht leicht über $\frac{1}{4}$, im warmen nicht über $\frac{3}{4}$ Stunden verweilen dürfe u. dergl. als bekannt vorausgesetzt — ist der Mensch, je mehr er als Individuum, als Volk und als Geschlecht zu einer gewissen Reife gekommen ist, mehr auf das Element der Luft angewiesen, als auf das Wasser. Darum hatte, wie noch heutzutage bei unseren Kindern im Vergleich zu den Erwachsenen, im höheren Alterthume, namentlich z. B. in der altegyptischen Volksdiätetik, als für die *Kindheit* und *Jugend* des Menschengeschlechts, das Baden allerdings einen größeren Spielraum und mehr Bedeutung *). Möchten wir jetzt aber unsere Haut nur gegen die Luft nicht zu sehr verwahren! Indem dieß nicht der Fall ist bei so vielen im freien arbeitenden Menschen, mag man sich wenigstens einigermassen damit trösten, daß deren häufiges Luftbad das ihnen etwa sonst öfter gewünschte Wasserbad theilweise ersetzen werde. Nicht ganz zu verachten möchte seyn das von Jean Paul vorgeschlagene „Donnerwetterbad."

d) Was daher die Bekleidung anbetrifft, so ist vor Allem, auch sofern es gilt, sich gegen Kälte zu schützen, zu bedenken: daß dazu keineswegs schwere, dicke Stoffe und viele übereinander gezogene Hüllen nöthig sind. Am besten gegen Kälte schützen Stoffe, mit vieler und langausgespitzter Wolle. Solche brauchen übrigens keineswegs sehr dick und schwer zu seyn, wie Jedermann an den deßhalb sehr zu empfehlenden Biebern, Kalmuk und dergleichen Stoffen erproben kann. Deren Wolle scheint nach Art lebendiger Haare zu wirken, aber mehr nach dem Körper herzuleiten und — was namentlich auch von der Seide, besonders als Stoff zu Winterkleidung für das weibliche Geschlecht, gilt — Wärme in ihm zu isoliren, zum Theil auch den Körper selbst von der

*) Vergl. m. allg. Geschichte der Heilk. S. 29.

Haut aus lebhafter anzuregen. Doch sind nicht eben so tauglich Pelze; weil deren Fell (Leder) die Verflüchtigung des durch die Haut Ausdünstenden hindert und dasselbe, zu Schweis consolidirt, sich auf der Haut selbst ansammeln macht. Was daraus für die Sommerkleidung folgt, ergiebt sich von selbst.

Im Betreff nun aber der unmittelbaren Bekleidung der Haut durch Hemden u. dergl. entsteht die Frage: ob dazu Leinen oder Wolle, Pflanzen- oder Thierwolle zu wählen sey? Hierauf zur Antwort: für Wollenbekleidung der Art, und eher noch für solche von Baum- als von Schaafwolle, eignen sich nur: reiferes Alter, wo möglich erst jenseits des 40. Lebensjahres; — phlegmatische, schlaffe, kalte Naturen; — solche, die viel sitzen und meditiren; — solche, die zu häufigen Katarrhen und anderen Schleimflüssen, zu Rheumatismen und Gicht neigen; — bei Neigung zu Diarrhöen; — bei Geneigtheit zu Säfteanhäufungen in einzelnen Theilen; — bei großer Empfindlichkeit der Haut und leichter Störbarkeit ihrer Function, wie nach bedeutenden Krankheiten, bei hysterischen und hypochondrischen Personen, sowie in einem Klima, dem schnelle und auffallende Abwechselungen in der Witterung eigen sind, und aus ähnlichem Grunde auf Reisen.

In den entgegengesetzten Fällen ist es nicht blos überflüssig, sondern schädlich, die Haut unmittelbar mit Wollenzeug zu bekleiden, das übrigens immer bedeutend dünn und porös und nicht zu rauh seyn muß. Allgemeiner aber sind wollene Strümpfe zu empfehlen sowohl wegen des in unserer Zeit allgemein so häufigen Andrangs der Vitalität überhaupt, der Säfte aber insbesondere nach den obersten Theilen des Leibes, als wegen der Häufigkeit von Unterleibsschwäche, Hämorrhoiden u. dergl.

Auf wollene Hautbekleidung ist auch möglichst zuverzichten von solchen Menschen, die nicht im Stande sind, sie fleißig genug zu wechseln und zu reinigen; denn Wolle nimmt viel leichter an und hält fest nicht blos Schmutz, sondern auch Ansteckungsstoffe, als Leinen, unter dem sich aber freilich die Ausdünstung gerne als lästiger und leicht schädlich werdender Schweis anhäuft, und das übrigens kein solcher Erreger für die Haut ist und ihre Wärme nicht so fesselt, als die Wolle.

Die Function der Haut wird endlich begünstigt

e) Durch fleißige Bewegung in freier Luft, und

f) durch Vermeidung des häufigeren Genusses gewisser derber, schwerer Speisen einerseits, wie grober Mehlspeisen, Käse, Schweinfleisch, Gänsefleisch, Erbsen u. dergl., und zugleich wässriger und saurer Vegetabilien, wie derlei Obst, in der minder warmen Jahreszeit andrerseits.

Das üble der mehr oder weniger schnellen Unterdrückung der Aussonderungen durch die Haut besteht nicht blos in Hinderung der gehörigen Entladung des Leibes und überhaupt eines beträchtlichen Theiles der Wechselwirkung zwischen dem Menschenleib und seiner Aussenwelt; sondern auch darin, daß Stoffe, nachdem sie von dem organischen Leben des Individuums als Schlackenhaft zur Ausscheidung vorbereitet worden und selbst schon im Begriffe waren, ausgeschieden zu werden — plötzlich wieder in den Körper zurückgedrängt werden, den sie als Fremdes und Schlechtes belästigen und übel reizen.

Bei der Unterdrückung der Hautausdünstung durch Zugluft aber insbesondere wird nicht blos die feine Ausströmung um so kräftiger gehemmt oder zur entsprechend kräftigen Umkehrung der Richtung des Ausströmenden gezwungen; sondern das Uebelste dabei ist die Erkältung eines Theiles (einer Seite) des Körpers bei gleichzeitiger Erhitzung des anderen; wodurch alle Lebensprocesse des einen auf eine gerade entgegengesetzte Weise modificirt werden, als die des anderen und wodurch also eine allgemeine Disharmonie im Leben des Individuums zu Stande kommt. — —

2) In Bezug auf die Aussonderung des Speichels bedarf es wohl nur der Erinnerung an unstatthafte Vergeudung desselben durch Netzen damit beim Flachsspinnen, durch Anfeuchten der Hände mittels desselben bei gewissen schweren Arbeiten, durch Gewöhnung an häufiges Ausspucken mit und ohne Verbindung des Tabakrauchens u. dergl.

3) Von besonderer Wichtigkeit ist die Darmausleerung, bei der es sich nicht blos um Entfernung von unassimilirbaren Ueberresten von Speisen und Getränken, sondern auch dessen handelt, was der ganze lange und voluminöse Verdauungskanal, als ein so beträchtlicher Theil der nach innen umgeschlagenen und besonders ausgebildeten Haut, in consistenterer Form, als die Hautausdünstung, absondert, wozu auch noch ein Theil der Galle und wohl auch des pankreatischen Saftes kommen. Aus Störungen und besonders Hemmungen dieser Ausleerung geht eine sehr bedeutende Anzahl von physischen und psychischen Störungen hervor; indem nämlich dadurch bedingte Anfüllung und Ausdehnung des Dickdarms weiter Stockungen und Anpfropfungen in den benachbarten Blutgefäßen, mangelhafte Absonderung in der Nähe, Congestion in dem Pfortadersystem, den Hämorrhoidalgefäsen, in Milz und Leber, in den Gekrösdrüsen verursachen, und diese rückwärts nicht blos dieses auch in Brust und Kopf, sondern auch sogenannte organische Fehler in Lungen, Herzen, Hirne,

oder wenigstens manchfache Störungen und Hemmungen ihrer Function erwirken.

Freilich ist dabei nicht zu übersehen, daß Fehler der Darmausleerung oft in gerade umgekehrter Ordnung erzeugt sind, von falschem, übermäßig angestrengtem Kopfleben, von Gemüthszuständen, wie Sehnsucht, Wehmuth, Kummer u. dergl., mit deren Beseitigung auch jene Fehler weichen.

Die besten Mittel, diese zu vermeiden, sind übrigens das richtige Verhalten in Essen und Trinken, also hauptsächlich Vermeidung zäher, trocknender, hitzender, zusehr zusammenziehender oder zusehr erschlaffender Speisen und Getränke und alles Uebermaaßes im Essen; nicht zu spärliches Trinken, besonders von Wasser; Gewöhnung an eine gewisse Zeitordnung für diese Ausleerung, wie sie am besten zu den gewöhnlichen Geschäften des Individuums paßt — im Allgemeinen wohl am besten Morgens bald nach dem Aufstehen oder nach dem Frühstücke. Doch darf diese Gewöhnung auch nicht gar zu streng seyn, weil sonst dennoch unausweichliche Störungen derselben zu übel empfunden werden. Ferner fleißige allgemeine Bewegung und wohl hie und da örtliches Reiben und Kneten des Unterleibs.

Dagegen sind Klystiere und Stuhlzäpfchen oder gar innerliche Mittel zur Beförderung des Stuhlgangs möglichst zu meiden. In der Regel machen sie das Uebel nur ärger; erzeugen wohl auch Hämorrhoiden und Vorfälle (Prolapsus). Höchstens mag eine Pfeife Taback, zusammen mit dem Kaffee, zu Hülfe gezogen werden. Doch taugt das Tabackrauchen an sich weniger für den Morgen.

Zu meiden sind natürlich zugige Abtritte, besonders von Hämorrhoidarien, Menstruirenden, zu Leibgrimmen und Durchfall Geneigten. Uebrigens bei diesem Geschäfte **nicht** lesen; denn theils soll man auch hiebei nicht zween Herren dienen wollen, theils sich dadurch nicht selbst zur Trägheit und Verlangsamung dieses Geschäfts verwöhnen. —

4) Die **Harnaussonderung**.

Jeder der drei Hauptabtheilungen des Rumpfes ist — von der Darmausleerung abgesehen — eine wichtige Excretion zugetheilt. Der Brust die Ausathmung, von der hinlänglich gehandelt ist, Behufs der Bereitung von Arterienblut; dem Bauche die Gallenabsonderung, durch deren Ausscheidung — von der Verdauung abgesehen — dunkelrothes Venenblut gefertigt wird; im Becken die Harnabsonderung durch die Nieren, durch welche die ganze Säftemasse eine sehr wichtige Läuterung und Reinigung erfährt, besonders in Bezug auf niedrigere, basische, mineralische Stoffe (eine Menge von erdigen und anderen Salzen).

Diese Läuterung und Reinigung steht wohl in nächster Beziehung mit den Absonderungen für die Geschlechtsfunction. Wenn nämlich wohl schon angenommen werden darf, daß die gesammte arterielle Blutmasse bei ihrem Weggange aus dem Herzen polarisch in zwei entgegengesetzt geeigenschaftete Theile geschieden wird, deren einer zu den höheren Körpertheilen zum Theil gerade aufsteigt, indeß der andere die entgegengesetzte Richtung nach den unteren Körpertheilen einschlägt: so geschieht tiefer unten sicherlich von Neuem eine solche Scheidung; so zwar wohl, daß von der ganzen dem Becken und seiner nächsten Zubehör zukommenden Quantität von Arterienblut, so zu sagen, der basische oder schlechteste Theil durch die Nierenarterien zu den Nieren, der principale oder beste aber durch die Saamenarterien beim Manne zu den Hoden, beim Weibe zu den Eierstöcken, geführt wird.

Ja, man kann sagen: wie sich einerseits im Haupte die ganze Individualität eines Menschen gewisser Massen idealer (principaler ꝛc.) Weise concentrire; so geschehe dasselbe realer (basischer ꝛc.) Weise im Becken. Da aber werde abermals die ganze basische oder reale Individualität in eine Licht- und eine Schattenseite geschieden und letztere durch die Harnabsonderung fortwährend ausgestoßen. Darum ist der Harn bei verschiedenen Menschen und selbst bei demselben Menschen unter verschiedenen Umständen sinnlich und chemisch so ausserordentlich verschieden und reflectirt sich jeder Lebenszustand des Individuums so bemerkbar in ihm. Darum entscheiden sich auch so viele Krankheiten ganz oder theilweise auf diesem Wege, und ist die Fürsorge für Harnbereitung und Ausscheidung und für ihren organischen Apparat auch in diätetischer Hinsicht von so großer Wichtigkeit.

Gleichwohl ist diese Fürsorge in folgendem Wenigen zusammen zufassen: Vermeidung von Verletzungen der Nieren etwa durch Stöße oder Fallen auf die Lenden; — dem Drange, Urin zu lassen, nicht sehr und lange widerstehen, weil sonst nicht blos die Harnblase bis zur Lähmung oder zum Platzen ausgedehnt werden könnte, sondern auch weil dadurch, mittels mangelnden Abflusses und mittels Zurückdrängens des schon abgesonderten Harns, ähnlich auch die Harnleiter und die Nieren selbst überfüllt und zu krankhaften Zuständen disponirt werden; weil dadurch ferner theils zu wenig Harn abgesondert, theils von dem schon abgesonderten einerseits wieder aufgesogen wird, andrerseits an die Harngefäßwände Niederschläge gemacht werden, die den Grund zu Krankheiten derselben,

selben, zu Harnsteinen ic. legen können. — Aber es darf auch nicht ohne gehörigen Drang Harn zu oft entleert werden; das schwächt den Harngefäßapparat theils direkt wegen Mangels an Uebung in der Ausdehnung, theils indirekt durch zu oft wiederkehrende willkührliche Reizung; die Nieren aber regt es zu sehr an. — Uebrigens ist je und je auf Einmal möglichst aller Harn zu entleeren, um Absatz und Niederschlag zu verhüten. — Füglich ist schon in früherer Jugend daran zu gewöhnen, bei Nacht während der Schlafzeit Harn nicht zu lassen, um den Schlaf nicht ohne Noth zu unterbrechen, Verkältungen zu verhüten u. dergl.

Alte Menschen, besonders alte Männer, fühlen sich nicht nur von Natur schon aufgefordert, öfter Harn zu lassen, sondern haben auch selbst bedacht darauf zu seyn, weil unter Anderem in dem greisenden Körper überhaupt und so denn auch im Harne desselben die Quantität der erdigen Bestandtheile zu-, die Lebenskräftigkeit der Harnorgane in Verbindung mit der der Geschlechtswerkzeuge aber unverhältnißmäßig abnimmt. — Darum ist in dieser Zeit der Genuß von Dingen, welche die Harnbereitung bethätigen, wie Spargel, Selleri, Petersilie, Hopfenkeime, Kohlensäurereiches Getränk, überhaupt fleissigeres Trinken milder Flüssigkeiten, um so mehr zu empfehlen; um so mehr aber dagegen zu vermeiden der Genuß zu junger Weine, harten Wassers, von Käse u. dergl.

5) Zu Gunsten der wichtigen Gallenabsonderung ist hauptsächlich folgendes zu thun und zu meiden: Verhütung von Stoß und Druck der Leber, namentlich etwa durch eng anliegende und einschneidende Kleidungsstücke, oder durch starkes Pressen

derselben durch anhaltendes einseitig rechts geneigtes Sitzen; — hinlängliche Bewegung; — Mäßigkeit im Trinken weingeisthaltiger Getränke; — Vermeidung sehr kalten Trinkens; — fleißiger Genuß frischer grüner Gemüse und besonders jener im Frühlinge üblichen mancherlei Salate; — im Herbste reichlicher Genuß guter frischer Weintrauben u. dergl.

Vierter Abschnitt.

Verhalten gegen das Geschlechtsleben.

Erstes Kapitel.

Von der Bedeutung des Geschlechtslebens im Allgemeinen.

Daß angemessener hier schon unter der Gesundheitspflege des vegetativen Lebens von dem Verhalten gegen das Geschlechtsleben gehandelt werde, als später, dafür spricht schon das Wort Fortpflanzung, mit welchem in unserer Sprache der Endzweck desselben bezeichnet wird. Deßgleichen die Bemerkung: daß, was für das Individuum und jeden seiner Theile die Metamorphose ist, erscheinend in Neubildung von Molekülen der leiblichen Substanz einerseits und in Wiederauflösung derselben andrerseits, Gezeugt- und Geboren-werden eines Theils und Sterben von Individuen andern Theils für die Menschengattung sey.

Dagegen will und kann damit auch wieder nicht gesagt werden: das Geschlechtsleben gehe nur das Vegetative der Zeugenden an und das Gezeugte werde zunächst nur von Seite seines Vegetativen geschaffen. Vielmehr sind die Zeugenden als solche unmittelbar in der Ein- und Ganzheit ihres physisch-psychischen Lebens betheiligt, und wird durch die Zeugung der Keim des ganzen physischen und des seelischen Wes'ns (im engeren Sinne dieses Works) eines neuen Menschen gelegt — und nur die Schöpfung des eigentlichen Geistes bedarf im späteren Verlaufe des Lebens einer neuen, vom Individuum, in dem er geschaffen werden soll, großentheils selbst bedingten Zeugung, der Ueberzeugung und Wiedergeburt im Geiste.

In den beiden, sich vielfach entsprechenden Extremen des Beckens, als Sitz des Geschlechtslebens, einerseits und des Kopfes andrerseits *) concentrirt sich die ganze physisch-psychische Individualität eines Menschen; nur im Becken auf basische oder reale Weise d. h. so, daß das Psychische mehr vom Physischen überwältigt wird; im Kopfe aber auf principale oder ideale Weise d. h. so, daß das Physische umgekehrt mehr in's Psychische aufgenommen wird.

Zugleich soll das Individuum durch jene beiden Extreme weniger für sich selbst, als für seine Gattung wirken; durch das Becken- oder Geschlechtsleben überwiegend (nicht ausschließlich) leiblich, durch

*) Männlicher Saamen und Nervensubstanz erscheinen nach sinnlichen und chemischen Eigenschaften sehr ähnlich. Auch Becken- und Hauptknochen entsprechen sich mehrfach. Nach Oken z. B. Sitzbein und Oberkiefer, Schaambein und Unterkiefer u. s. w. So wie die Hoden selbst den Hirnhemisphären verglichen werden mögen, so entsprechen sich namentlich auch beider Umhüllungen. So das freilich blos häutige, aber ebenfalls behaarte Scrotum den Hirnhüllen von Seiten der äusseren Haut und des knöchernen Schädelgehäußes; die Tunica dartos der dura mater; die Tun. vaginalis propr. test. der arachnoidea; die Tun. albuginea der pia mater u. s. w. — Deßgleichen treten in der Zeit der ersten Bildung des Fötus Kopf- und Becken-Gegend vor allem Anderen gleichmäßig stark hervor.

das Haupt und den daran sich besonders anknüpfenden Geist überwiegend geistig. Jenes eben durch die Zeugung, dieses durch die „überzeugende“ (auf zweiter, höherer Potenz zeugende) Sprache *) im weitesten Sinne letzeren Worts. Auch hierin bewährt sich übrigens der allgemeine Gegensatz zwischen weiblichem und männlichem Menschen theilweise, sofern jener mehr bei der leiblichen, dieser mehr bei der geistigen Zeugung zu leisten hat.

Durch die eigentlich sog. Zeugung oder das Geschlechtsleben opfert demnach das Individuum einen Theil seiner ganzen leiblichen und seelischen Individualität (Eigenartigkeit) zu Gunsten der Gattung auf; sondert ihn von sich ab. Durch diese Absonderung pflanzt sich die Gattung dermassen fort, daß die aus dem Abgesonderten sich entwickelnden neuen Individuen und so denn die einander folgenden Generationen im Ganzen gegen die früheren als veredelte erscheinen; so daß also keineswegs in der Fortdauer der Gattung sich nur immer das Gleiche wiederholen, sondern immer Vollkommneres zu Stande kommen soll und im Ganzen auch wirklich zu Stande kommt.

Diese fortschreitende Veredlung des Menschengeschlechts durch Zeugung geschieht theils schon dadurch, daß eben letzteres im Ganzen seinem ganzen Wesen und Inhalte nach immer mehr sich entwickelt und edler ausreift, und daß die Nachkommenschaft dem Wesentlichsten nach und im Allgemeinen genau

*) Bei Thieren, die ein gespaltenes männliches Glied naturgemäß haben, ist entsprechend auch die Zunge gespalten. Uebrigens gleichzeitige Ausbildung der Stimme und der Geschlechtssphäre; Verbreitung von in der letzteren entstandenen Krankheiten auf die Sprechwerkzeuge 2c.

ihren Eltern entspricht. Es heißt auch hierbei: man kann nicht Feigen lesen von den Disteln, oder umgekehrt; und Zeugen heißt ja im Grunde nichts anderes, als einen Theil seines eigenen bestimmt qualificirten Lebens schlechtweg (S. 9.) von sich absondern und zum Grunde der Existenz der Nachkommenschaft machen, die eben daher vorerst nur werden kann, wie dieser ihr Grund ist. — Theils wird jene fortschreitende Veredlung des Menschengeschlechts mittels der Zeugung insofern erzielt, als letzterer in der Regel irgend ein Grad und irgend eine Art von Liebe zu Grunde liegt, die, wie sie den Lebensinhalt beider Zeugenden wenigstens momentan verbessert und verschönt, dasselbe auch in Bezug auf den Keim des Gezeugten thut. Es ist denkbar und zum Theil Erfahrungsgemäß, wie im Gegentheil durch Widerwillen und selbst wohl aufflammenden Haß eines der zeugenden Individuen gegen das andere physisch und psychisch bejammernswerthen und furchtbaren Wesen das Daseyn gegeben werde. Und es erhellt dagegen von selbst, wie dem Zeugungsgeschäfte, da von ihm Wohl und Weh nicht blos einzelner Wesen, sondern des ganzen Geschlechts abhängt, nur in besonders guten und reichen Lebensmomenten mit heiligem Ernste obgelegen werden soll. — Theils ferner wird jene Veredlung bezweckt durch sorgfältige Abgrenzung des Gezeugten gegen den Einfluß fremder Willkühr, solang es im Mutterleibe zubringt. Durch dämpfende Flüssigkeit, durch isolirende mehrfache häutige Hüllen ist möglicher Weise verderblichem Einflusse von der Mutter auf die Frucht gewehrt. Es fehlt an unmittelbarer Zusammenmündung zwischen den beiderseitigen Gefäßen und Nerven; diese emsigen Leiter, gehen nicht unmittelbar vom Kinde zur Mutter oder umgekehrt. Leider wirken dennoch nur zuoft Stürme der Leidenschaft, übermächtige Affekte und heftigere Veränderungen im Körper von der Mutter verderblich auf die Frucht. — Endlich aber wird jene Veredlung der Nachkommenschaft namentlich auch dadurch erreicht, daß, je beträchtlicher der Gegensatz und je mächtiger die aus der Spannung desselben hervorgehende Liebe zwischen zwei Individuen verschiedenen Geschlechts ist, sich in dem von ihnen Gezeugten der Gegensatz oder die Ein- und Halbseitigkeit der Geschlechter um so inniger ausgleiche und versöhne. Dadurch aber wird das Gezeugte eben um so gewißer ein weniger einseitiger, sondern mehr ein ganzer, harmonischer Mensch, als die beiden Eltern die entsprechendsten Hälften Eines ganzen und gleichartigen Menschen sind.

Jemehr aber diesem Endzwecke entsprochen wird, desto mehr und schöneren Ersatz (Befriedigung) erfahren die Zeugenden unmittelbar und mittelbar für ihre Selbsthinopferung. Dieß ist wohl festzuhalten, wie nur in der Vereinigung zweier Individuen verschiedenen Geschlechts die aber, wie es in der Ehe nur seyn soll, nach ganzer Persönlichkeit genau zusammenpassen, neben dem Verluste aus der Geschlechtsfunction Gewinn auch für die Zeugenden resultire.

Jene gegenseitige Spannung wird nun aber im Fortgange der Geschichte der Menschheit bis auf einen gewißen Punkt hin, bis an die jenseitige Grenze ihres Mannesalters, nothwendig im Allgemeinen immer größer; aber eben gleichen Schrittes damit immer inniger die Ausgleichung des einseitig Gespannten in der Nachkommenschaft. Mit der Zunahme jener Spannung wächst gleichen Schrittes die Bevölkerung und zum Theil auch Unfug in Beziehung auf das Geschlechtsleben. Dieß ist der Fall gegenwärtig bei uns, und ein neuer Beweis daß wir in der Nähe des Mannesalters der Menschheit sind. Auch hier wird es in Bezug auf die bereits erhobenen ängstlichen Klagen wegen Ueberbevölkerung heißen: wenn die Noth am größten, ist Hülf' am nächsten. Dieß aber nicht blos dadurch, daß wenn solche gegenseitige Spannung der Geschlechter den höchsten Grad erreicht haben wird, dieselbe Schritt für Schritt auch wieder mehr nachläßt: sondern die mit jener Spannung zwischen den Zeugenden parallel gehende Ausgleichung und Versöhnung in den Gezeugten giebt letzteren mehr und mehr diejenige Befriedigung in ihnen selbst, die ausserdem die Geschlechter gegenseitig bei einander suchen. Und so tritt allmälig, von zwei Seiten bedingt, Nachlaß in der Geschlechts-Wechselwirkung und ebendadurch auch in der Bevölkerung ein. Die Versöhnung des Geschlechtsgegensatzes in jedem menschlichen Individuum wird aber einst so zunehmen, daß, dynamisch verstanden, mit allgemeinem Ueberhandnehmen einer Art von Harmaphroditismus *),

*) Bis auf einen gewißen Grad besteht ein Hermaphroditismus auch nur in Beziehung auf die Geschlechtsgebilde ohnedieß schon insofern, als in der Generationssphäre des männlichen Menschen die wesentlichsten Theile des weiblichen Zeugungsapparats mehr nur figurirend und repräsentirend angedeutet sind, und umgekehrt. So hat der Mann nur einen Nachglanz der weiblichen Brüste; den Uterus zur Prostata zusammengeschrumpft; an der Stelle der Graaf'schen Eierchen des weiblichen Eierstocks seine Cowper'schen Drüschen u. s. w. Dagegen ahmt die weibliche Clitoris den männlichen Penis schwach nach, die äusseren Labia das Scrotum, die inneren die Tun. dartos u. s. f. Besonders vollkommen ist dieser Hermaphroditismus von Seite der

die Menschheit, wenn sie ihr Ziel auf der Erde erreicht hat, völlig versiegen wird.

Zeugungstheile bei menschlichen Früchten während des ersten Drittels der Schwangerschaft. Erst nach diesem wird der bisherige Zwitter entschieden männlich oder weiblich; und gewisser Massen selbst jeder später männlich erscheinende vorübergehend erst noch weiblich.

Zweites Kapitel.

Verhalten in Bezug auf die Zeitverhältnisse des Geschlechtslebens.

Erster Artikel.

In Beziehung auf das Lebensalter des einzelnen Menschen.

Opfert nun aber ein Individuum, sofern es zeugt oder dem Geschlechtsleben obliegt, einen Theil seiner ganzen leiblichen und seelischen Individualität (Eigenartigkeit) zu Gunsten der Gattung auf; so folgt sogleich, daß es dazu nicht eher berufen seyn könne, als bis es als Individuum theils genug hat und ist, theils sich eine bestimmte Eigenartigkeit in gewißer Festigkeit und Sicherheit an und in ihm ausgebildet hat. Dieß ist aber nicht eher der Fall, als bis zum Eintritt des Mannesalters. Beim männlichen Geschlechte findet dieser aber unter unserem Himmelsstriche und selbst in unserer schnell lebenden und rasch alternden Zeit erst um das dreissigste Lebensjahr Statt. Beim weiblichen jedoch ungefähr um sieben Jahre früher. Bis dahin wolle daher, wenn er sich selbst wohl will, der weibliche Mensch des köstlichen Lebensabschnitts der Jungfrauschaft als solcher, geniesen, und nicht mit gänzlicher Ueberspringung oder mit Abkürzung derselben vom Mädchen zur Frau werden wollen. Denn in demselben Maase, als er Jungfrau recht und ganz zu seyn versäumte, wird er schlechte Frau und Mutter. Ebenso sey der männliche Mensch recht und ganz Jüngling und wolle nicht auf Kosten des Jünglingsalters schnell aus dem Knaben ein Mann werden. Er kann dieß recht nicht blos nicht vor der Zeit werden, sondern, wo er es dennoch versucht, da wird er eben so wenig je ein rechter Mann im vollen Sinne des Worts, als auf einen übereilten Frühling ein rechter Sommer oder vollends ein recht fruchtreicher Herbst folgen kann.

Daß sich Regungen des Geschlechtslebens früher bemerklich machen (im 16ten, 14ten Lebensjahre und noch früher), beweißt nicht dagegen. Leider ist dieß fast in den meisten Fällen das Werk einer Art Treibhauslebens überhaupt und oft noch schändlicheren Frevels insbesondere. Aber auch davon abgesehen; so regt sich alles Leben von selbst früher in gewißer Weise, als es seiner eigentlichen und ganzen Bestimmung angemessen wirken kann und soll. So regt die Frucht im Mutterleibe lange Zeit vorher ihre Glieder, ehe sie dieselben zum Gehen und Greifen u. dergl. wirklich gebrauchen kann uud soll. So sind wohl in der Rosenknospe alle Blätter bis auf einen gewißen Grad ausgebildet; aber reiß' die Knospe vorzeitig auf — und, was die herrlichste Rose geworden wäre, verdirbt jetzt, ohne weder als Knospe, noch als aufgeblühte Rose zu seyn und erfreut zu haben, wie sie's gekonnt nnd gesollt.

So braucht auch das Geschlechtsleben eine ziemlich lange Zeit zu seinem und des Individuums rechten Gedeihen von seinen ersten leisen Regungen an bis dahin, wo es zum heiligen Geschäfte der Zeugung reif und tüchtig geworden.

O, und diese Zwischenzeit ist für den ganzen Menschen von unendlicher Wichtigkeit! Diese ersten, mehr noch unmittelbar das ganze Individuum durchwaltenden, als schon einseitig in den Geschlechtswerkzeugen sich aussprechenden, leisen, fernen, magischen Regungen sind allein die Quelle der Poësie und Romantik des Lebens, des wahren Frühlings des Menschenlebens, der, einmal in dem Jünglingsalter recht aufgegangen, bis zum Grabe nicht ganz untergeht.

In dieser Zeit des erwachenden und sich vorbereitenden Geschlechtslebens ist es noch inniger mit dem gesammten psychischen Leben verschmolzen. Bis zum Mannesalter sind nämlich Naturgemäs die beiden Pole des sinnlichen Menschenlebens, Becken- und Hauptleben *), noch weniger auseinander geschieden, sondern ruhen noch mehr in einander, und es concentrirt sich dann das Leben so zu sagen im Herzen. So ist denn dann auch das noch inniger beisammen, was sich nachher einerseits als sinnliches Medium der Zeugung, als Saamen, bestimmter und reichlicher abscheidet, andrerseits als sinnliches Medium des höheren psychischen Lebens, als Nervensubstanz bestimmter abgesondert, für sich ausreift. Die große Aehnlichkeit namentlich zwischen männlichem Saamen und Nerven- (Hirn-) substanz ist sinnlich und chemisch hinlänglich erörtert. Demnach ist denn in der gedachten Zeit das Geschlechtsleben noch inniger

*) Manche Physiologen und Anthropologen wissen viel zu sagen von dem mächtigen Einflusse des sich entwickelnden Geschlechtslebens auf Funktionen der höheren Körpertheile und auf's Psychische. Allein wie die Sache dabei fast in der Regel genommen wird, giebt sie nur einen neuen Beleg zu jener so häufigen Verwechselung des post hoc mit dem propter hoc.

verschmolzen einestheils mit dem Centralpunkte des vegetativen Nervensystems, des sog. Gangliensystems. Dieses selbst aber ist, wie wir später etwas näher erörtern werden, der vorzugsweise Träger dessen, was unsere Sprache schön Gemüth nennt. Anderentheils gilt dasselbe in Beziehung auf das Gehirn; dieses ist aber, nach ebenfalls erst später folgenden Andeutungen, Werkstätte und Element der Einbildungskraft und Phantasie.

Demnach geschehen also jene früheren Regungen des noch nicht ausgereiften und ausgeschiedenen Geschlechtslebens in innigster Gemeinschaft mit Gemüth, Einbildungskraft und Phantasie, die noch dazu Naturgemäs gerade in derselben Zeit ihre eigentliche Blüthezeit haben. Und in solchem Vereine ist dieß die Zeit und der Grund und Boden für jene Jugendfreundschaft, die nicht blos an ein und das andere Individuum für das ganze Leben beseeligend anknüpft, sondern überhaupt freundlich macht für jetzt und das ganze künftige Leben — dieß Zeit und Grund und Boden für die Liebe, die reinmenschliche, ohne die der Mensch, was und wie er auch übrigens sey, für sich und Andere ein tönendes Erz und eine klingelnde Schelle ist — dieß Zeit und Grund und Boden jener Jedem wünschenswerthen Poesie, die schon in der Jugend das Tagwerk des künftigen ernsteren Lebens im lebendig ansprechenden Vorbilde, im begeisternden Ideale erscheinen macht; aber auch während des ganzen spätern Lebens das Schöne mit dem Wahren, das Utile mit dem Dulce, gattet — dieß endlich Zeit und Grund und Boden jener so werthen Romantik, die, der Wahrheit und dem Ernste unbeschadet, dem vielfach widerlichen Vordergrunde im Bilde des wirklichen Lebens einen Hintergrund zufügt, der Herz und Auge letzet und stets zu neuer Wirksamkeit Muth und Freudigkeit giebt.

Das Alles entbehren jene, die nicht lang genug reine Jungfrauen, reine Jünglinge bleiben wollten. Weh ihnen! Darum gehen sie freundlos und grämelnd, sich und Anderen eine unerfreuliche Erscheinung, durch's Leben. Darum geht ihnen nie das eigentliche Leben des irdisch menschlichen Lebens, die Liebe, auf. Darum ist ihnen das Tagwerk ihres Lebens eine Last und mühen sie sich, durch kein Ideal begeistert und orientirt, fruchtlos ab. Darum erscheint ihnen — eine Gotteslästerung — das irdische Leben nur als ein mühsamer Gang durch ein Jammerthal, den sie sich nicht selten durch Selbstmord abzukürzen suchen, dadurch aber den Lebensweg selbst im Jenseits nur um so länger und beschwerlicher machend.

Vor solchem Unglücke ist der weibliche Mensch durch die Natur selbst noch etwas mehr verwahrt. In ihm gedeiht naturgemäs die Scheidung jener Gegensätze zwischen Nerven- und Geschlechts-, zwischen Hirn- und Beckenleben nicht so weit; sondern bleibt dieß alles mehr zu einiger Indifferenz verschmolzen. Darum liebt es im Allgemeinen mehr und schöner; vereinseitigt weniger leicht zu einer scheußlichen Sinnlichkeit. Der von Natur zu mehr Selbstbewußtseyn und Freiheit bestimmte männliche Mensch ist auch hierbei der Gefahr mehr ausgesetzt, damit er in dieser Hinsicht als mannhaft siegreicher Held sich Lorbeeren erwerben könne. —

Aber er wird nie mannhafter Held, nie Mann, wenn er sein Jünglingsleben als solches nicht ganz und rein durchgemacht hat. Denn ohnedieß opfert er von seiner ganzen eigenartigen Persönlichkeit, ehe er solche im rechten Maase und von der rechten Festigkeit und Gediegenheit für sich als Individuum gewonnen hat. Nicht blos leiblich schwächt er sich außerdem; sondern unmännlich, unselbstständig, unzuverlässig und characterlos in seinem ganzen Wesen macht er sich selbst für sein ganzes übriges Leben.

In dieser Beziehung kann aber auch auf entgegengesetzte Weise gefehlt werden. Durch unrechtmäßige und unzeitige Enthaltsamkeit gegen das Geschlechtsleben, also bei Mangel von Aufopferung eines Theils seiner Individualität, häuft sich, so zu sagen, die individuelle Eigenthümlichkeit zu sehr an, bekommt der Egoismus ein zu großes Uebergewicht über die andere Lebensrichtung des Sich-selbst-hingebens an Fremdes überhaupt und an das Ganze der Gattung insbesondere. Selbstsucht, Engherzigkeit, kleinlicher Eigensinn, Unverträglichkeit, Sonderlingswesen, Verirrung der dem anderen Geschlechte und der Gattung angehörenden Neigung auf unwürdige Gegenstände (Schooshunde, Katzen, Papagayen, Steckenpferde jeder Art), Geiz — sind die leidigen Früchte dieser Unnatur — wenn nicht ein mächtiger, Gottgeweihter Geist in's Mittel tritt. Daher die Sonderbarkeit wahrhafter „alter Jungfern und Junggesellen." Darum ist der Cölibat der Geistlichkeit, da jenen hohen Geist zu schaffen die Priesterbildung und Priesterweihe gar häufig nicht geeignet ist, dem vor Allem Liebe und Hingebung heischenden Geiste des Christenthums und der Religion an sich so wenig günstig; auch abgesehen von den durch ihn nicht selten bedingt werden sollenden schändlichen Surrogaten des rechten Geschlechtsverhältnißes, der Ehe.

Ja, selbst das Geistige des Menschen kann im späteren Alter in gehöriger Stärke und Reinheit nur dann hervortreten, wenn durch das jenseitige Extrem des Geschlechtslebens die Abscheidung des Basischen der ganzen Persönlichkeit in rechtem Maaße und auf die rechte Weise geschieht — vergleichbar der Scheidung eines Erzes in reines Metall und übrigen Gehalt. Ein Umstand, der einiges Licht geben kann über eine gewisse Lebensweise gewisser sog. Genie's, die damit aber nicht unbedingt gerechtfertigt werden soll.

Zweiter Artikel.

In Beziehung auf Jahres- und Tags-Zeiten.

Die Genitalien der Thierwelt und des Menschen entsprechen wesentlich den Blüthen des Pflanzenreichs. Die vorzugsweise Blüthenzeit der Pflanzen ist aber der Frühling. Und mit und in diesem regt sich denn auch der Geschlechtstrieb beim Menschen merklicher, wie er die Begattungszeit der meisten Thiere ist.

Es herrscht nämlich während des Winters, wie schon oben (S. 138.) bemerkt, beim Menschen die gröbere, niedrigere, basische, planetare Körperlichkeit vor. Da nun bei der Zeugung nach S. 228. die Individualität von basischer Seite abgesondert wird, so erscheint überhaupt schon der Winter als geeigneter für das Zeugungsgeschäft. Allein während des Winters herrscht doch zugleich der Egoismus des Individuallebens, leiblich sich durch vorwaltende Irritabilität aussprechend, vor; und von dieser Seite die Sache betrachtet, ist im Winter die vom Geschlechtsleben bedingte Selbsthingebung und Selbstaufopferung doch weniger begünstigt, sowie denn auch während desselben die Einseitigkeit in dem Seyn des Indi-

Individuums zu groß ist, um dem Endzwecke des Geschlechtslebens hinreichend zu entsprechen. Dagegen erhebt sich um den Frühlingsanfang die höhere, feinere, principale, solare Körperlichkeit, um während des Sommers vorzuwalten (S. 138.). Damit erhebt sich eo ipso die Tendenz im Menschen, sich selbst hinzugeben, sich theilweise aufzuopfern zu Gunsten des Ganzen. Und diese Tendenz wird um so leichter verwirklicht, je mehr sich die dazu taugliche Basicität des Leibes angehäuft hat, und sich mit ihrem Gegentheile einiger Massen vereinigt.

Der Sommer hingegen ist Erfahrungsmäßig von jeher auch für den Menschen am wenigsten geeignet gefunden worden, zur Ausübung des Geschlechtslebens. Die Theorie findet den Grund davon eben darin, daß während desselben Naturgemäs die der Geschlechtstendenz gerade entgegenstehende ideale Concentration der Individualität (S. 228.) im Allgemeinen herrscht.

Dieser Gegensatz versöhnt sich zwar im Herbste wieder vorübergehend, wie etwas Aehnliches im Frühjahre geschah; allein im Herbste ist die Basicität des Leibes äusserst gering und dagegen der entgegengesetzte Pol am stärksten geworden. Die jetzt also vor sich gehende Aussöhnung und Umkehrung beider bedingt daher mehr ein idealisch-schwärmerisches, vorherrschend wehmüthiges Wesen, mit und ohne Beziehung auf das Geschlechtsverhältniß. —

Die Tageszeiten sind im Kleinen wesentlich dasselbe, was die Jahreszeiten im Großen. Der Morgen entspricht dem Frühlinge. Und von Seiten der Tagszeiten beweißt sich daher der anhebende Morgen (somit schon überhaupt die Nachmitternachtszeit) als dem Zeugungsleben am angemessensten. Da ist eben auch durch den vorausgegangenen Schlaf die durch das vorhergehende Tagwerk geschwächte Individualität wieder ergänzt, herrscht die Concentration derselben von basischer Seite vor — weil Nacht und Winter einander entsprechen — und erhebt sich doch bereits auch die Seite des Lebens, die dem Egoismus des Individuums entgegenwirkt.

Der Mittag ist unter den Tagszeiten eben so, wie der Sommer unter den Jahreszeiten, die wenigst geeignete Zeit für das Geschlechtsleben. Der Abend entspricht genau dem Herbste, und paßt — in Uebereinstimmung mit dem vom Herbste oben geäusserten — vor jeder anderen Tagszeit nur für das allgemeine gesellige Leben.

Dritter Artikel.

In Beziehung auf ganze Zeitalter.

Nochmals in's Größere den enger begrenzten Tages- und Jahreszeiten zugleich entsprechend können ganze Jahrhunderte in sich begreifende Zeitalter der Geschichte betrachtet werden. In dieser Hinsicht bietet uns die ganze Menschheitsgeschichte bis jetzt erst zwei große Tage oder Jahre — je nachdem sie von niedrigerem oder höherem Standpunkte aus betrachtet wird — dar, in deren zweitem wir sogar noch leben. Der Mittag oder Sommer des einen Abschnitts erscheint uns zur Zeit der höchsten und schönsten Entwickelung Griechenlands. Der Mittag oder Sommer des zweiten dürfte namentlich in deutscher Bildung jetzt bereits seinen Gipfelpunkt erreicht und selbst wohl schon überschritten haben. Die zwischen beiden Mittagen dazwischen liegende Mitternacht, oder der zwischen beiden Sommern zwischeninnen liegende tiefste Winter ist um das Jahr 1000 unserer Zeitrechnung gegeben. Der hierauf anbrechende Morgen oder Frühling der neuen Geschichte zeichnet sich namentlich auch durch eine bis zur stärksten und allgemeinsten Ausprägung der Lustseuche und eines wüsten Hurenwesens gesteigerte und entartete Regung des Geschlechtslebens aus *).

Ob nun wohl man sich des Fehlers nicht selten schuldig macht, das Nahestehende und daher Größererscheinende mit dem Fernerstehenden und deßhalb Kleinererscheinenden zu vergleichen, ohne die größere Ferne oder Nähe in Anschlag zu bringen, wodurch also unserer Zeit leicht unrecht gethan wird — wenn man Wollust als eine besondere üble Auszeichnung unserer Zeit angiebt: so ist doch nicht zu leugnen, daß wir allerdings auch gerade in dieser Beziehung uns sehr Erhebliches und Verderbliches zu Schulden kommen lassen. Schon die, vielen Beobachtern so furchtbar rasch anwachsende Population spricht für eine besondere Regheit des Geschlechtslebens. An sich aber vollends erst im höchsten Grade bejammernswürdig und wahrscheinlich Beispiellos in der Geschichte ist die unter unserer Jugend so verbreitete Onanie.

Anstatt aber deßhalb nur sogleich zu jammern oder höchstens auf Palliativmittel zu sinnen, ist der Sache auf den Grund zu spüren und so radikale Hülfe anzustreben. Denn allerdings muß die Sache, auch nur von der ausserordentlich zahlreichen Bevölkerung auf ausserordentliche Regheit des Geschlechtslebens geschlossen, um so bedenklicher erscheinen, als — befinden wir uns wirklich in der Nähe eines Mittags

*) Vergl. m. allgem Geschichte der Heilkunde, S. 141. u. f.

oder Sommers der Geschichte — dazu die wenigst angemessene, die naturwidrigste Zeit wäre.

Allein die Sache findet in Beziehung auf die sehr rasch anwachsende Bevölkerung zum Theil schon darin ihre Erklärung und Rechtfertigung, daß die gegenwärtige (Europäische) Geschichte als Uebergangszeit der Menschheit von ihrem Jünglings- zu ihrem Mannesalter zu betrachten ist (vergl. S. 19. u. f.) Schon dadurch allein ist ein regeres und kräftigeres Geschlechtsleben für eine Weile bedingt. Sofern sich nun übrigens auch die Lebensalter des Individuums und der Gattung mit den Tages- und Jahreszeiten parallelisiren lassen; so kann man erläuternd ferner sagen: unser gegenwärtiges Zeitalter entspreche im Allgemeinen dem Uebergange vom Frühlinge zum Sommer, oder vom Morgen zum Mittage; die Masse der Bevölkerung oder die Menge im engeren bestimmteren Sinne des Worts sey aber noch großen Theils weit hinter den Vorläufern, Voranschreitenden und Tonangebern des Zeitalters zurück, weile somit noch im früheren Morgen und zum Theil wohl selbst ziemlich nahe noch der Mitternacht und darum walte in ihr das Geschlechtsleben von Rechtswegen so mächtig.

Dazu kommt die Naturgemäß so sehr erhöhte Reizbarkeit des menschlichen Leibes im gegenwärtigen Zeitalter (a. a. O.), welcher vollends theils die immer mehr überhand nehmende sitzende und verweichlichende Lebensweise, theils eine beklagenswerthe Erziehungsmethode zu Hülfe kamen. Letztere gießt in physischer und psychischer Hinsicht Oel ins Feuer und strebt die Knaben und Mädcheu in möglichster Eile Treibhaus- und Mistbeet-artig zu Männern und Frauen zu machen. Dieser theils natürlichen, theils erkünstelten höheren Reizbarkeit wurde und wird aber um so mehr unbedingt gefolgt und unterlegen, je mehr man bei dieser übereilenden Erziehungsweise in den höheren und niederen Ständen das Herz, das Gemüth, gehörig zu bilden versäumte, und auch im Kopfe mehr einen bunten Kram von todtem Gedächtnißwerk anzulegen, als Geist und Charakter lebendig zu bilden bedacht war; indeß ausserdem Romanenleserei u. dergl., was von Gemüth sich dennoch regte, verweichte und verschwemmte, an der Stelle klaren ernsten Geistes mehr blos Einbildungskraft und Phantasie irrlichteliren und in dieser erbärmlichen Sinnlichkeit — bei gleichzeitiger Verabschiedung eines ernsten religiösen Glaubens und Sinnes — alle Kraft des Willens, der den sinnlichen Trieb regieren könnte und sollte, zerschmelzen machte.

Unter diesen Umständen spielt das Geschlechtsleben noch bei mancher unsere Zeit charakterisirenden Erscheinung eine Hauptrolle. So gehört nun einmal zu der in dieselbe fallenden Entwickelungsperiode der Menschheit, daß Becken- und Kopf-Leben im Ganzen scharf auseinander geschieden sind und sich gegenseitig kräftig opponiren, spannen und anregen. Allein bei der uns eigenen kraftlosen Regheit, Reizbarkeit und Beweglichkeit, kommt auch hierbei, wie in so mancher anderen Beziehung, häufig ein rasches Ueberspringen vom einen Extreme zum anderen vor. So gelingt es nicht selten einem früh enorm aufgeregten Geschlechtsleben, seinen Gegenpol, das Hirnleben, dem der rechte geistige Zielpunkt vorenthalten oder entrückt ist, zum Theil in sich zu verschlingen. Ein Individuum, in welchem dieß Statt fand, hat dann nur noch die Eine Grundrichtung seines Lebens auf das Ganze und Allgemeine durch die Geschlechtsfunction, die, dem Individuum selbst zur größten Qual, um so viehischer dahinras't, je vollständiger das aus seiner Höhe herabgefallene und gerissene Hirnleben in ihren schmutzigen Dienst gezogen ist. Oder es fällt gegentheils dem wankelmüthigen Individuum selbst ein — wozu ausserdem auch äussere Umstände allein zwingen können, — das bisher frevelnd aufgeregte und zügellose Geschlechtsleben urplötzlich gänzlich zu hemmen und einer Macht des eigenen Geistes unterzuordnen, die vorerst mehr erträumt, als wirklich ist.

Da schlägt das Geschlechtsleben über in's Kopfleben, und Wahnsinn, Verrücktheit und Tollheit in manchfachen Abstufungen sind die Folgen, unter die namentlich auch jene Liebeleien mit dem Himmelsbräutigam u. dergl. gehören. Oder aber die gegenseitige übermäßige Spannung beider in Frage stehender Pole oder Extreme läßt mehr oder weniger schnell nach und geht über in eine entsprechende, unzeitige und unrechte Indifferenzirung beider in einem Mittleren, und bedingt zum Theil wirkliche somnambule Zustände, zum Theil jene ihnen wesentlich ähnlichen und mehr nur dem Grade nach verschiedenen der Schwärmerei und des Mysticismus in ihren verschiedenen Formen. —

Ist es nun aber jedem Menschen, der diesen Namen verdienen soll und will, und unter allen Umständen, zuzumuthen, daß er dem blinden Geschlechtstriebe nicht urtheil- und willenlos folge; so geziemt es insbesondere Jedem, der nicht zur Hefe, zum Bodensatz oder zu den Nachzüglern des Zeitalters, sondern gegentheils wohl zu den Voranschreitenden gehören will, und um so mehr, auf je mehrere und bessere Bildung im umfassendsten Sinne des Worts er Anspruch zu machen gedenkt: seinem Herzen und seinem Kopfe das Uebergewicht über sein Becken, als Werkstätte und Element des Geschlechtslebens, zu verschaffen und zu sichern, und mehr auf eigentlich geistige, als leibliche Zeugung bedacht zu seyn; aber auch nie zu vergessen, theils daß, um geistig wahrhaft zu zeugen und zu schaffen, man auch wahrhaft lebendigen und mit freier Selbstbestimmung lebenden Geist haben müsse; theils daß das geistiges Zeugen nicht, sondern geistige Unzucht und selbst Onanie sey, dem die rechte ernste und innige Beziehung auf den absoluten Geist fehlt.

Drittes Kapitel.

Von dem Unterschiede zwischen natürlicher und widernatürlicher Befriedigung des Geschlechtslebens, und von den Mitteln, letztere zu verhüten und davon zu befreien.

Erster Artikel.

Monogamie, Vielweiberei, Vielmännerei, widernatürliche Befriedigung des Geschlechtslebens in der Ehe.

Der Unterschied zwischen natürlicher und widernatürlicher Befriedigung des Geschlechtslebens ist mehrdeutig. Zuvörderst könnte man unter jener verstehen diejenige Art, bei der überhaupt eine wenigstens physisch geeignete Vereinigung und Wechselwirkung zweier Individuen verschiedenen Geschlechts Statt findet. Allein so schlösse natürliche Befriedigung des Geschlechtslebens auch Polygamie und selbst aussereheliche Unzucht in sich.

Wirklich mag man mit einem gewissen Rechte die Vielweiberei natürlich nennen. Bei Völkern nämlich, deren Leben fast nur einen sinnlichen oder physischen Maasstab zuläßt und besonders etwa während einer gewissen Periode ihrer Lebensgeschichte. Die Sache nämlich möglichst nur sinnlich gelebt und betrachtet, erscheint der Mann, sich streng an die Monogamie haltend, allerdings verkürzt nnd behindert, da bei seinem Einen Weibe Zeiten und Umstände nothwendig eintreten, welche die (physisch) natürliche Befriedigung des Geschlechtslebens des Mannes nicht zulassen. Allein dergleichen Zeiten und Umstände sind eben dadurch wenigstens negativer Weise sehr schätzenswerthe Förderungsmittel der dem Geschlechtsleben polarisch gegenüberstehenden (psychischen) Lebenssphäre, und gewähren, so die Sache geistig und sittlich gemessen, nothwendige Beschränkung des Geschlechtslebens. Allein solche Ausgleichung fällt bei möglichst blos sinnlich lebenden Völkern weg und jener Ausfall im Verhältniß zum Einen Weibe muß durch Vielweiberei gedeckt werden. Auch erscheint in jenem Falle der Mann als Eine centrale Sonne von mehreren peripherischen Planeten nothwendig umgeben.

Darum stimmt mit dem Christenthume freilich nur monogamische Ehe zusammen; wogegen der durch und durch sinnliche Islamismus Vielweiberei bedingt. — Was aber eine gewisse, Vielweiberei bedingen sollende Lebensstufe gewisser Völker betrifft: so dürfte bei Völkern, in denen die Menschheit ihre Jugend lebte und die daher im Ganzen auch in ihrer Blüthezeit aus einer gewissen Sinnlichkeit und unmännlichen Jugend — und Jugend hat keine Tugend — nicht herauskamen, wenn sie nun vollends auch altern, die Zeugungskraft nicht hinreichen zu einer gleich häufigen oder der Zahl nach überwiegenden m ä n n l i c h e n Fortpflanzung; sondern durch Uebergewicht weiblicher Nachkommenschaft der Uebergang zur Versiegung der Zeugungskraft gemacht und der Hauptsache nach auch auf diese Weise die Vielweiberei ganz natürlich bedingt werden, der dann nur noch, wohl aus derselben Wurzel hervorgehende Staatseinrichtungen rc. zu Hülfe kommen möchten.

Nicht so aber bei Völkern, durch die die Menschheit ihr reiferes und vollends ihr eigentliches Mannesalter lebt. Da wird nicht blos ein gewisses Uebergewicht des männlichen Geschlechts in einer Mehrzahl von männlichen Individuen sich aussprechen, wie sich denn diese jetzt und bei uns wirklich zur Zahl weiblicher Individuen bereits wie 21 : 20 zu verhalten scheint; sondern da werden die weiblichen Individuen selbst männlicher, den Männern ebenbürtiger werden. Dieß muß überhaupt eine höhere Werthschätzung der Weiber und dann insbesondere auch — vollends nach einem rein sittlichen Maasstabe, nach welchem unbestreitbar Mann und Weib möglicher Weise völlig gleichgeltend erscheinen können — eine größere Gleichgeltung des einzelnen Weibes gegen den einzelnen Mann, somit denn auch Monogamie bedingen, die man mit den dem Fixsternenhimmel angehörenden Doppelsternen vergleichen mag. — Hierbei mag man sich dessen wieder erinnern, was oben in Beziehung auf eine eintretende Homogeneität beider Geschlechter gesagt wurde (S. 232), mit der die Abnahme der Fortpflanzung parallel gehe.

Ob Vielmännerei jemals unter besonderen Umständen als natürlich erscheinen könne? — Aus dem Letzterwähnten auf eine fernere Zukunft fortgeschlossen, möchte sie als eben so natürlich folgen, als sie nach bisher deßhalb Bekanntem rein als Werk unnatürlicher Willkühr oder des Zufalls erscheint. Der Leser schließe aber selber!

Jetzt und bei uns ist nur Monogamie und zwar wirkliche, durch die Religion geweihte Ehe einer natürlichen Befriedigung des Geschlechtslebens geeignet. Letztere kann aber selbst in der Ehe unnatürlich werden. Dieß dadurch, daß nicht alles in den beiden vorhergehenden Kapiteln Bezeichnete fest im Auge gehalten wird; namentlich also die wesentliche Bedeutung der Zeugung für das Individuum und die

Gattung, sofern in ersterer Hinsicht das Individuum dem Zeugungsgeschäfte obliegt, ohne eigentlich im Stande zu seyn, von seiner Individualität entbehren und opfern zu können, und ohne, auch ausserdem, in dem Zustande zu seyn, der eine veredelnde Fortpflanzung der Gattung bedingen kann. Dieser Endzweck der Zeugung fordert namentlich auch, daß die Zeugenden als solche in dem menschlich schönsten und reichsten Lebenszustande seyen. — Unnatürlich kann selbst in der Ehe die Befriedigung des Geschlechtslebens seyn, wenn ihm so obgelegen werden will, daß die Natur rücksichtlich des Endzweckes zu betrügen gesucht wird. Denn dabei wird nicht blos leicht ein um so unglücklicheres Wesen in's Daseyn gerufen, je mehr es wider den Willen der Zeugenden entstand, und versündigen sich letztere zugleich an der göttlichen Ordnung, an solchem unglücklichen Geschöpfe und an der ganzen Menschheit; wobei aber auch den Eltern solch' eines Wesens durch dessen bloßes Daseyn die Strafe der Sünde auf dem Fuße folgt. Sondern wenn die Natur oder vielmehr die göttliche Ordnung auch gewissermassen getäuscht wird; so gleicht solch' eine Befriedigung des Geschlechtslebens etwa dem Verfahren, dem zufolge je und je, sobald die natürliche Verdauungskraft unseres Magens durch den Vorgeschmack guter angemessener Speisen angeregt worden wäre, ihm sofort die Speisen vorenthalten oder Kieselsteine und Sägspäne u. dergl. zugeführt würden. Und wahrlich das Sprüchwort „viel Kinder viel Seegen" hat einen sehr vernünftigen Sinn, der insbesondere aus der genaueren Betrachtung der Erziehung, die den Eltern durch ihre Kinder wird, erhellt. Denn nicht blos wird den Eltern in jedem Kinde ihr eigenes Selbst von Neuem gegenständlich und lernen sie sich selbst durch das Kind kennen — was ja aller Weisheit Anfang ist; nicht blos trifft auch beim Erziehen das Sprüchwort „durch Lehren lernt man“ auf eine umfassende und lebendige Weise ein; — sondern die Unschuld, der Frieden und die Harmlosigkeit eines gut gezeugten und gebornen Kindes wirkt auch ebenso mächtig, als unmittelbar entwirrend, beschwichtigend, zur Natur zurückführend auf das manchfach getrübte und gestörte Leben der Eltern ein, wenn sie sich nur nicht selbst mit Gewalt gegen diese Einwirkung verschliessen und verhärten.

Deßgleichen ist die Befriedigung des Geschlechtslebens selbst in der Ehe widernatürlich, wenn sie ohne hinlängliche physische und psychische Zusammenstimmung und gegenseitige Zuneigung zwischen den Ehegatten geschieht. Denn alsdann genügen sie sich nicht blos selbst nicht und entspricht ihrer Selbstopferung kein Ersatz, sondern zeugen sie auch leicht ein neues, aus incongruenten Hälften bestehendes, Widerstreit und Mangel an Befriedigung von Anfang in sich schließendes Ganzes. — Mehrfach widernatürlich kann die Geschlechtsverrichtung endlich auch durch Verfehlen des richtigen Zeitverhältnisses werden (vergl. S. 240 u. f.).

Wer aber bei dieser Gelegenheit zu wissen begehrte, nach einer wie langen Reihe von Tagen ꝛc. diese Verrichtung nur wiederkehren dürfe, wenn der Endzweck der Eubiotik namentlich für die ihr Obliegenden nicht gefährdet werden sollte: dem muß geantwortet werden, daß auch hiebei „Eines sich nicht für Alle schicke;“ daß man aber, bei möglichster Vermeidung von Verstößen der bisher erwähnten Art, die Frequenz nur dann ziemlich richtig getroffen zu haben glauben darf, wann je das wahrhafte Gefühl von überschwänglicher und doch zugleich ruhiger Kraft der ganzen physisch-psychischen Individualität vorausgieng, und keinerlei unangenehme Empfindung, namentlich kein Schwächegefühl, sondern vielmehr eine wohlthätige Befriedigung der ganzen Persönlichkeit nachfolgt.

Durch die alte Sitte, vermöge deren Eheleute in Einem Gemache, doch nicht in Einem Bette, schlafen, wird sicherlich viel mehr Unnatur in Beziehung auf das Geschlechtsleben verhütet, als veranlaßt. Und es erscheint dieselbe in mancher anderen Hinsicht als naturgemäß.

Zweiter Artikel.

Aussereheliche Unnatur des Geschlechtslebens.

Bei ausserehelicher Befriedigung des Geschlechtslebens wird selbst im besten Falle leicht desjenigen Grades der gegenseitigen Liebe und Achtung zwischen Individuen beiderlei Geschlechts ermangelt, die das ganze Verhältniß erst ganz Menschenwürdig machen könnten und die, wenn sie da wären, auch die Ehe bedingen würden. Dieser Mangel läßt theils den Geschlechtsgenuß in seiner Einseitigkeit leicht auch zum Uebermaaße, zur Wahl der falschen Zeit ꝛc. für die Individuen sich verirren, was schon an sich auch etwaiger Nachkommenschaft zum Nachtheil gereicht; theils wird in solchem Verhältnisse wohl selbst die Gattung um ihr Recht an Nachkommenschaft zu betrügen gesucht. Aber wird das auch nicht, so ist doch ausser der Ehe weder die gehörige Fortbildung des Gezeugten durch treues und stetes Zusammenwirken der Eltern leicht möglich, noch wird namentlich der Vater jener Erziehung durch seine Kinder selbst hinlänglich theilhaft. Gar leicht aber wird geirrt, wenn für den einzelnen Mann Verzichten auf die Ehe als ein Förderungsmittel eines großen anderweitigen Berufes im Leben angesehen wird. Je natürlicher und würdiger solch' ein Beruf, desto mehr kann nur die Schule des ehelichen- und Familienlebens an sich den Mann vollends gar für ihn befähigen; und nichts Anderes kann so Gediegenheit, Reife und eine alle Wirksamkeit im Leben erst recht befruchtende Verknüpfung des Sinnlichen und Uebersinnlichen, des Natürlichen und Sittlichen, des Realen und Idealen — geben, wie jenes.

Indem vollends der Venus vulgivaga geopfert wird, findet nicht blos alles eben Erwähnte im höheren Grade Statt, ist nicht blos Ansteckung mit einer der scheußlichsten und zerstörendsten Krankheiten zu fürchten, würdigt sich der Mensch nicht blos auch innerlich auf's Aeusserste herab, sofern er sich wenigstens momentan mit nicht selten höchst verworfenen Geschöpfen gemein macht: sondern wird die Sache auch dadurch sehr verderblich, daß der Reiz der Neuheit durch den Wechsel ganz besonders leicht zum um so mehr zerrüttenden Uebermaaße verleitet, als unter solchen Umständen die Aufopferung vergütender Gewinn für die dem Geschlechtsleben obliegenden, wie er oben (S. 231.) bezeichnet wurde, nicht wohl denkbar ist, vielmehr auch in dieser Hinsicht das Gegentheil erwartet werden muß.

Aber noch unendlich viel fürchterlicher ist die äusserste Unnatur einer scheinbaren Befriedigung des Geschlechtslebens, ohne alle Vereinigung von Individuen beiderlei Geschlechts, durch Onanie. Und es wird ein furchtbarer Irrthum begangen, wenn gewähnt wird, es sey dieß nicht die scheußlichste und am gräßlichsten sich rächende Verirrung. Noch immer kann es von jedem Onanisten beider Geschlechter heißen, wie von Onan vor fast viertausend Jahren (1. Mos. 38. 10.): der Herr vernichtete ihn, weil er das Abscheuliche begangen. Es soll hier die von Anderen oft gemachte speciellere Schilderung dieser allmäligen Vernichtung der ganzen physisch-psychischen Persönlichkeit nicht wiederholt, sondern nur auf das hingedeutet werden, was sie wesentlich bedingt. Dahin gehört denn vor Allem, daß dem an sich so bedeutenden Verluste durch die dem Geschlechtsleben dienenden Absonderungen bei der Onanie durchaus kein Ersatz entspricht, der selbst im letztberührten Falle der Unnatur des Geschlechtslebens noch einiger Massen möglich ist. Schon allein dadurch entspinnt sich leicht in der Individualität des Onanisten eine Art Wuthzustand, vermöge dessen durch immer erneuerten und heftigeren Verlust der Naturgemäß compensiren sollende Ersatz und eine gewisse „Befriedigung", aber umsonst, zu gewinnen gesucht wird. Dazu kommt, daß dem Onanisten ein äusseres Beschränkungsmittel abgeht, das selbst im übelsten Falle der Geschlechtsvereinigung von Individuen beiderlei Geschlechts noch einiger Massen zu Statten kommt; die, wenn auch noch so niedrig bedingte, Scheu jedes Individuums nämlich, einem anderen Behufs der Geschlechtsvereinigung zu nahen, ohne auch nur durch physische Kraft dazu gehörig berechtigt zu seyn und auch nur von dieser Seite eine gewisse Befriedigung gewähren zu können. Eben so mangelt dem Onanisten zur Beschleunigung seines fürchterlichen Ruins folgendes. Bei der Vereinigung zweier Geschlechter ist jedem Individuum wenigstens je im einzelnen Falle ein bestimmter Gegenstand gegeben, der neben anregenden relativ vortheilhaften Eigenschaften auch entgegengesetzte darbietet, welche die Wechselwirkung mehr oder weniger beschränken, die wilde, verzehrende Gluth dämpfen und das Ganze mäßigen. Allein der Onanist wird von der ursprünglichen Natureinrichtung selbst veranlaßt, seinem schändlichen Frevel erträumte, und somit lockendere und erregendere Individuen anderen Geschlechts und entsprechende Situationen unterzuschieben, worin die befleckte Einbildungskraft eine Weile um so geschäftiger ist, je entnervter übrigens das sündigende Individuum wird.

Zu den oft verzeichneten Gebrechen und Zerstörungen, die sich solch' ein gefallener Mensch in allen Gebieten seines physischen und psychischen Seyns zuzieht, und wobei er je später, um so mehr wider seinen Willen von dem allmälig bis zur Wuth gereizten und zügellosen Geschlechtsleben tyrannisirt und gefoltert wird, mag hier nur noch Einer, erst in der neueren Zeit genauer erkannten bitteren Frucht erwähnt werden, nämlich einer eigenen Art von gefährlichen Herzleiden, die in unserer Zeit auch aus anderen Ursachen, namentlich aber aus überhand nehmender Leidenschaftlichkeit im Allgemeinen, so häufig geworden sind. Ausserdem ist das Irrenhaus die letzte irdische Wohnung für Onanisten viel häufiger, als man allgemein anerkennt; drängt instinktmäßig die Zerrüttung der ganzen Persönlichkeit solcher endlich oft vollends gar zum Selbstmord, und verursachen ohne Beides auch im geringeren Grade ruinirte Menschen der Art sich und Anderen für die Dauer ihres Lebens mehr Qual, als Wohl.

Dritter Artikel.

Von den Mitteln derlei Unnatur zu verhüten und davon zu befreien.

Die besten Mittel der Art sind geistiger Natur; ohne diese helfen alle physischen Veranstaltungen nur

wenig.

wenig. Frühzeitig das Reich der Gefühle in ursprünglicher Reinheit entwickeln und durch würdige, zuletzt stets an die Welt des Geistes geknüpfte Gegenstände adeln; Einbildungskraft uud Phantasie bei Zeiten auf das Schöne und Erhabene richten; den Willen frühzeitig üben, namentlich auch behufs eines klaren, freithätigen Denkens; sowie ihn gewöhnen, seine mächtigsten Triebfedern nur im Gebiete des Sittlichen anzuerkennen, gegen die sinnlichen Triebe sich aber als Herr und Meister zu benehmen — das sind die besten Vorbauungsmittel. Auf sie muß um so mehr gehalten werden, als ausserdem die Mittel, von dem einmal vorhandenen Uebel zubefreien, sämmtlich nur allzuoft unzureichend gefunden werden.

Alles Uebrige kann man in folgenden Punkten zusammenfassen:

1) Jugendliche Individuen müssen soweit als möglich in's Knabenalter hinein vor aller Kunde von der ganzen Sache zu bewahren gesucht werden. Es ist namentlich zu verhüten, daß sie nicht auf irgend eine Weise Zeugen werden eines Aktes des Geschlechtslebens, oder sonst irgendwie darauf aufmerksam gemacht werden.

2) Ist aber später die Aufmerksamkeit darauf gerichtet, ohne leicht nochmals für die Dauer davon weggelenkt werden zu können; so gilt es, daß die Eltern über die Sache, als über etwas sehr Wichtiges, ja Heiliges belehren. Nicht ausweichen; nicht blos verblümeln und bemänteln; aber auch nicht sogleich auf äusserliche Specialia eingehen — sondern das Wesentlichste der Sache im Allgemeinen der Wahrheit getreu darstellen, als ein durch die ganze Natur Hindurchwaltendes, durch welches das Geschöpf das heilige Schöpfungswerk Gottes fortsetzt. Dabei hauptsächlich wegen des besonderen auf die Pflanzenwelt

verweisen und dort das Nöthige nachweisen. Von dem dahin Gehörigen der höheren Thierwelt so viel als möglich abstrahiren. In Beziehung auf den Menschen die Sache sogleich an dessen geistige Natur und ganze Persönlichkeit geknüpft; als Endzweck sogleich die mit physischer und psychischer Veredelung verknüpfte Fortdauer der Gattung wahr bezeichnet; als Anstalt, diesem Endzwecke zu dienen, die Ehe, zugleich als Ergänzungsmittel der halbseitigen Individuen für eine gewisse spätere Lebenszeit. Nichts vom Sinnenkitzel; solange als möglich nichts von Arten, Gelegenheiten und Gefahren des Mißbrauchs.

3) Verhütung reichlicher Ernährung, besonders durch überhaupt oder vollends insbesondere die Genitalien erregende Speisen; Beseitigung entsprechend wirkender Getränke, namentlich des Thee, Weins rc. Dagegen gehörige Thätigkeit und besonders allgemeine ermüdende Bewegung, wie sie specieller im nächsten Abschnitte betrachtet werden wird. Nur nicht bald Tanzen zwischen Knaben und Mädchen. Frühzeitiges Reiten ist im Allgemeinen zweideutig, und wirkt mehr nur bei robusteren, minder reizbaren Individuen gut. Vermeidung des Alleinseyns, besonders ohne Beschäftigung. Aber allein in einem Bette, kalt und hart schlafen. Nur schläfrig in's Bett, und mit dem Erwachen um eine baldige Aufstehzeit sogleich aus demselben aufgestanden. Kalt und hart sitzen; bald und oft kalt baden. Unbekanntschaft mit schlüpfriger oder auch nur weichlich sentimental tändelnder Lectüre.

4) Dagegen für Knaben und Jünglinge eine Lectüre, die geeignet ist, ehrbar, muthig, hochgeistig mannhaftes Wesen zu erwecken und zu nähren. Zu diesem Zwecke ist mit Recht in Vorschlag ge-

bracht *): Göthe's Götz von Berlichingen, Schiller's Wallenstein, Tell, Männerwürde; des Tirtäos Lieder; manche Körner'sche; des Aeschylus gefesselter Prometheus; Tacitus's Germania; Plutarch's Biographieen u. s. w. Obwohl beim weiblichen Geschlechte Lectüre im Verhältniß zu lebendigen Beispielen in der Umgebung noch viel weniger wirkt, als beim männlichen; so mag doch auch für jenes das Lesen solcher Schriften benützt werden, in denen insbesondere jene bezaubernde innere und äussere einfache, ruhige und reine Holdseeligkeit des weiblichen Wesens lebendiger hervortritt. Zu diesem Behufe mögen dienen einzelne Parthieen von Homer's Jlias; Parthieen der Geschichte des deutschen Mittelalters, und in dieser Hinsicht auch manches aus Fouqué's Romanen, übrigens die besten von Männern, wie Ehrenberg u. A., geschriebenen Bücher über und für das weibliche Geschlecht. Auch Gebilde der Malerkunst, namentlich aus der besten Zeit der altdeutschen Schule, vermögen dazu das Jhrige. Für Knaben mögen selbst Ritterspiele u. dergl. von Vortheil seyn.

5) Gilt es unmittelbarere und dringendere Abwarnung, so mag noch eher auf die Versündigung an der Gattung, auf künftigen Mangel oder schlechte Beschaffenheit der Nachkommenschaft wegen Mißbrauchs des Geschlechtslebens aufmerksam gemacht werden, als auf die fürchterlichen Folgen für die eigene Persönlichkeit. Ja, überhaupt mag früher gerathener seyn, auf ausgezeichnete männliche und weibliche Jndividuen unmittelbar hinzuweisen und sie als Resultat eines heilig gehaltenen Geschlechtslebens darzustellen, als

*) Von Dr. Blumröder in Friedreich's und Hesselbach's Beiträgen.

Nachtheile des Gegentheils vorzumalen. Für diese Ansicht spricht laut die Wirkung der deßfallsigen Schriften eines Salzmann u. A. Besser noch mag auf männliche Individuen in vorgerückterem Alter die unmittelbare Anschauung der detailirten Scheußlichkeit des Hurenwesens in großen Städten, sowie dadurch zerstörter Wesen in Spitälern und Irrenhäusern, wirken.

6) Infibulation blos zur Verhütung des noch nicht geschehenen Mißbrauchs ist durchaus verwerflich. Sie würdigt den Menschen herab und spricht von vorne herein Verzichtung auf sein Wollen und Können aus. Wo sie als Verhinderungsmittel der Wiederholnng des schon Geschehenen angewendet werden muß, ist es schon weit gekommen. Weniger herabwürdigend dürften künstlich erzeugte und länger unterhaltene Entzündung und Eiterung der Vorhaut wirken. Kalte und wohl selbst spirituöse, aromatische und adstringirende örtliche Waschungen, bei weiblichen Individuen auch dergleichen Einspritzungen, sind mißlich, sobald beträchtlichere Willensschwäche der zubehandelnden Individuen vorhanden ist, sogut sie auch an sich wirken könnten. Wo die Anlegung von Zwangskamisol u. dergl. nöthig geworden, da hat man schon einen Halbwahnsinnigen vor sich. — Glückliche Verheirathung, wo sie noch möglich und räthlich, ist häufig noch das einzige erkleckliche Auskunftsmittel.

Viertes Kapitel.

Einige Bemerkungen über das Verhalten des weiblichen Geschlechts gegen die Aussonderungen des Monatlichen und der Milch.

1) Monatliches. Das der Natur im engeren Sinne des Worts überhaupt noch näherstehende Weib ist denn namentlich auch hinsichtlich seines Geschlechtslebens vollkommener von deren Nothwendigkeit beherrscht oder lebt auch in dieser Hinsicht reiner instinktmäßig. Wie daher jedem Pflanzengeschlechte eine gewiße Zeit für seine Geschlechtsverrichtung (Blühen ꝛc.) bestimmt ist, wie bei den Thieren, je mehr sich und der Natur überlassen und je freier von dem Einflusse menschlicher Willkühr sie sind, um so bestimmter eine gewisse Brunstzeit zukommt: so tritt auch der weibliche Generationsapparat, in der Zwischenzeit zwischen den ersten jugendlichen Regungen und seinem Absterben für das Zeugungsgeschäft, und außer der Schwangerschaft, je nach Ablauf eines Mondsmonats in den Zustand erhöhter Lebendigkeit und zeigt dann besondere Fähigkeit zum Empfangen. Dieser Zustand spricht sich denn namentlich durch dann eintretende, 3 — 8 Tage andauernde Aussonderung von 4 — 6 Unzen Blut aus. Was bei dieser Gelegenheit ausgesondert wird, das ungefähr wird während der Schwangerschaft fortdauernd ab-, aber nicht ausgesondert, sondern zur Erhaltung und Ausbildung der Frucht verwendet.

Wie das ganze Geschlechtsleben von ausserordentlicher Wichtigkeit für das Leben des Individuums ist, so auch diese monatliche Aussonderung. Von dem richtigen oder unregelmäßigen Hergang derselben hängt Gesund- und Kranksein weiblicher Individuen großentheils ab. Auch hierbei ist, wie es die tägliche Erfahrung lehrt, der Zustand des psychischen Lebens, insbesondere des Gemüths, leicht von größerem Einfluße, als der des übrigen leiblichen Seyns.

Am Folgenreichsten ist aber die Zeit des ersten Eintritts des Monatlichen, jetzt und bei uns gegen das 14te—15te Lebensjahr, und die Zeit seines Aufhörens, zwischen dem 40sten und 50sten Lebensjahre.

Bei jedesmaligem Erfolgen desselben, ganz insbesondere aber zur Zeit seines ersten Eintritts und gänzlichen Verschwindens ist hauptsächlich folgendes zu beachten:

a) möglichste Gemüthsruhe zu erhalten. Kummer und ähnliche Gemüthszustände halten es nämlich bald zusehr zurück, bald machen sie es, durch Schwächung und Erschlaffung der dabei betheiligten Gefäße, übermäßig erfolgen. Schrecken unterdrückt es gerne plötzlich. Zorn bewirkt nicht selten gefährlichen Blutsturz u. s. w.

b) Zur Zeit seines jedesmaligen Vorhandenseyns und besonders des letztmaligen Erscheinens ist der Beischlaf sorglich zu meiden. Kurz vor, zum Theil auch, doch schon weit weniger geeignet, kurz nach dem Erscheinen des Monatlichen ist übrigens die Empfängnißfähigkeit am größten.

c) Immer ist dabei zu rathen ziemlich gleichmäßiges, übrigens mäßiges Warmhalten der Körperoberfläche, vorzüglich des Unterleibs und der untern Extremitäten. Beim verzögerten und erschwerten, besonders erstmaligen Eintritt sind lauwarme Bäder, namentlich nur für die letztgenannten Theile, von großer Wirksamkeit. Sehr zu verhüten dagegen ist Erkältung und kalte Ernässung der ganzen Körperoberfläche, wie z. B. auch nur beim Wechsel der Leibwäsche, und insbesondere der untern Extremitäten.

d) Endlich ist bei dieser Gelegenheit auch der ganze Leib in einer gewissen Ruhe und mittleren Temperatur zu erhalten, was namentlich auch durch entsprechend wirkende Speisen und Getränke zuerzwecken gesucht werden muß. Unter ihnen sind noch insbesondere zu meiden warmes Schmalzgebackenes, neugebackenes, wohl gar noch warmes Brod, Salat (?), süße Milch und jedes kältere Getränk.

Von zu heftiger Bewegung und Erhitzung wird aber nicht blos der eben gegenwärtige Fluß leicht zu stark, sondern werden auch die Gefäße und das Gewebe der Mutter leicht so ausgedehnt und aufgelockert, daß die Absonderung auch in Zukunft stets zu stark geschieht, wodurch also eine durch die ganze Lebens-Oekonomie des Individuums durchgreifende Disproportion wiederholt gesetzt wird. Bei theilweiser oder gänzlicher Unterdrückung jener Absonderung dagegen handelt sich's nicht blos nur so überhaupt um Belästigung des Individuums durch das Nichtausgeschiedene; sondern die individuelle Natur sucht dies selbst auf irgend einem Wege zu entfernen, was auf Naturgemäßem Wege Hindernisse fand (Metastasen). Das Loos trifft dabei Theile, welche theils in besonderer (polarer) Beziehung zu der Geschlechtsregion stehen, worunter die edelsten gehören, wie Hirn, Lungen ꝛc., theils verhältnißmäßig geschwächte. Welche aber auch gewählt werden, so wird ihnen damit etwas Fremdartiges aufgedrungen und ihre eigenthümliche Beschaffenheit und Wirksamkeit verletzt, und so möglicher Weise eine große Anzahl, sehr verschiedenartiger, leicht aber sehr bedeutender Leiden erzeugt, unter denen psychische Krankheiten nicht den kleinsten Theil ausmachen.

2) Milch. Säugen. Der Vater kann das Seinige zur Begründung der Existenz eines neuen Wesens fast in einem Nu thun. Die Mutter dagegen hat dasselbe vorerst einen Zeitraum von neun Sonnenmonaten hindurch in ihrem eigenen Leibe zu hegen und mit der eigenen lebendigen Substanz zu pflegen. Aber wenn es dann auch geboren ist, so ist es doch Naturgemäs nicht sogleich ganz ausser Zusammenhang mit dem mütterlichen Leibe gesetzt. Anstatt daß es vorher unausgesetzt und unmittelbar namentlich durch den sog. Mutterkuchen (Nachgeburt) und den Nabelstrang mit der Mutter zusammenhieng, Leben und Stoff von ihr fortwährend erhaltend; geht es nach der Geburt eine Weile noch nur von Zeit zu Zeit, übrigens zu gleichem Zwecke, insofern eine immer noch sehr innige Verbindung mit derselben ein, als es mit dem eigenen Munde Leben und Nahrung aus den Brüsten der Mutter saugt. Vorher mußte es schon fertiges Blut von ihr bekommen; jetzt eine Art Chylus (die Milch), die es mit dem eigenen Verdauungs- und Blutbereitungsapparat zu Blut umwandelt. Abgerechnet daß vorher der Mutterkuchen der Frucht auch die Athmung ersetzen half, die das Kind nach der Geburt mit dem eigenen Athmungsapparat aus der Atmosphäre vollzieht; so könnte man die weiblichen Brüste Mutterkuchen auf zweiter Potenz nennen; übrigens auch einen weiblichen Saamen höherer Potenz erzeugende Eierstöcke (Hoden) zweiter Potenz. In jedem Falle erscheinen die weiblichen Brüste als ein Theil der Geschlechtswerkzeuge und das Säugen als ein fortgesetztes Zeugen.

Daraus folgt sogleich, daß das richtige Verhalten gegen die Brüste und das Sänggeschäfte ein sehr wichtiger Gegenstand der Gesundheitspflege sey, was die Erfahrung bestättiget.

Obacht auf die weiblichen Brüste thut aber um so mehr Noth, als sie nicht blos, so ganz an die Oberfläche des Körpers gelagert, mechanischen Verletzungen leicht ausgesetzt sind, sondern als sie noch insbesondere, selbst weich, den mit seinem Knochengerippe fest wiederstehenden Brustkasten zur Unterlage haben. In gewißer Hinsicht aus einer innigeren Gemeinschaft mit dem Innersten der Organisation ausgeschlossen und vorzugsweise aus niedriger belebtem Zellstoffe bestehend, entsteht in ihnen durch Druck, Stoß und dergleichen Verletzungen leicht Verhärtung und Krebs, durch die das Leben der ganzen Person leicht beträchtlich gefährdet wird. Derlei Verletzungen namentlich auch durch harte Schnürbrüste, Blankscheit rc. müssen insbesondere sorglich vermieden werden bei beginnender und wieder absterbender Fruchtbarkeit weiblicher Individuen, sowie jedesmal um die Zeit der monatlichen Absonderung. Denn alsdann findet, im lebendigen Zusammenhang mit den übrigen Geschlechtstheilen, eine größere Empfindlichkeit und Verletzbarkeit der Brüste Statt.

Während Anwesenheit der Milchabsonderung haben sich Mütter ähnlich zu verhalten, wie während des Monatlichen. Auch die Milchabsonderung wird, bei eintretenden Hindernissen in den Brüsten, auf eine für das Individuum gleich gefährliche Weise durch die individuelle Natur in anderen Leibestheilen auszuführen gesucht (sog. Versetzung, Zurücktreten der Milch), wie das unterdrückte Monatliche (S. 263.)

Uebrigens soll das Weib das Neugeborne dem Willen der Natur zufolge eine gewiße Zeitlang säugen.

Nur so bekommt letzteres die erste Naturgemäseste Nahrung, die durch nichts ganz zu ersetzen ist. Dieß soll in den ersten Paar Wochen nach der Geburt bei Tag und Nacht ungefähr alle 2 Stunden geschehen; wobei natürlich namentlich Erkältung der Brüste zu verhüten gesucht werden muß. Später braucht es nur bei Tage alle 2 — 3 Stunden zu geschehen Im Allgemeinen scheint es Naturgemäß zu seyn, daß das Säugen gegen drei Monate fortgesetzt, dann aber schon allmälig erst fremde (Kuh-) Milch, dann wohl auch consistentere einfachste Nahrung, wie sie uns die Getraidearten liefern (Zwiebackbrei rc.), eingeschoben werden, bis, nach dem zwischen der 20sten und 30sten Woche nach der Geburt erfolgenden ersten Zahndurchbruch, durch den uns kund wird, daß auch Magen und Darmkanal eine höhere Stufe der Entwickelung erreicht haben, die Muttermilch ganz beseitigt werden kann

Nie ist zu übersehen, daß jeder intensivere physische und psychische Zustand der Säugenden die Milch verändert. Darum hat sich dieselbe des möglichsten Gleichmuths zu befleißigen und sorgt übrigens am besten für eine gute Milch durch mäßigen Genuß reichlicher nährender Vegetabilien, namentlich der mehlichten Saamen, und eines leichten Bieres. Was insbesondere den Geschlechtsgenuß während des Säugens anbetrifft; so ist zu bedenken: daß derselbe zu den, leicht zu großem Nachtheil für den Säugling, die Milch am mächtigsten verändernden Einflüssen gehört, und daß, da auch das Säugen fortgesetzte Zeugung ist, das Weib in Beziehung auf das Geschlechtsleben in solchem Falle doppelt angestrengt erscheint.

Kommt es an's Abgewöhnen, das zum Vortheil für Mutter und Kind ganz allmälig geschehen muß, so ist für die Mütter eine Weile in demselben Verhältnisse eine spärlichere Diät nöthig, als dem Kind mehr Anderes ausser der Muttermilch gereicht werden muß.

Zu langes und zu starkes Säugen wirkt auf die Mutter ähnlich, wie zu große Geschlechtsanstrengung und namentlich fast wie Vergeudung des männlichen Saamens; hauptsächlich Nervenschwäche überhaupt, Hirnschwäche aber, und somit heftige Kopfschmerzen u. dergl., insbesondere. Auf das Kind aber wirkt es verweichlichend und niedrigeres vegetatives Leben all zu sehr begünstigend.

Gar nicht säugen sollen Neuentbundene, die sehr arm an Substanz und Kraft sind und denen daher Schwindsucht droht; ferner solche, die an specifischen Säfteverderbnissen, chronischen Hautausschlägen oder alten Geschwüren leiden, weil sie sich und dem Säuglinge mehr schaden, als nützen würden.

Der Fall, daß Frauen aus den höheren Ständen wirklich nicht säugen können, und es nicht blos aus übelberechneter, den Charakter der Mutter und somit den schönsten Adel des Weibes schändender, Sorge für Schönheit u. dergl. nicht wollen, kommt in der neueren Zeit allerdings immer häufiger vor. Die Sache ist wesentlich darin begründet, daß, gleichen Schritts mit dem Wachsthume des Uebergewichts des animalischen (irritablen und sensiblen) Lebens im Fortgange der Menschheitsentwickelung, das vegetative Leben, dem auch die weiblichen Brüste vorzugsweise angehören, abnimmt. Es ist aber immer ein mißliches Ding Säugammen aus niedrigeren, noch mehr im Uebergewichte des Vegetativen lebenden, Ständen zu substituiren, weil im besten Falle die Amme in demselben Grade, als sie der Mutter des Kindes unähnlich ist, auch andere und somit dem

Säuglinge weniger angemessene Milch giebt; weil sich's selten trifft, eine Amme zu bekommen, die möglichst gleichzeitig mit der Mutter des Kindes entbunden wurde, und ohnedieß der Säugling auch von dieser Seite seinem Alter nicht ganz angemessene Milch bekommt, und weil endlich derlei Individuen sich häufig nicht hinreichend in der Gewalt haben, um in der erforderlichen Gleichmäßigkeit fortzuleben.

Somit schiene es denn um die Nachkommenschaft der höheren Stände dermalen besonders übel und beklagenswerth zu stehen. Allein es ist dennoch so gefährlich nicht. Wie nämlich wir Erwachsenen in dieser Zeit, wegen in uns selber höher getriebener Entwickelung und Differenzirung, auch vorherrschend Speisen und Getränke erregenderer und differenterer Art bedürfen: so bis auf einen gewissen Grad auch selbst schon unsre Neugebornen. Und von dieser Seite betrachtet, erscheint das kürzere und spärlichere Säugen, ja das häufige alleinige künstliche Auffüttern derselben wenigstens minder nachtheilig, als in einem anderen Zeitalter; und wenn damit in der einen Hinsicht freilich zu einer auch in den späteren Lebensaltern der Individuen dieser Zeit deutlich bemerkbaren künstlichen Uebereilung der Entwickelung der erste Beitrag geliefert wird: so ist doch in anderer Hinsicht auch an der Muttermilch in einer Zeit weniger verloren, die sie nicht blos überhaupt weniger kräftig und reichlich gewähren könnte, sondern auch allein schon durch ihre vorherrschende Leidenschaftlichkeit sie weiter vielfach zu verderben geeignet ist.

Zweites Buch.

Gesundheitspflege.

des

animalischen Menschenlebens.

Allgemeinste Anthropologische Uebersicht.

Wie in der großen Aussenwelt, so befindet sich auch in der kleinen Innenwelt des Menschen ein Theil des Leiblichen im hohen Grade in einem Zustand fast völliger Erstorbenheit des inneren lebendigen Wechselspiels der Gegensätze und der eigenen inneren Umwandlung; und in sich vor der Hand fast todt, wird es sehr vorherrschend nur von aussen mechanisch in Wirksamkeit gesetzt, übrigens einem Lebendigeren mehr nur als feste Unterlage, starrer Gegenhalt und äusserstes fast todtes Gefäß dienend. Dieß unser Knochensystem und das ihm Nächstverwandte, als Widerschein des Mineralreichs.

Ueber ihm erhebt sich sodann ein reicheres, thätigeres Leben in dem Gegensatze des Pflanzlichen und Thierischen. Das Leben im ersteren erscheint aber durchaus als eine Materienumwandlung. Flüssiges wird als solches umgeschaffen; Flüssiges in Festes und Festes wieder in Flüssiges verwandelt. Dabei ist

Alles vorherrschend auf Aufnahme von aussen und auf stillen inneren Verbrauch berechnet. Im Thierischen oder Animalischen dagegen handelt es sich theils mehr um Erzeugung und Umgestaltung von Empfindungen und Vorstellungen; theils herrscht in ihm vor die Richtung, ein Inneres auf mannigfache Weise zu äussern, was durch von innen bedingte, mehr oder weniger stark in die äussere Wahrnehmung fallende Bewegung überhaupt und durch Stimme und Sprache (im weiteren Sinne des Worts) insbesondere geschieht.

Der vorzugsweise Sitz des Vegetativen im Menschen ist das Innere des Rumpfs; für das Animalische aber bilden ihn Haupt und Gliedmassen. Und indem das Vegetative das Seinige hauptsächlich thut, mittels des eigentlichen Parenchyms (S. 18.) derjenigen Theile, die nicht Nerven- oder Muskelgebilde oder Sehnen, Bänder und Knochen sind; ferner mittels des sog. Zellgewebes und der Säfte mit ihren Gefäßen: — so wird das Animalische verwirklicht durch Nervensubstanz, die Sinnwerkzeuge, Muskeln, Sehnen, Bänder und Knochen.

Allein keines von diesen beiden kann im Menschen ohne das Andere bestehen. Sie greifen beide in einander über, so zwar daß dabei jedes einiger Massen die Natur desjenigen eingeht, in dessen Reich es eingreift und sich einsenkt, dagegen von seiner Eigenthümlichkeit in gleichem Verhältnisse verlierend.

Beide charakterisiren sich aber wesentlichst noch auf folgende Weise gegeneinander. Im Vegetativen ist sowohl das makrokosmische als das mikrokosmische Leben vorherrschend in Zerstreuung und dadurch in Selbstentäusserung und Selbstentfremdung begriffen. Das Leben kommt im Vegetativen dadurch, daß dasselbe sich in eine große Mannigfaltigkeit ähnlicher

Theile aufschließt und ausbreitet, ohne sie gewisser Massen in sich selbst wieder zurückzuschlingen, ausser sich selbst, verliert sich selbst an's Allgemeine, von dem es mit voller Nothwendigkeit, Instinktmäßigkeit, beherrscht wird. Im Animalischen dagegen strebt das Leben hauptsächlich nach Sammlung seiner selbst, zu sich selbst zu kommen, sich selbst zu erfassen, Ein Selbst zu seyn. Zu diesem Behufe schließt sich zwar auch das Animalische in eine große Mannigfaltigkeit von Gebilden auf; dieselben aber sind theils unter sich selbst verschiedenartiger und erregen sich somit fortwährend zu mächtigerer Wirksamkeit, theils werden dieselben nicht blos sämmtlich wieder enger in einander verschlungen, sondern bilden sich auch insbesondere wahre Centralgebilde. In solchen, namentlich aber in deren oberstem, dem Gehirne, erfühlt sich das ganze thierische Individuum mit all' seinen verschiedenen Theilen als Eines, als ein Ganzes, als ein Selbst; und von da aus bestimmt es auch als Selbst, freithätig all' seine mannigfaltigen Theile mehr oder weniger vollständig zu einer für den Zweck und das Ziel des ganzen Individuums als solchen zusammenstimmenden Wirksamkeit. Indem es dieß aber thut, bewährt es W i l l k ü h r oder thierische Selbstbestimmung, die nicht zu verwechseln ist mit menschlicher (sittlicher, vernünftiger) Selbstbestimmung (Freiheit), sowenig als mit jenem thierischen Selbstgefühle oder jener Selbstempfindung verwechselt werden darf das menschliche Selbstbewußtseyn.

Etwas ganz anderes aber als diese unstatthafte Verwechselung ist die Anerkenntniß, daß im Animalischen als solchem, insbesondere aber in dem Theile desselben, in welchem es vorzugsweise zu jener Concentration und Verselbstigung kommt, nämlich im Nervensysteme, schon (vergl. S. 12.) etwas Seelenhaftes gegeben sey, weßwegen wir auch in der That einen Theil seiner Wirksamkeit erst in der Gesundheitspflege des psychischen Menschenlebens betrachten. Aber freilich das eigentlich Geistige des Menschen steht zu diesem Seelenhaften des Animalischen selbst wieder in einem wesentlich ähnlichen Verhältnisse der Ueberordnung, wie dieses Seelenhafte selbst zur untermenschlichen Aussenwelt und zur eigenen vegetativen und übrigen Innen- und Unter-Welt.

Uebrigens steht der Mensch durch sein animalisches Leben in wesentlich ähnlicher Beziehung zur Wirklichkeit der großen Aussenwelt, wie zu der eigenen kleinen Innenwelt. Theils nämlich wirkt er mittels seines Animalischen auf die äussere Wirklichkeit, sein eigenes Inneres, Psychisches auf sie übertragend und in ihr realisirend, soweit es die Gegenwirkung zuläßt — theils die Aussenwelt nach all ihren Eigenschaften erkundend und sie so gewißermassen der Innenwelt seines Psychischen aneignend; durch Beides aber als lebendig zur Einheit verknüpfender und freithätig gestaltender Mittelpunkt gegen die äussere Wirklichkeit sich bewährend. Doch ist das Resultat davon nur insoweit ein wahrhaft günstiges, als dabei das Animalische mehr nur als Werkzeug des eigentlichen Geistes thätig ist. Wo jenes dagegen ohne oder gar gegen des letzteren Leitung auf die Aussenwelt willkührlich wirkt — da wird leicht mehr Unheil, Verwirrung, Verderben erwirkt, als das Gegentheil. Im ersteren Falle macht der Mensch sich und das übrige, seiner üblen Einwirkung zugängliche Daseyn zur „seufzenden Kreatur,“ indeß er im entgegengesetzten Falle Erlöser und Verherrlicher desselben wird. Ueberhaupt hängt in dieser Beziehung die Art und Weise unserer ganzen persönlichen Erscheinung und unseres ganzen alltäglichen Lebensverkehrs großentheils von der Gesundheitspflege unseres animalischen Lebens ab, wie das bessere oder schlechtere musikalische Spiel, unter sonst gleichen Umständen, von dem verschiedenen Zustande eines Instrumentes.

Es macht sich aber innerhalb des Animalischen im Menschen selbst ein Hauptgegensatz bemerklich zwischen willkührlicher Bewegung, die hauptsächlich durch die Fleisch- und Muskelsubstanz ausgeführt wird, einerseits und der specifisch gesonderten Empfindung andrerseits, welche vorzüglich durch die Nervensubstanz gewonnen wird. Hülfsmittel für jene sind Sehnen und Knochen; nächste Hülfsmittel für diese die Sinnwerkzeuge. Durch jene wird auf mehr reale Weise unmittelbar körperlich auf die physische Aussenwelt hinaus gewirkt; durch diese werden mehr idealer Weise die Eigenschaften der physischen Aussenwelt in das menschliche Seyn aufgenommen.

Dieser Gegensatz ist auch in der äusseren Bildung namentlich des Muskelsystems einerseits und des Nervensystems andrerseits deutlich genug ausgedrückt. Das Muskelsystem besteht nämlich nicht blos aus einer beträchtlichen Mannigfaltigkeit von isolirten Muskeln, deren jeder seine eigene Gestalt und seine besonderen Anheftungspunkte hat; sondern dieselben wirken auch sowohl einzelner gegen einzelnen, als Partheien gegen Partheien einander entgegengesetzt (Antagonisten, Strecker und Beuger ꝛc.) Dagegen ist eine große Gleichförmigkeit und Aehnlichkeit unter den Nervengebilden, ferner ein allseitiger Zusammenhang unter einander und gemeinschaftlich mit Centralgebilden des Nervensystems (Knotengeflechte, Rückenmark, Hirn) und endlich ein einträchtiges Zusammenwirken derselben nicht zu verkennen.

Gleichwohl findet wiederum auch eine gewisse Versöhnung und Vermittelung dieses Hauptgegensatzes Statt. Dieß dadurch, daß theils die bewegenden Theile dennoch theilweise der Empfindung dienen, z. B. namentlich in Bezug auf die einzelnen Sinne, theils umgekehrt die Nervengebilde stets die Bewegungen erregen und leiten, theils endlich eben in dem Einen Gehirne der Focus der Selbstempfindung und der Quellpunkt der willkührlicheu Selbstbestimmung zugleich gegeben sind.

Speciellere anthropologische Vorbereitung.

I) Nervensystem.

Mit gutem Rechte wird das gesammte Nervensystem heutzutage in zwei Hauptgebiete zerfällt, in ein animalisches und ein vegetatives Nervensystem, unter welchem letzteren man denjenigen Theil des gesammten Nervensystems versteht, der in das vegetative Leben des ganzen Leibes, insbesondere aber der Rumpfeingeweide eingesenkt ist.

1) Wir sehen uns vor Allem darnach um, welche Theile denn zum animalischen Nervensysteme gehören und was sie einzeln wirken, soweit nach dem dermaligen Stande der Physiologie darüber geurtheilt werden kann und soweit eine Untersuchung der Art hieher gehört. Demnach darf denn wohl das gesammte Encephalon um so mehr vorerst genannt werden, als es unverkennbar das oberste Centralgebilde nicht blos des ganzen Nervensystems, sondern der ganzen physischen Organisation ist, die durch dasselbe, trotz all' ihrer Mannigfaltigkeit, dennoch als Ein- und Ganzheit erfaßt und von demselben aus als Ganzes bestimmt wird.

Dieses beides geschieht aber wiederum vorzugsweise durch das große Gehirn, in welchem sich unser ganzes thierisches Wesen als ein Selbst empfindet, und von welchem alle Impulse zu willkührlicher Thätigkeit der verschiedenartigsten Körpertheile zunächst herstammen. — Ausserdem werden im großen Gehirne, sofern es, anstatt der kleinen Welt des eigenen Leibes, der großen Aussenwelt zugewendet ist, die Empfindungen und Vorstellungen der einzelnen äusseren Sinne erst vollendet. Ist aber das große Gehirn schon dadurch wichtig für unser höheres geistiges Wesen, so wird es dieß nochmehr als Quelle und Werkstätte der Einbildungskraft und der Phantasie.

Diese beiden bilden zwar zusammen Ein größeres Ganzes, welches, wie Licht der Schwere, dem vegetativ-leiblichen Bildungstriebe polarisch gegenüber steht; übrigens aber stehen sie unter sich selbst abermals in einem ähnlichen Verhältnisse, dergestalt, daß die Einbildungskraft als der höhere Mittelpunkt erscheint, in dem von unten herauf, aufwärts fortgebildet und sich in sich selber erst vollendend, alle einzelnen Sinnesvorstellungen theils zu umfassenderen Gesammtanschauungen vereiniget, theils mannigfaltig verknüpft und umgestaltet werden. Die Phantasie dagegen ist es, in welche herab sich die Ideen brechen und durch die sie, gewisser Massen einen Leib bekommend, als Ideale in die „Erscheinung" eingeführt werden. Zudem vermählen Einbildungskraft und Phantasie in ihrer eigenen Wechselwirkung fortwährend Sinnliches und Uebersinnliches in uns selbst.

Sie beide bilden die Grundfunction des großen Gehirns, in dessen Antagonisten, dem Becken, der leibliche oder reale Bildungstrieb (in der Zeugung) am stärksten hervortritt. Dieser schlägt bisweilen in jenen über, und macht dann die ideale Bildnerei nicht blos überhaupt übermäßig lebhaft, sondern giebt ihren Gebilden zugleich jene Leibhaftigkeit, vermöge deren sie dem Individuum, selbst ohne Fieber oder wahren Traum oder Wahnsinn, als Phantasmata, Erscheinungen 2c. sinnlich gegenständlich werden. Umgekehrt associiren sich aber auch bisweilen Einbildungskraft und Phantasie mit dem realen Bildungsleben so, daß sie sehr bestimmte Veränderungen im leiblichen Leben und Seyn desselben Individuums zur Folge haben, was jedoch noch viel auffallender ist bei der Einwirkung jener von Seite Schwangerer auf die Bildung der Frucht, im sog. Versehen.

Zum Theil findet ein solches Eingreifen jener Vermögen in unser übriges leibliches Wesen bei jeder Veranstaltung zu willkührlicher Bewegung Statt, die gewisser Massen je nach Umfang, Mannigfaltigkeit des Zusammenhelfenden, Stärke 2c. in jenen ideal erst vorgebildet seyn muß, bevor sie ausgeführt wird.

Wie übrigens das Gehirn selbst insbesondere vollends als kleine Welt des menschlichen Mikrokosmos erscheint, so ist denn auch der Spielraum dieser ideal bildenden Vermögen ein unermeßlicher, wie die große Welt selbst. Und wie ein Weltäther als Ursaamen und Keimstoff der makrokosmischen Gebilde des Weltall's angesprochen werden muß; so hat auch diese kleine Welt in einem organischen oder insbesondere in einem Nerven- und am genauesten in einem Hirnäther den Werkstoff zu ihren Schöpfungen *), deren Hauptwerkstätte die sog. Gehirnkammern sind, mit denen am innigsten zusammen zu wirken scheinen die Sehhügel, die gestreiften Körper, die Gehirn-

*) Vergl. m. Buch: die alte Lehre von den Lebensgeistern 2c. Berl. 1824.

schenkel, die Seepferdefüße oder Ammonshörner und die Vogelklauen. —

Das kleine Gehirn, das nächstdem zum animalischen Nervensystem gehört, dient aller Wahrscheinlichkeit nach zum Theil als Vermittler zwischen großem Gehirn und Rückenmark. Ja, es ist, wie es einerseits zum Encephalon gehört, andrerseits als negativer Pol des Rückenmarks zu betrachten, dessen positiven Pol sein entgegengesetztes Ende, der sog. Pferdeschweif, darstellt. (Hier langstrahlige Zertheilung, dort mehr kugeliches In-sich-zurückgehen; positive und negative Elektricität). Insbesondere aber scheint nach neueren Versuchen (Flourens's u. A.) Hauptgeschäft des kleinen Gehirns zu seyn: die zu erregenden Bewegungen Zweckgemäß harmonisch zu ordnen.

Das ganze Encephalon mit seinen Nerven bildet aber innerhalb des animalischen Nervensystems selbst wieder einen Gegensatz mit dem Rückenmarke und seinen Nerven. Wenn nämlich bei jenen die weibliche Richtung der Wirkung von der Peripherie zum Centrum, die Empfindung, überwiegt, so überwiegt dagegen bei diesen die entgegengesetzte, die Bewegungserregung. Das Rückenmark ist es nämlich offenbar, von dem aus zunächst weiter die Muskeln und überhaupt alles Irritable zu willkührlichen Bewegungen erregt werden.

Die Gehirnnerven sodann, deren jetzt gewöhnlich 11 Paare gezählt werden, leiten dem Gehirne theils und hauptsächlich die Elemente von Empfindungen und Sinnesvorstellungen von der Peripherie her zu; theils aber, jedoch weniger, pflanzen sie auch in umgekehrter Richtung Impulse vom Gehirn aus zu peripherischen Theilen hin — und zwar nicht blos solche, die augenscheinliche oder irgend sinnfälligere Bewegung zur Folge haben, sondern auch mehr still innerlich belebende und regulirende Einflüsse. — Unter ihnen darf aber wohl das, nach der jetzt gewöhnlichen Zählung, 5te Paar als vegetatives Privat-Nervensystem für die Kopftheile betrachtet werden, das, soweit es vegetativ ist, wie durch eine Art Sonneneinflusses die Vegetation der Kopftheile, namentlich aber der Sinnwerkzeuge leitet, übrigens jedoch durch deutlichere Empfindung, namentlich Behufs der Mitempfindung der Sinnwerkzeuge unter einander, einiger Massen animalische Natur verrathend. Eine ähnliche Bewandtniß scheint es mit dem 10ten Hirnnervenpaare (Vagus) zu haben, sofern dasselbe vorzugsweise den unwillkührlichen (vegetativen) Bewegungen der Kopf- und der benachbarten Theile vorstehen dürfte; übrigens seine Verwandtschaft mit dem animalischen Nervensystem dadurch bezeugend, daß die beweglichen Theile, zu denen es geht, nach Umständen auch willkührlich beweglich sind.

Die Rückenmarksnerven, 30 Paare nach gewöhnlicher Zählung, leiten vorherrschend in entgegengesetzter Richtung, und zwar Bewegungs-Impulse, vom Rückenmarke weg hin zu den verschiedenen willkührlich beweglichen Körpertheilen; ohne jedoch Leitung in entgegengesetzter Richtung und Behufs zu erzeugender Empfindung ganz auszuschließen; von welcher Seite sie wohl insbesondere Kunde geben von dem Zustande unserer Muskulatur.

Als Indifferenz- und verknüpfender Mittelpunkt für das Encephalon einerseits und das Rückenmark andrerseits scheint hauptsächlich die sog. Pons Varolii und zum Theil auch die medulla oblongata angesprochen werden zu müssen, wozu namentlich auch theils ihre Lage, theils die vorzugsweise Tödtlichkeit ihrer Verletzung passen.

2) Das **vegetative Nervensystem** unterscheidet sich schon äusserlich vom animalischen hauptsächlich dadurch, daß es in jenem zu solchen Centralgebilden nicht kommt, wie in diesem Gehirn und Rückenmark sind; daß jenes im Allgemeinen aus einer weicheren, dunkelfärbigeren Masse besteht, und daß, indem die eigentlichen Nerven des animalischen Nervensystems vorherrschend Saiten- oder Schnurartig die Längendimension verfolgend verlaufen, das vegetative Nervensystem gegentheils vorherrschend netzartige Geflechte macht, in denen da, wo sich kürzere Nervenstränge begegnen, häufig knotige Anschwellungen (Ganglien) entstehen, innerhalb deren eine mehr oder weniger vollständige Verwirrung und Auflösung der Nervenfäden Statt findet.

In den einfacheren, wenig oder nicht knotigen, Geflechten ist äusserlich eine Vermischung dessen angedeutet, was im animalischen Nervensysteme bestimmter auseinander geschieden und gehalten ist; nämlich theils die einzelnen specifischeren Empfindungen unter sich selbst, theils Empfindungen (besondere Sinnesnerven) und Bewegungserregungen. Oder, wie man die Sache richtiger bezeichnen muß: was in dem höher entwickelten animalischen Nervensysteme in Differenzen auseinander getreten ist, das liegt im vegetativen noch mehr indifferent beisammen. Wenn nun in diesem niedrigen Theile des gesammten Nervensystems sich ohnedieß schon eine schwächere Empfindung und Bewegungsleitung erwarten läßt, so muß jedes dieser beiden durch gegenseitiges größeres Verschmolzenseyn und Sichkreuzen um so getrübter und **müssen beide auf unterster Stufe vollends in etwas Drittes, Mittleres verflossen erscheinen.**

Dieses Dritte, Mittlere ist aber Erregung einer stillen, innerlichen, äusserlich sinnlich unmerklichen

Bewegung oder vielmehr nur Bethätigung in den Gebilden des vegetativen Lebens, durch die, ähnlich wie im Makrokosmos durch den stillen Einfluß der Sonne mittels Licht und Wärme auf die Vegetation, die vegetativen Processe (Metamorphose) erst vollends möglich gemacht und geleitet werden. Neben dem gehen nun wohl auch leise Empfindungseindrücke von solchen Gebilden rückwärts auf ihre Nervengeschlechte aus und über; dieß aber um so untergeordneter und das vorher Bezeichnete um so vorherrschender, als sich erwarten läßt, daß sich auch in dieser besonderen Beziehung der Gegensatz zwischen Hirn und den untersten Rumpftheilen bewähren werde. Im Hirne aber ist nach leicht zu bestättigender, bereits geäusserter Bemerkung (S. 277.) die centripetale Verrichtung der Empfindung überwiegend. Daß in dem Nervenapparate der bezeichneten Rumpftheile die entgegengesetzte, centrifugale Richtung vorherrschen müsse, folgt auch aus dem engeren Zusammenhange der gemeinten Nervengeflechte mit dem unteren (hinteren) selbst vorherrschend centrifugal wirkenden, (S. 277.) Ende des Rückenmarks *).

Dergleichen Geflechte haben nun aber die Saamenbereitenden Gebilde, die Nieren, Leber, Milz, Magen, Gekröse u. s. w., und dieselben folgen hauptsächlich den den Werkstoff für die Metamorphose führenden Blutgefäßen.

Die Ganglien dagegen, denen eine mehr an

*) Nur in dieser Beschränkung, nicht aber gegenüber dem Folgenden und nicht in Beziehung auf die angebliche Empfindungsleitung alles Fasrigen, kann Ennemoser'n Recht gegeben werden in Beziehung auf das, was er in seiner Schrift: über den Mörder Anton Moll ꝛc. ausgesprochen hat.

der Oberfläche weilende Physiologie so manchfaltige Functionen anwieß, sind vereinzelte Gehirngebilde, die aber, angemessen dem Grundcharakter des vegetativen Lebens, nicht so innig zu Einem Centralgebilde vereiniget werden können, als dieß im animalischen Nervensysteme geschieht; so daß denn auch sowohl eine Art von Empfindung mehr nur in untergeordneten, vereinzelten Mittelpunkten, gesammelt wird, als auch Impulse zu Bewegungen mehr isolirt aus einzelnen ganglіösen Parthieen separat zu einzelnen Theilen hin unvollkommen fortgepflanzt werden.

Am engsten vereinigt sind die Ganglien in dem sog. Bauchgeflechte (plexus coeliacus s. semilunaris s. solaris etc.) unter dem hinteren mittleren Theile des Zwergfells, dem darum mit Recht sog. Unterleibshirne. Denn, was im Bereiche des animalischen Nervensystems das Gehirn ist, das ist im vegetativen dieses Geflecht, in welchem auch, wie im Gehirne, die Empfindungsfähigkeit am stärksten hervortritt. Dieß ist daher auch ein Haupttummelplatz gewisser Aeusserungen des animalisch-magnetischen und somnambulen Zustandes, der namentlich auch dadurch bedingt seyn kann, daß gleichzeitig die Empfindlichkeit dieses Knotengeflechts enorm gesteigert, die Hirn- und Sinnesthätigkeit dagegen unterdrückt oder gar von jenem Geflechte, hauptsächlich wohl mittels des vagus, mit an sich gerissen und verschlungen ist. Dann Sehen, Hören rc. durch die Magengegend.

Als Rückenmark des vegetativen Nervensystems ist aber anzusehen das zweisträngige, mit dem eigentlich sog. Rückenmarke vielfach und innig verknüpfte Ganze des sympathischen Nerven im engeren Sinne des Worts, der seinen negativen Pol, oder das dem kleinen Gehirne Entsprechende, in dem Ganglion coccygeum, seine dem Pferdeschweif vergleichbare entgegengesetzte Endigung aber in seiner Verbindung mit dem 5ten und 6sten Hirnnerven-Paare hat. In diesem vegetativen Rückenmarke ist die centrifugale, unwillkührliche Bewegung erregende, Wirksamkeit innerhalb des vegetativen Nervensystems am stärksten ausgebildet und überwiegend. Daher gehen Zweige von ihm insbesondere zu Theilen des vegetativen Lebensgebiets, die eine noch merklichere Bewegung an den Tag legen, wie zum Herzen, zur Aorte, zu den Carotiden, zum Schlunde u. s. w.

Daß ausserdem die Nervenknoten auch als Hinderungsmittel des Einflusses der animalischen Willkühr in's vegetative Leben zu betrachten seyen, wird nicht in Abrede gestellt. Sie wirken in dieser Hinsicht sehr wichtig, indem sie hauptsächlich dazu beitragen, daß wenigstens Ein Gebiet des menschlichen Lebens, auf dem die übrigen gewisser Massen wie auf ihrem Grunde ruhen, gegen den störenden Einfluß der Willkühr gesichert und möglichst der instinktmäßigen Unfehlbarkeit der Natur überlassen bleibe.

Das ganze vegetative Nervensystem ist endlich die Quelle einerseits aller jener mehr oder weniger unbestimmten Empfindungen, die das Sichbefinden ausmachen, und somit das Organ des sog. Gemeingefühls (Coenaesthesis). Dieß zwar sowohl insofern, daß es stets, wie ein Spiegel die Zustände des eigenen Leibes auffängt, als auch insofern, daß es die indifferentesten Eigenschaften desjenigen von der Aussenwelt wahrnimmt, was von ihr allgemeinste Lebensbedingung ist, namentlich aber die thermometrischen, barometrischen, hygrometrischen, electrometrischen, eudiometischen rc. Verhältnisse der Atmosphäre. — Andrerseits ist das vegetative Nervensystem die nächste Quelle aller instinktmäßigen, sich auf das vegetative Leben hauptsächlich beziehender

Triebe überhaupt und, bei Thieren, der Kunsttriebe insbesondere, denen Aehnliches auch bei Menschen in überraschenden Erscheinungen auftritt in den sog. somnambulen Zuständen; in denen auch das Ueberwiegen des Gefühls überhaupt interessante Erscheinungen theils in Bezug auf Gewahren des eigenen leiblichen Zustandes, theils in Bezug auf Sympathie und Antipathie gegen Aeusseres, liefert.

3) Gemeinschaftlicher Endzweck des ganzen Reiches der (nervösen) Empfindungen ist aber: das Individuum in Kenntniß zu setzen sowohl von dem mehr oder minder natürgemäßen Zustande seines eigenen leiblichen Seyns (Wohlgefühl oder Schmerz von den manchfaltigsten Modifikationen nach der Natur der einzelnen Theile und ihrem Zustande; deßgleichen die Empfindungen, welche die einzelnen vegetativen Processe, wie Verdauen, Zeugen rc., ankündigen, sie begleiten, ihnen nachfolgen u. s. w.), als auch von den seiner Existenz günstigen oder ungünstigen Dingen und Beschaffenheiten der Aussenwelt, soweit sie das empfindende Individuum näher angeht — alles dieses aber selbst wieder zu dem Behufe, um letzteres anzutreiben, daß es das Nöthige thue, des seiner Existenz Günstigen sich bemächtige, das Widerwärtige aber beseitige oder fliehe. Es ist somit in der Empfindung ein physisches Gewissen gegeben.

4) Die Hauptprovinzen dieses Reiches bildet einerseits eben das Gemeingefühl, das, dem gesammten vegetativen Leben gemeinsam zugehörend, die negative Sphäre der Empfindungen bildet. Dieser gegenüber stehen die 4 einzelnen äusseren Sinne, von denen der Geschmack insbesondere der Verdauung, der Geruch der Athmung zugetheilt ist; indeß Gehör und Gesicht schon dem thierisch-psychischen Wesen

angehören, und mit Bewegung eines Theils und Nervenempfindung überhaupt anderen Theils in näherer wesentlicher Beziehung stehen. Das äussere Gefühl, allmälig, namentlich in den Fingerspitzen zum Getaste ausgebildet, macht den Uebergang zwischen den beiden Hauptsphären, als Gefühl im engeren Sinne des Wort dem Gemeingefühl, als eigentliches Getast den einzelnen Sinnen näher verwandt.

5) Wichtige, obwohl großentheils noch verkannte, Hülfsmittel für die Nervenwirksamkeit sind wohl

a) Die Knochen. Abgesehen davon, daß alle Nervengebilde sich Knochen zuzudrängen und zu folgen scheinen, sowie denn auch nur gleichen Schrittes mit der Ausbildung des Skelets in der Thierwelt auch die Sensibilität sich mehr und mehr entwickelt; so sind insbesondere die wichtigsten Nervengebilde in mehr oder weniger vollendete Knochengehäuße eingeschlossen. So das Hirn, das Rückenmark, jeder der 4 äusseren Sinne. Selbst das Getast ist wenigstens noch mit etwas Aehnlichem versehen, mit den Nägeln der Finger und Zehen. Diese knöchernen Umhüllungen dienen wohl zum Theil zwar als beschränkende und concentrirende Apparate für das vorherrschend zur Ausdehnung und Verflüchtigung geneigte höhere Nervenwesen; das Wichtigste dabei ist aber wohl der äusserste Gegensatz zwischen dem Knochen als dem Unedelsten und der Nervensubstanz als dem Edelsten, aus dem eine stete mächtige Spannung und Anfachung hervorgehen muß. Geht doch auch die schönste Erscheinung im Bereiche der protoorganischen Natur, die des Lichtes, aus der Begegnung des Leichtesten (Wasserstoffgas) und des Schwersten (Platinstaub) hervor.

b) Ein ähnliches gegensätzliches Verhältniß dürfte Statt finden zwischen der edleren Hirnsubstanz und dem vielleicht constant vorkommenden Sande der Zirbeldrüse einerseits und dem nicht so unbeträchtlichen Quantum einer (an sich unedlen) aus dem Gehirne analysirbaren fettigen Substanz andrerseits.

c) Der Gegesatz zwischen Rinden- und Marksubstanz. Dieser, der ebenfalls in den Ganglien des vegetativen Nervensystems noch nicht aufgeschlossen ist, dürfte aber namentlich auch und zwar selbst wohl hauptsächlich auf die Ernährung des Gehirns und die Absonderung in demselben Bezug haben; obwohl auf eine andere Weise, als Gall lehrte. Es dürfte nämlich die Rindensubstanz mit ihrem Ueberflusse von Gefäsen von der Gesammtmasse des ohnedieß schon nobleren zum Encephalon gehenden Bluts in sich den schlechteren (basischen) Theil wegscheiden, damit die Marksubstanz mit ihren spärlicheren Gefäsen vollends nur das Edelste davon bekäme, aus dem nun weiterhin, vorzüglich durch Vermittelung der Plexus choroidei, insbesondere auch der Hirnäther abgesondert werden möchte.

d) So gewiß aber ein solcher in den Hirnhöhlen wirksam ist und bewirkt wird; so wenig recht thut man wohl, wenn man einen Nervenäther durch das ganze Nervensystem auf gewiße Weise den deus ex machina seyn läßt. Zwar existirt sicherlich die Nervensubstanz in all ihren Gebilden, vorzüglich aber im Bereiche des animalischen Nervensystems, zum Theil in flüchtiger Gestalt. Aber man ist nicht berechtigt, nur diesen Theil das Wirksame und alles Andere nur Vehikel für denselben seyn zu lassen. Die ganze Nervensubstanz ist wohl wirksam, am meisten gleichmäßig im vegetativen Nervensysteme. Ihr Leiten wird wohl nicht durch eine Art electrischen Durchfahrens eines flüchtigen Princips durch die übrige Nervenmasse ausgeführt, sondern letztere selbst wird, wenn auch mit Blitzes Schnelle, von Punkt zu Punkt forteilend umgestimmt. Diese Stimmungsleitungen müssen nach Analogie der Zeugung durch Saamen gedacht werden. Das wahrzunehmende Ding oder die an den Tag zu legende willkührliche Bewegung wird im Keime, im Differentiale, potentia in einem Punkte des Nervensystems gesetzt; im erstern Falle centripetal, im zweiten centrifugal fortgeleitet und endlich, am rechten Orte angelangt, entwickelt, redintegrirt, actu hergestellt. Bedarf es dazu bei der Zeugung einer langwierigen Schwangerschaft, so geschieht auch dieß in den Nervengebilden blitzschnell.

Bei den Vorstellungen des Gesichtes jedoch, der Einbildungskraft und Phantasie kann man nicht wohl umhin, eine Miniaturbildnerei mittels des Hirnäthers in den Hirnhöhlen anzunehmen; indeß dagegen der vegetative Nervenapparat in der einen Richtung mehr nur mit ganzer palpabler Masse und auf indifferentere Weise, wie die leuchtende und wärmende Sonne oder wie ein still innerlich bethätigender galvanischer Apparat, wirkt; in der anderen aber, wie ein die verschiedenen Zustände des eigenen Leibes und zum Theil auch die allgemeinsten, indifferentesten Qualificationen des Seyns der Aussenwelt — auffangender und dem Auge der Seele vorhaltender Spiegel.

II. Fleisch- und Muskelsystem.

Fleisch- und Nerven-Element sind nur eines Theils, wenn auch hauptsächlich, in wirklichen Muskel- und Nervengebilden gegeben, anderen Theils machen sie, in der Indifferenzirung mit dem Elemente des Zell- oder Bildungsgewebes, das eigentliche Parenchym eigentlicher Organe, oder solcher Gebilde, die wenigstens, nebendem daß sie als Gefäß oder

Werkzeug betrachtet werden können, auch als Organ betrachtbar sind, aus. In manchen derselben, die auch wirklich, ohne eigentliche Muskelfasern zu haben, am wenigsten sehr viele und deutliche, eine mächtige Irritabilität an den Tag legen, wie z. B. der Uterus bei Gelegenheit des Gebährens, herrscht das Fleischelement vor, was im Herzen im höchsten Grade der Fall ist.

In diesem Falle müssen, sofern dabei überhaupt Fleischkörnchen oder vielmehr Fleischrhombchen, als letzte Formbestandtheile des Muskelsystems, angenommen werden dürfen, dieselben nicht blos wirrig, chaotisch in einanderliegend, sondern selbst noch unentwickelt in einander verflossen vorgestellt werden. Dieser ersten Entwickelungsstufe des Fleisch- und Muskelwesens folgt als zweite die Aneinanderreihnng zwar der Fleischchombchen zu Fasern, die sich aber — ausserdem in sich selbst noch unedler — noch kreuzen, wodurch die wenigstens noch einiger Massen vorhandene Neigung zur Verwirrung angedeutet und zugleich, ähnlich wie in Bezug auf das vegetative Nervensystem bemerkt wurde (S. 279.), die irritable Wirksamkeit bis auf einen gewißen Grad neutralisirt wird. Die dritte und höchste Stufe der Ausbildung erscheint in den eigentlichen, willkürlich beweglichen Muskeln, in welchen der Gestaltung nach im Allgemeinen durchaus die Längendimension vorherrschend und theils dadurch, theils durch innere Nobilität der ausgebildeteren Fleischsubstanz, die irritable Wirksamkeit am mächtigsten geworden ist.

Die zweite Entwickelungsstufe giebt übrigens das sog. vegetative Muskelsystem, das meistens aus hohlen Muskeln oder vielmehr meistens aus dünneren, eine Höhlung einschließenden Lagen von sich kreuzenden Muskelfasern besteht, welche die Gefäße (im weitesten Sinne des Worts, nach welchem auch Schlund, Magen, Darm ꝛc. Gefäse sind), die den Werkstoff und die Erzeugnisse des vegetativen Lebens führen, bilden und ihren Inhalt fortbewegen helfen *). Die dritte Entwickelungsstufe bildet das animalische Muskelsystem, das meistens aus soliden, kräftiggefaserten Fleischgebilden, mit einem oder zwei Anheftungspunkten an widerhaltende Knochen, besteht.

Die durch Irritabilität bezeichnete Lebenseigenthümlichkeit alles Fleisches ist nun aber abwechselnde Verdichtung und Auflockerung seiner Substanz, woraus abwechselnde Volums- und Gestalts-Veränderung der Fleischgebilde selber und weiter Gestalts- und Orts-Veränderungen der Körpertheile folgen. Jene Veränderungen der Fleischsubstanz können aber keineswegs hauptsächlich erklärt werden aus Anschwellung und Zusammenfallen derselben durch ein- und ausströmende tropfbar-flüssige oder gasartige Substanzen.

Jene der Hauptsache nach vielmehr selbstständige Verdichtung der Fleischsubstanz, während welcher sie sich oft Metallhart anfühlt, geschieht bald mehr auf Kosten der Länge (Zusammenziehung, Contraction), bald mehr auf Kosten der Breite (aktive Dehnung, Streckung, Expansion). Die Irritabilität ist wirklich in diesen beiden entgegengesetzten Richtungen aktiv, positiv thätig. Die Ausdehnung ist nicht, wie oft angenommen wird, nur durch Nachlaß

*) Es ist eine leere, eigensinnige Behauptung, daß die Arterienwände ohne Fleischfasern seyen, weil sie sich nicht gerade so ausnehmen und bewähren, wie die Faser des ersten besten Muskels des animalischen Lebens.

laß der Thätigkeit, durch Erschlaffung oder Ruhe bedingt; sondern letztere liegt vielmehr mitten inne zwischen jenen entgegengesetzten Thätigkeitsweisen *).

Dagegen ist nicht zu leugnen, daß die Contraction im ganzen Muskelsysteme überwiegt. Dieß ließe sich schon aus dem Gegensatz zwischen ihm und dem vorherrschend expansiven Nervensysteme erwarten. Es zeigt sich aber auch darin, daß wir theils überall zu Streckungen, caeteris paribus, größerer Anstrengung bedürfen, theils sich allgemein überwiegende Contraction einstellt, sowie der Muskel, bei Schwäche oder Abwesenheit willkührlicher Selbstbestimmung, mehr sich selbst überlassen wird (gekrümmte Lage im Schlafen ꝛc.).

Schon allein daraus könnte man folgern, daß die Muskelfasern nicht hohl seyn können, sondern solid seyn müssen.

Zugleich erhellt daraus die eigentliche Bedeutung aller Fleischsubstanz, nämlich der eminenteste Egoismus. In der vorherrschenden Neigung derselben zur Contraction oder Verdichtung in sich selber spricht sich aus, wie sie möglichst bei sich und nur bei sich seyn wolle. Und wenn sie im vegetativen Muskelsysteme gezwungen erscheint, Fremdes (in Gefäßform) aufnehmen und enthalten zu helfen; so wirkt sie doch auch hierauf vorherrschend wegpressend und fortstoßend. Uebrigens bewährt sie sich allenthalben gegen Aeusseres, Fremdes gegenhaltend, zurückdrängend, wie in aller persönlichen Gegenwehr. Wenn sie sich aber auch im Dienste des vegetativen Lebens

*) Die Gründe dafür würden hier am unrechten Orte stehen. In Treviranus's Biologie finden sie sich nur zum Theil entwickelt.

ergreifend und einnehmend beweißt, so dient sie damit dennoch wiederum dem Egoismus (des Vegetativen). Gewiß hält sie, was ihr selbst angehört, besonders fest; und sofern sie als integrirender Theil alles Parenchyms dieß thut, bedingt sie vollends für die ganze Persönlichkeit ein gewisses Beharrlich- und Selbstständigseyn, Standhalten und Beruhen auf sich selbst

In Uebereinstimmung damit geht in den Muskeln sicherlich die Metamorphose, besonders von Seite der Rückbildung und Absonderung, unverhältnißmäßig langsam und spärlich vor sich. Ausserdem dürfte gründlich nicht zu verurtheilen seyn die Annahme: daß an die Muskelsubstanz als solche in der Ernährung nur der rothe, in Kügelchen oder Rhombchen *) bestehende Theil des Arterienblutes ab- und aufgeht, indeß der übrige seröse Theil polarisch für die Zellgewebscheiden der ganzen Muskeln, ihrer Bündel und der Fasern dieser abgeschieden wird.

Angeregt und geleitet endlich werden die Muskeln zu und in ihrer Thätigkeit stets zunächst durch Nerveneinfluß, von dem man erst nur wenig begreift, wenn man sich ihn als eine bloße elektrische oder galvanische Erregung vorstellt (vergl. S. 286.) Nur die Ausführung der Bewegungen ist Sache der Muskeln, die dadurch zugleich ein Sinnbild davon werden: wie der eingebildetste und starrste Egoismus (die Selbstigkeit) auch in höherer Lebenssphäre am meisten, gegen eigenes Wollen und Erwarten, als blindes Werkzeug dienen müsse.

*) Nach Dr. Hodgkin's und J. J. Lister's neuerlichen mikroskopischen Untersuchungen (Philos. Mag. and Annal. of Philos. N. 8. Aug. 1827. — v. Frorieps Notizen, Okt. 1827. N. 390.

Groß beweißt sich aber insbesondere jener Nerven- und weiterhin der Willens-Einfluß auf die Fleisch-substanz insofern, als die Kraft der letzteren durch den ersteren oft auf die überraschendste Weise und bis in's Wunderbare erhöht werden kann, wie z. B. in Fieberzuständen, in der Wuth, in Momenten der Lebensgefahr u. s. w.

Erster Abschnitt.

Gesundheitspflege in Bezug auf das Nerven- und Sinnes-Leben.

Allgemeiner Ueberblick.

Viel hieher Bezügliches ist in dem bisherigen Verfolg der Diätetik enthalten. So von Seiten des Verhaltens im Genusse der Speisen und Getränke; deßgleichen in der Gesundheitspflege in Beziehung auf Athmung, Cirkulation und Metamorphose; namentlich auch in der Abhandlung über die Hautpflege; endlich besonders in den Abschnitten der Eubiotik in Bezug auf das Geschlechtsleben. Das Alles, obwohl es der Leser sich frei zu vergegenwärtigen hat, soll doch nicht nochmals hier zusammen abgedruckt werden.

Nicht Weniges und Unwichtiges zu gleichem Behufe läßt sich füglich erst in nachfolgenden Abtheilungen erörtern. Der Art ist der Gewinn für das Nervensystem, besonders für das Rückenmarkssystem, aus der gehörigen Muskelpflege; das wichtige Verhalten gegen Schlafen nud Wachen und der Einfluß des höheren psychischen Lebens auf dasselbe. Dieses soll aber hier nicht anticipirt werden.

So liegt uns denn für diesen Abschnitt nur ob, das Folgende Behufs der Gesundheitspflege des Gemeingefühls, der einzelnen Sinne und des Gehirns zu betrachten, dem anderswo nicht füglich eine Stelle angewiesen werden kann *).

Erstes Kapitel.

Verhalten gegen das Gemeingefühl, das Gefühl der Haut und das Getaste.

Je überwiegender der Mensch auf seinem sinnlichen Wesen beruht, ohne Instinktmäßig in hohem Grade richtig zu leben — was eben in unserem Zeitalter noch gar sehr häufig ist; — von desto größerer Wichtigkeit ist für ihn der Zustand seines Gemeingefühls mit Inbegriff der schon mehr der Aussenwelt zugewendeten Hautsensibilität. Denn von dem Zustande dieser, von deren Stumpfheit oder Schärfe, Stärke oder Schwäche, von deren Verstimmung oder dem Gegentheile, hängt es dann hauptsächlich ab: ob der Mensch fast Antheil- und Genußlos über „Gottes wunderschöne Erde" hinweg und durch's Leben hingehe, als wenn er wider seinen Willen gegen dasselbe isolirt wäre; oder ob er mehr zur eigenen Qual als Lust von jedem kleinen Anlaß allzumächtig angeregt und von dem Wechsel solcher Einflüsse wie ein Spielball hin- und hergeschleudert werde; ob ihm die ganze Wirklichkeit manchfach auch da zur Karrikatur verschoben erscheine, wo sie es

*) Am unrechten Orte geschieht es, wenn, wie mehrere Diätetiken thun, z. B. vom Tabak-Rauchen und Schnupfen unmittelbar beim Essen und Trinken gehandelt wird, u. dergl.

nicht ist, und stets in matter, unerfreulicher Beleuchtung, oder in rosenfarbenem Lichte, reich an Farb' und Ton und Leben erscheine, jedenfalls aber zugleich mehr erscheine, wie sie an sich ist.

Also, sofern wir die Beziehung des Gemeingefühls zur großen Aussenwelt in's Auge fassen. Aehnlich wichtig ist seine unmittelbare Beziehung zur eigenen kleinen Innenwelt. Der bessere Zustand der Gebilde und Thätigkeiten des eigenen Leibes spricht im stumpfen Nervenapparate, der dem Gemeingefühle als Organ dient, kaum bemerkbar an. Wäre aber der dadurch bedingte Mangel an eindringlicheren, angenehmen Gefühlen, die man erst durch ihr Gegentheil schätzen lernt, auch nicht so hoch anzuschlagen, obwohl sie bei vielen Menschen, in Ermangelung hinreichender sittlicher Motive, das Lebensgetriebe vorzugsweise bethätigen müssen und jedenfalls dem übrigen Seelenleben, zunächst von Seite des Gemüths, zur Anregung und Unterstützung dienen: so verhindert solch' ein Zustand des Gemeingefühls auch, daß ungeeignete Zustände des eigenen Lebens nicht bald und stark genug empfunden werden und daß daher nicht bei Zeiten und auf die entsprechendste Weise zu ihrer Beseitigung gegengewirkt wird.

Umgekehrt freilich kann das Gemeingefühl auch leicht zu stark und zu laut empfinden, aus jeder Mücke einen Elephanten machend, dann leicht auch überall mehr Furcht, als Zuversicht und Hoffnung bedingend, und zu der Wirklichkeit unangemessenen Gegenwirkungen, willkührlichen und unwillkührlichen, veranlassen. In diesem Falle wird dem Individuum das eigene Seyn — auch wenn es nur ein stetes Schaukeln zwischen „Himmelhoch jauchzen“ und „zum Tode betrübt“ geben sollte — leicht zur größten Last, und es trägt eine Hölle, zumeist für sich selbst, doch wohl auch für Andere in seiner Nähe, stets mit sich herum; vielfach auch das höhere psychische Leben bestürmend, störend und trübend. So häufig bei solchen, die wir Hypochondristen oder Hysterische nennen.

Uebel wird die Sache vollends, wenn das Gemeingefühl entschieden qualitativ falsch wirkt — nicht blos zu schwach oder zu stark empfindend, sondern der Art nach Falsches vorspiegelnd. Grillen, sog. fixe Ideen u. dergl. sind die Früchte davon und bringen nicht selten in's Irrenhaus. Doch kommt es soweit nur, wenn sich Unmacht der Selbstbestimmung, großer Mangel eigentlichen Denkens, rege Thätigkeit einer unbewachten Einbildungskraft und Phantasie und öfters auch anderweitige physische und psychische Zerrüttung hinzugesellen, die freilich umgekehrt durch solchen Zustand des Gemeingefühls auch vermehrt werden. In geringeren Graden kommt jedoch die Sache häufig genug vor.

In Beziehung auf die beiden letztbezeichneten Fälle, soweit sie der Diätetik angehören, ist

1) zu meiden, oder zu mäßigen, was sie erzeugen kann. Dieß kann aber geschehen theils

a) von der Haut aus; durch häufiges warmes und sonst erregendes Waschen und Baden; durch weiche, zarterregende Bekleidung oder durch alles, was eine Art Kitzel oft und anhaltend in der Haut von aussen erregt; zu warme Umgebung überhaupt, zu warme, weiche Betten insbesondere u. dergl. — Ausserdem ist die Einwirkung der atmosphärischen Zustände auf die Hautsensibilität für das ganze Gemeingefühl von sehr großem Belange. Indeß eine trübe, schwere, feuchte, kalte, elektrisch wenig gespannte, an Sauerstoff ärmere Luft auch von der Haut aus — (nebstdem allerdings auch theils vom Gehirn aus, theils mittels des Blutgefäßsystems) — die Thätigkeit des

Gemeingefühls hemmt, trübt und belästigt und dadurch Mißbehagen, Furcht u. dergl. bedingt — — wirkt eine entgegengesetzt beschaffene Luft höchst wohlthätig das Gegentheil von dem eben Erwähnten.

b) Theils werden die erwähnten üblen Zustände des Gemeingefühls von der Geschlechtssphäre aus erzeugt; durch zu häufige und übermäßige Erregung derselben.

c) Theils von dem Verdauungsapparate aus; durch pikantere, reizendere, gewürztere Speisen und alles, was zum sog. haut gout und zur Gourmanderie gehört; durch erregende, besonders warme Getränke, namentlich durch Thee (Spleen der Engländer); ausserdem auch durch sehr Kohlensäurereiche; durch häufige reizende Klystire, öfter gebrauchte erregende Abführmittel u. dergl.

d) Theils endlich von dem Getaste aus. Dieß z. B. bei subtileren Handarbeiten in zarteren Stoffen, namentlich auch bei Nähterinnen, selbst beim Stricken u. dergl.

2) Dagegen zu thun aber ist ausserdem hauptsächlich: sich hinlängliche Bewegung zu machen in freier Luft; sich des mäßigen Genusses milderer, doch nicht grober, schwerer Speisen, sondern namentlich auch der frischen Gemüse, Salate u. dergl. zu befleißigen; sehr mäßig alten und zugleich etwas adstringirenden Wein uud besonders fleißig gutes frisches Wasser zu trinken; endlich die Selbstbestimmung durch freien Entschluß aufzurufen und wacker zu erhalten, daß sie Einbildungskraft und Phantasie bewache und, wo nöthig, zügle, sowie ein gemessenes, ruhiges Denken freithätig begründe.

Der ersterwähnte Fall, Stumpfheit des Gemeingefühls, ist oft die Folge vorausgegangener Ueberreizung, und wird also zugleich auf die unter 1. bemerkte Weise verhütet. Ist er aber, so durch Ueberreizung erzeugt, eingetreten, oder durch ursprünglichen Torpor des vegetativen Nervensystems bedingt vorhanden: so ist hauptsächlich das Meiste, was unter 1. als zu vermeiden angeführt wurde, mit Maas und Vorsicht zu thun, doch so, daß stets mehr nur das angewendet wird, was zugleich mehr dauernd kräftigt (mehr fix erregend wirkt), als mehr blos flüchtig vorübergehend erregt.

Zweites Kapitel.

Verhalten gegen die einzelnen äusseren Sinne und das sog. Sensorium commune (Hirn).

1) Geschmack.

Der Geschmack ist zunächst und hauptsächlich bestimmt, zu prüfen, ob das, was als Speise oder Getränk genommen werden will, dem Genießen-wollenden ersprießlich oder undienlich seyn werde. Nebstdem dazu, um durch Wohlgeschmack an Zuträglichem die gesammte Verdauungsthätigkeit in höherem Grade anzuregen, damit sich dieselbe des Zuträglichen um so vollständiger versichere und es sich um so inniger aneigne. Freilich aber wird der Geschmack für solches Geschäft, namentlich für das zuerst erwähnte Prüferamt, nicht selten verdorben durch Luxus in Bezug auf Essen und Trinken.

Um ihn für diese seine Hauptbestimmung in gehöriger Beschaffenheit zu erhalten und soviel nöthig zu steigern, sind theils Hindernisse wegzuräumen, theils ist er zu schonen, theils geflissentlich zu üben. Das Erste geschieht aber höchst einfach hinlänglich schon dadurch, daß theils die Zunge oft genug mittels Ausspülung des Mundes mit reinem frischen Wasser gereinigt werde, theils Belege derselben in Folge von üblem Zustande der tieferen Verdauungseingeweide entfernt werden, was schon, ausser durch Mäßigkeit im Essen und Trinken und durch nöthige Stärkung und Erregung, durch auflösende, Erbrechen, oder Durchfall erregende Arzneien geschehen muß. — Zu schonen ist sie insbesondere durch Behütung vor mechanischer Verletzung, durch Vermeidung eines zu häufigen Einflußes allzuscharfer, geistiger, zusammenziehender Genüsse; namentlich auch des allzuhäufigen und zu starken, eben auch einen unvortheilhaften Ueberzug bewirkenden, Tabakrauchens und Tabakkauens u. dgl. — Zu üben endlich dadurch, daß man Gegenstände des Geschmacks, vorausgesetzt daß man sich übrigens sicher stelle gegen die Gefahr, sich dabei zu schaden, blos durch den Geschmack zu erkennen und zu unterscheiden sich bemühe, zu diesem Behufe auf anderweitige Erkenntnißweisen verzichtend.

Der Geschmack ist aber ausserdem auch ein Weg für Stimmungsmittel des Nervensystems, bald mehr des vegetativen, bald namentlich mehr der Cerebralparthie. Letztere können durch jenen theils erregt, theils beruhigt und selbst wohl specifisch umgestimmt werden, ohne bedeutenderes Zuthun der übrigen Verdauungseingeweide und ohne palpables Ein- und Durchgehen in und durch die Säftemasse; sondern so, daß die vermittelnde Leitung vorzugsweise durch die Nerven geschieht. Dergleichen wird geübt, wenn in Zuständen der Schwäche, der Ohnmacht — spirituöse, ätherisch-ölichte Substanzen in den Mund genommen werden; ja, theilweise kann diesen Zweck haben und ist insoweit zu rechtfertigen selbst ein Theil der Genäschigkeit und Gourmanderie.

Und hieher gehört denn auch das Tabakrauchen. Es ist nicht wohl bedacht, dasselbe ohne Weiteres und für jeden Fall als eine schädliche und mindestens überflüssige Gewohnheit zu erklären. Soviel damit auch geschadet werden kann; so ist schon die allgemeine Verbreitung desselben in der neuern Zeit ein Beweis, daß es einen tieferen Grund und einen ernsteren Endzweck haben müsse.

Letztere finden sich aber in dem ofterwähnten bedeutenden Anwachsen der Erregung des höheren animalischen Nervenlebens, namentlich bei der europäischen Bevölkerung, in den letzten Jahrhunderten. Das Tabakrauchen beschwichtigt mit seiner narcotischen Wirkung die daraus hervorgehende oft peinliche Regheit und tumultuarische Thätigkeit der Cerebralsensibilität, indem es zugleich die gleichzeitig häufig so sehr gesunkene Gangliensensibilität hebt und dadurch namentlich auch die so oft zu träg vor sich gehende Darmexcretion fördert. Ueberdem leitet es Feuchtigkeiten von dem durch sie leicht überfüllten Haupte ab, wirkt theils eben dadurch, theils durch Beruhigung, theils zugleich durch eine gewisse Stärkung, namentlich von Schleim- und serösen Häuten der Kopftheile wohlthätig den in unserer Zeit ebenfalls so häufigen Rheumatismen entgegen u. s. f.

Dagegen ist nun freilich nicht zu leugnen, daß es schon an sich leicht die Verdauungssäfte theilweise verdirbt und vergeuden macht, die zu athmende Luft verunreint, zu sehr austrocknet und erwärmt, die Augen gefährdet — besonders Cigarrenrauchen — Blutcongestion nach Brust und Kopf veranlassen und Reizzustände in denselben unterhalten kann.

Allein theils ist sich dagegen bis auf einen hohen Grad zu verwahren; theils muß eben auch das Rauchen seine gewisse Ordnung und sein gehöriges Maas haben, theils ist ein gewisser Grad der angeführten für Viele schädlichen Wirkungen, Anderen und unter anderen Umständen heilsam.

So ist schon ein *Hauptverwahrungsmittel* gegen einen Theil jener Nachtheile der Gebrauch langer Pfeiffenrohre, um den Rauch nicht zu warm in den Mund zu bekommen. So muß sich eben vor mancherlei üblen Tabakbeitzen gehütet werden. So muß eben nicht täglich, am allerwenigsten den größten Theil des Tages geraucht werden. Bei ohnedieß trockner warmer Luft, zur Zeit, da und wo die Natur reich ist an allerlei köstlichen Gerüchen; da ist freilich das Rauchen am unrechten Orte. Dagegen ist in naßkalter Luft, etwa an garstigen Herbsttagen, wenn man im Freien seyn muß, jenes Erwärmt- und Ausgetrocknetwerden der Luft durch dasselbe recht willkommen. So soll freilich da und dann nicht geraucht werden, wo und wann der oben angeführte Hauptzweck desselben nicht zu erreichen steht; d. h. wo eine größere Regheit der höheren Sensibilität nicht Statt findet; indeß eine solche bei Anderen, namentlich zu Gunsten ruhigen geistigen Arbeitens, höchst vortheilhaft durch ein Pfeifchen beschwichtigt und so eine Störung beseitigt werden kann. Freilich soll, wer ohnedieß schon an krankhafter Reizbarkeit und an Congestionen in und nach den obern Theilen, besonders der Brust, leidet, namentlich im Knabenalter, wo jener Zustand am leichtesten vorkommt, nicht rauchen. Dagegen aber kann es, wird nur übrigens Ziel und Maas gehalten, aufgedunsenen, schwammigen, lymphatisch-phlegmatischen, vollsaftigen Individuen mit profuser Absonderung eines Theils der Schleimhäute ein recht wohlthätiger Genuß werden. Deßgleichen aber eignet sich allerdings im Allgemeinen auch wieder der Morgen weniger zum Rauchen, als der Abend. Denn am letzteren wird durch dasselbe die natürliche Stimmung des Nervensystems begünstigt, indeß es am Morgen dem natürlichen höheren Aufleben des Gehirns hemmend entgegentritt. So muß man eben nicht ganz kurz vor dem Essen, oder gleich nach der Mahlzeit rauchen. Nicht ohne Getränk bei eigener Trockenheit und besonderer Trockenheit der umgebenden Luft. So nicht leicht während des Trinkens weingeistiger Getränke, weil da ein Widerstreit entsteht, wie zwischen Feuer und Wasser u. s. w.

Unter solchen Beschränkungen ist selbst das Tabakkauen nicht unbedingt zu verdammen. So z. B. bei in rauher Witterung im Freien arbeitenden, vollsaftigen, robusten, besonders etwa an oder auf der See lebenden Leuten, die dem Scorbute ausgesetzt sind, denen eine Menge anderer Lebensreize fehlen.

Nachdem aber so im Allgemeinen die Lichtseite der Sache mehr hervorgehoben worden; soll auch auf eine tiefliegende üble Quelle des so stark und leidenschaftlich getriebenen Tabakrauchens hingewiesen werden, wozu wir die Belege nicht blos in unserer Zeit, sondern schon in grauem Alterthume; nicht blos unter uns, sondern namentlich unter noch sehr wenig entwickelten, fast noch wilden Völkerschaften, wie z. B. im südlichen Afrika, zu suchen haben. Schon Herodot erzählt von Völkerschaften, bei denen die Sitte bestand, sich von Zeit zu Zeit um ein Feuer zu versammeln, das durch narcotische Kräuter unterhalten wurde.

Sich durch Narcotica zu betäuben, zu berauschen, ja selbst wohl in einen bestialischen Wuthzustand zu versetzen, was ja bei uns ausserdem auch geschieht durch Brandwein, Getränke aus Hopfen, durch sehr kohlensäurereiche Getränke u. dgl., ist ein großer, durch die ganze Geschichte der Menschheit mächtig durchgreifender Zug. Die Grundbedeutung dieser Erscheinung ist aber wohl nur theils, sich (versteht sich, nur Instinktmäßig) des erwachenden Selbstbewußtseyns und der damit sich dem Menschen aufdringenden Zumuthung zu entledigen: sich selbst zu empfangen und sich selbst zu regieren. Dieser Mühe, was es anfangs ist, will sich der Mensch entziehen und dagegen lieber nur vom allgemeinen Leben getragen und geleitet seyn. Theils beurkundet jene Erscheinung den Kampf der Giganten im menschlichen Mikrokosmos gegen dessen Himmel, eine Empörung der Unterwelt gegen die Oberwelt, der Finsterniß gegen das Licht dieses Mikrokosmos (vergl. S. 75.), zur Zeit, wo letztere naturgemäß herrschend werden sollen über erstere, die nicht unterthan werden wollen.

In diesem Falle für seine eigene Person zu seyn, läuft jeder Tabakraucher Gefahr, der sein Rauchen nicht nach den obigen Andeutungen rechtfertigen kann, noch ordnen will.

2) Geruch.

Der Geruch ist einerseits ein Wächter für die Athmung, ein Prüfer der zu athmenden Luft; andrerseits aber zugleich einer der kürzesten und, so zu sagen, breitesten Wege für Einflüsse, die, als Gerüche in die Erscheinung tretend, das Gehirn zu erregen, zu stärken und überhaupt zu afficiren geeignet sind. So kann durch ihn sowohl rasch Ohnmacht erzeugt, als auch selbst aus Scheintod erweckt werden. Wichtig genug ist darum wohl seine richtige Behandlung.

Das allgemeinste und natürlichste Mittel zu diesem Zwecke ist aber wohl eine gute, reine, mäßig temperirte atmosphärische Luft. Ausserdem sind es namentlich gewisse mäßig starke und übrigens angenehme Gerüche, wie von manchen Blüthen und Früchten, der Duft von manchem Laubwerke, wie z. B. von Birken u. dgl., von harzreichem Nadelholz, die zugleich die Geruchsorgane selbst beleben und stärken, so sie denn auch in ihrer Beziehung zur eigentlichen Respiration begünstigen, und zugleich die Gehirnthätigkeit wohlthätig ansprechen, die, wie schon mehrmals erwähnt, von physischer Seite gar sehr auf derlei Lebensreitze angewiesen ist. Riechfläschchen, Parfümerieen jeder Art stehen, als mindestens stärkere und specifischere Reize, dem Genannten nach und nicht selten im Wege. Doch sind auch sie keinesweges unbedingt und für alle Fälle zu verdammen, so sehr auch durch einen Theil derselben Nervenreizbarkeit und Nervenschwäche vermehrt und unterhalten werden kann.

So hat denn auch das Tabakschnupfen zwar seine beträchtlichen Nachtheile, sofern es theils mehr nur dynamisch die Riechempfänglichkeit abstumpft, theis dasselbe thut durch Aezung mittels des dem Schnupftabake oft beigemischten Spießglases, Salpeters, beigemischter Gewürze, theils durch Verkittung und Verkleisterung der Nasenhöhlenwände, von anderweitiger Unbequemlichkeit, Unsauberheit ꝛc. zu schweigen.

Allein theils können durch Vorsicht und Mäßigkeit diese Nachtheile großentheils verhütet werden; theils giebt es Fälle, in denen das Tabakschnupfen von nicht unbeträchtlichen Vortheilen ist. So ist es nicht zu verwerfen als Ableitungs- und somit denn gewissermassen als Heilmittel gegen gewisse Augenübel, Gehörfehler, Kopfweh, Stockschnupfen ꝛc., sofern dergleichen theils mit einer gewissen Atonie, theils mit stockender Vollsaftigkeit zusammenhängt.

Desgleichen gewährt das Tabakschnupfen einen beträchtlichen Hirnreiz. Wo nun, wie z. B. bei geistiger Anstrengung, ein solcher zulässig erscheint, man aber nicht zugleich und unmittelbar auch die übrige Organisation, sondern möglichst örtlich und fix zunächst nur das Gehirn, erregen will und darf, wo Kaffee und spirituöse Getränke, zu diesem Zwecke gewählt, ein besonders reizbares Gefäßsystem, besonders reizbare Lungen, übel afficiren würden: da mag Schnupftabak an seiner Stelle seyn. Dieß um so mehr, als das Individuum zugleich in einer dunkleren, wenig elektrischen, minder Sauerstoffreichen, feuchteren und von angenehmen Gerüchen irgend einer Art nicht imprägnirten Luft leben muß.

Wo freilich jene inneren und diese äusseren Bedingungen nicht vorhanden sind, oder wo gleichzeitig mit den ersteren Licht- und Farbenreize, angenehme, erregende Gerüche und eine übrigens belebende Luft in der Umgebung sind: da soll auch nicht geschnupft werden. Und selbst solche, die zu einer anderen Zeit und unter anderen äusseren Umständen zu schnupfen berechtigt seyn mögen, sollen in der schöneren Jahrszeit, welche die letztgenannten Beschaffenheiten darbietet, die auch den oben genannten Uebeln eher feindlich, als günstig sind, damit aussetzen. Auf diese Weise stumpfen sie sich selbst weniger gegen den Tabakreiz ab, vermindern die ausserdem möglichen positiven Nachtheile und versperren den mancherlei köstlichen Einflüssen solcher Jahreszeit auf sie selber nicht den Weg.

Eben wegen der Kürze und Breite des Weges, den die Geruchswerkzeuge im Verhältniß zum Gehirn darstellen, wird namentlich auch Ueberreiz leicht beträchtlich gefährlich, da selbst heftige Krämpfe, Schlagfluß ꝛc. die Folgen davon seyn können. Vergl. übrigens das Kapitel von der Athmung.

3) Gehör.

Wie Geschmack und Geruch vorzugsweise auf unser leibliches Leben und Seyn berechnet sind; so sind Gehör und Gesicht schon mehr dazu bestimmt, unserem geistigen Wesen Kunde von Natur und Beschaffenheit der Aussenwelt zu geben, und zwar sowohl der äusseren Natur im engeren Sinne des Worts, als alles dessen, was, dem psychischen Wesen des Menschen entstammend, in der Wirklichkeit in die Erscheinung tritt. In besonderer Rücksicht auf die äussere, materielle Natur läßt sich mit Fug und Recht sagen: sofern wir die ihr angehörigen Dinge hören, so nehmen wir sie in ihrer Beziehung zur (allgemeinen) Schwere wahr; sofern wir sie sehen, in ihrer Beziehung zum Lichte. Auch hören wir mehr das Innerste, Eigenthümlichste der Dinge; indeß wir sie sehen mehr nur ihrem Aeusseren nach. Gleichwohl ist wiederum das Hören mehr subjektiv, als das Sehen, und spricht jenes unmittelbarer das Gefühl an, wozu auch die weichere und zum Theil selbst Ganglienartig anschwellende Substanz des Hörnerven paßt.

Das Hörorgan ist nun aber namentlich in folgenden Rücksichten zu schonen. Gegen sehr starken, plötzlich eintretenden und schnell vorübergehenden Schall, besonders in geschlossenem Raume. Ist deß' etwas dennoch unvermeidbar, so ist gut, den Mund zu öffnen, um einen Theil des übermäßigen Schall's, der sonst Lähmung, Zerreißung ꝛc. im Ohre bewirken könnte, zunächst mittels der Eustachischen Röhren durch den Mund abzuleiten. Wer namentlich zu rheumatisch-katarrhalischem Zustande der Ohren geneigt ist, hat vorsichtig zu seyn in Beziehung auf Zug, raschen und häufigen Wechsel der Temperatur, Erhitzung und Erkältung des Kopfs insbesondere; mag daher beim Ausgehen in naßkaltem, windigem Wetter etwas Baumwolle locker in die Ohren stopfen und sich anderweitiger warmer, doch leichter und die Ausdünstung begünstigender (S. 218.) Kopfbedeckung bedienen; deßgleichen bei Schlafen in kaltem Gemache. So muß denn ferner auch das Ohrenschmalz fleißig, doch zugleich vorsichtig und nicht gar zu häufig und sorglich entfernt werden. Endlich muß man sich im Hören üben. Darum sich nicht blos einer gewissen Lautlosigkeit oder Einförmigkeit nicht zu anhaltend und häufig aussetzen, sondern auch im Auffassen schwacher Töne, sowie im Unterscheiden ähnlicher sich geflissentlich üben. Wie weit es darinnen zu bringen sey, zeigen uns viele Blinde.

Ausserdem ist Musik ein mächtiges, Hirn und Gemüth stimmendes Agens. Die Diätetik braucht aber deßhalb wohl höchstens nur zu erinnern, daß die ganze organische und Gemüthsverfassung für den Musikgenuß in der Regel wirklich am Abend am geeignetsten ist und daß, um unangenehme und schädliche Gemüthszustände durch Musik zu beseitigen, es nicht hinreiche, nur Musik von dem der vorhandenen Gemüthsstimmung entgegengesetzten Charakter zu hören, sondern Musik zu solchem Behufe sich anfangs der Gemüthsstimmung accomodiren und erst allmälig einen passenden Uebergang zum Gegensatze machen muß, wenn nicht das Uebel ärger gemacht werden soll.

4) Gesicht.

Das Auge, als Organ und Werkzeug des Sehens, ist auch vorzugsweises Organ für den Genuß des Lichtes, sowohl in seiner Einfachheit, als in Farben gebrochen. Es bedarf aber nicht blos das Auge selbst des Lichtes als eigenthümlichen Lebensreizes, sondern zunächst auch unser ganzes Nervensystem, von dem aus es auch unserer ganzen Leiblichkeit zu gute kommt, die ihrer ganzen Substanz nach ohne Einwirkung des Lichts eben so wenig gedeiht und reift, als Pflanzensubstanz. Ganz insbesondere aber ist Licht als nothwendigstes Erregungs- und Lebensmittel für das Gehirn zu betrachten, von dem aus es auch für unser höheres psychisches Leben von Wichtigkeit wird. Das lehrt die tägliche Erfahrung. Nun ist aber das Auge der einzige unmittelbare Eingangsort des Lichtes zum Gehirne.

Die Gesundheitspflege in dieser besonderen Hinsicht hat nun aber vorzüglich Folgendes zu beachten. Uebermäßige Erregung durch zu grelles Licht (Glanz rc.) wirkt eben so gut, wenn auch erst indirekt, und also nach vorausgegangener übermäßiger Aufregung, Schwäche des Auges und des Gehirns, als anhaltender und großer Lichtmangel dieß direkt thut. Darum sind sehr weiße, stark von der Sonne beschienene Zimmerwände zu meiden; ist weißer Anstrich der Häuser von der medicinischen Polizei nicht zu gestatten; ist es nöthig, während des unvermeidlichen Aufenthalts auf Schneeflächen, oder an besonnten Gletschern, oder in der Nähe von blendenden Kreidefelsen u. dgl., den Lichteindruck durch Brillen von Flor zu mäßigen. Darum ist der Gebrauch von Lampen mit dichten Schirmen beim Arbeiten, die das Licht wohl namentlich auf bei der Arbeit gebrauchtes weißes Papier stark concentriren, um so mehr zu widerrathen, als dadurch der übrige Zimmerraum um so dichteres Dunkel hat. Denn der öftere, rasche Uebergang von bedeutender Dunkelheit in große Helle, wie er bei der letzterwähnten Gelegenheit leicht eintritt, ist besonders schädlich, theils wegen des schnellen Wechsels im Zustande des ganzen Auges, der bei großer Helle der entgegengesetzte von dem ist bei großer Dunkelheit, theils weil die jeweilige vorausgegangene Entbehrung des gehörigen Lichteinflusses für solchen um so empfänglicher macht, der, an sich zu stark, dann desto übermäßiger wirkt. Besser ist an ganz offenem Lichte mit grünem Augenschirme zu arbeiten.

Grelle Farben, namentlich hohes, grelles Roth oder Gelb, wirken übermäßigem Lichte ähnlich. Dunkle, Schwarz, Dunkelblau, Violett u. dergl., bedingen die Wirkung von Lichtmangel. Uebel auf Auge und Gehirn wirkt auch große, grelle Buntheit, besonders wenn sie auch noch in Bewegung begriffen ist. Dagegen wirkt Grün und ausserdem eine gewisse mäßige Buntheit in der Regel gut. Nachtlichter sind, wie nur immer möglich, zu vermeiden; denn sie lassen, trotz der geschlossenen Augenlider, das Auge und das Gehirn nicht zu der nöthigen Ruhe kommen.

Auch vor Brillen ist sich so viel und so lange, als nur immer möglich, zu hüten. Ehe man sich zu ihrem Gebrauche entschließt, versuche man erst ernsthaft und anhaltend genug, was geflissentliche Uebung der Augen vermöge. Müssen dennoch Brillen gebraucht werden, so müssen sie anfangs möglichst schwach gewählt werden. Gefärbte Gläser nicht ohne den Rath des Augenarztes. Auch nicht mehreckige Gläser, wegen dadurch bedingter mehrfacher Lichtbrechung; sondern große, runde Brillengläser.

Ausser Licht- und Farbeneinfluß, geflissentlicher Uebung des Gesichts und Verhütung krankhafter Zustände des zu den Augen gehörenden Haarapparates (S. 214.), ist das beste diätetische Stärkungsmittel der Augen fleißiges Waschen der Aussenseite der Augenlider und der Umgegend mit frischem Brunnenwasser, ohne daß gleichzeitig beträchtliche Erhitzung der Augen Statt findet. Der Augapfel selber aber soll unmittelbar nicht gebadet werden.

Zweiter Abschnitt.

Gesundheitspflege in Beziehung auf das Muskelleben, insbesondere die willkührliche Bewegung.

Allgemeiner Ueberblick.

Es soll hier nicht wiederholt werden, inwiefern für den wünschenswerthen Zustand unserer Irritabilität gesorgt werden könne und solle

1) von Seiten der Verdauung her, durch Genuß von Fleischspeisen, besonders von Rindfleisch; Wildpret, Landgeflügel u. dergl.; ebenso durch Trinken von Bier, herbem insbesondere rothem Weine, dagegen durch Vermeidung des häufigen Genusses vegetabilischer Säuren ꝛc.

2) Von Seiten der Athmung, von welcher Seite, wie überhaupt ein energischeres Athmen, so insbesondere der Genuß einer Sauerstoffreichen, reinen, hellen, trocknen, kühlen Ost- und Nordluft der Irritabilität günstig ist. Ebenso

3) von Seiten der Cirkulation und Metamorphose.

Deßgleichen war, soviel nöthig, bereits die Rede von dem mächtigen Einflusse des Nervensystems und mittels desselben auch des Willens auf das Fleischsystem. Hier also nur von willkührlicher Bewegung und Ruhe selber und ihrer Rückwirkung auf das übrige individuelle Leben und Seyn, soweit letzteres nicht ebenfalls früher theilweise schon erörtert wurde.

Erstes Kapitel.

Von der Uebung in willkührlicher Bewegnng.

Erster Artikel.

Von einigen Grundverhältnissen der Bewegung zum übrigen Leben des Individuums.

Thätigkeit überhaupt und so denn auch insbesondere Bewegung, sei's daß durch sie eine bestimmte ernste Thätigkeit ausgeübt, oder daß sie mehr nur um ihrer selbst willen vollzogen wird — bildet einen nothwendigen Gegensatz gegen Genuß überhaupt. Mannigfaltige Mißverhältnisse in diesem Gegensatze bedingen eben so mannigfaltige Störungen der Gesundheit im Physischen und Psychischen.

Eigentlich soll der Genuß immer nur um der Thätigkeit willen Statt finden. Allein dieses Verhältniß wird häufig umgekehrt, wie das oft vorkommende „sich Bewegung machen, um Appetit zu bekommen" zum Theil bezeugt. Solche Umkehrung der natürlichen Ordnung rächt sich aber. Zwar kommt auch der Fall vor, daß die Thätigkeit im Verhältniß zum Genusse zu groß ist, was allerdings Kraft und Substanz zugleich in zu großem Maaße aufzehrt und daher insbesondere in jugendlichen Organismen, die daran continuirlich noch mehr gewinnen als verlieren sollen, krankhafte Zustände, wie namentlich Darren, Schwindsuchten u. dergl. bewirkt. Allein die Folgen des entgegengesetzten Mißverhältnisses das auch nur in übrigens normalem Genusse, aber zu geringer Thätigkeit bestehen kann, sind noch viel häufiger und mannigfaltiger.

So wird, wenn nicht eine niedrige rohe Masse das Gefühl überwältigt und erdrückt, das Gemeingefühl theils von der unverbrauchten Kraft, theils von der durch Thätigkeit nicht entfernten oder geläuterten Masse belästigt, und bedingt von da aus mancherlei Abnormes in dem ganzen persönlichen Leben des Menschen (Hypochondrie ꝛc.). Insbesondere sucht sich dann die Natur wohl des Ueberflusses auf dem Wege des Geschlechtslebens zu entledigen, das aber, in solchem Falle nicht menschlich natürlich genug bedingt, auch leicht in Ausschweifungen ausartet. Weitere Folgen jenes Mißverhältnisses sind Vollblütigkeit mit ihren mancherlei Beschwerden und Gefahren, zu denen namentlich auch schnell tödtende oder wenigstens lähmende Schlagflüsse gehören. Das dick und träg werdende Blut stockt in einzelnen Organen, besonders denen des Unterleibs; bedingt Congestionen nach Herzen, Lungen, Kopf. In diesen weiter einerseits leicht Afterorganisation, organische Fehler, die nicht selten Ausschlag gebende äussere Bedingungen zu psychischen Krankheiten, besonders Melancholie oder Manie, werden; andrerseits Hämorrhoiden. Oder die so zur Verderbniß neigende übermäßige Säftemasse erzeugt hartnäckige, eckelhafte und lästige Hautausschläge, Geschwüre ꝛc. Oder Gicht in ihren mancherlei Formen ist die Frucht solchen Mißverhältnisses, oder auch Fett- oder Wassersucht u. dergl.

Diesem Allen kann, auch wenn es, bei reichlicherem Genusse, an einer die ganze Persönlichkeit möglichst gleichmäßig ansprechenden ernsten Thätigkeit fehlt, schon blos fleißige körperliche Bewegung bis auf einen hohen Grad verbeugen.

Das rechte Verhältniß zwischen Bewegung und Genuß hat im Einzelnen das Gefühl des Individuums, jedoch nach früher (S. 192.) angegebenen Cautelen, zu bemessen.

Aber auch abgesehen von dergleichen bedeutenden Mißverhältnissen zwischen Bewegung und Genuß; so wird doch ohne gehörige Bewegung das Genossene nicht hinreichend in organische Substanz umgewandelt, dem Organismus nicht innig genug angeeignet, die dadurch weniger hervorgehobene irritable Qualität in der ganzen Organisation hält das Angeeignete zum Theil nicht fest genug (S. 290.), die minder kräftige Muskulatur regt das Nervensystem zu wenig an, leistet ihm zu wenig Widerhalt, und dasselbe erschwacht daher auch aus diesen beiden Ursachen. Die unkräftige Irritabilität überhaupt und Muskulatur insbesondere spiegeln sich als solche auch im Gemeingefühle ab und dieß bedingt weiterhin Mangel an Muth und Zuversicht, sowie Willensschwäche.

Zweiter Artikel.

Arten der Bewegung in besonderer Beziehung zu verschiedenen Zeitverhältnissen, zur Verschiedenheit des Geschlechts und des individuellen Kräftezustands.

In der schönsten Zeit der Geschichte des griechischen Volks, das in so mancher Beziehung musterhaft ist für eine ernstliche und umsichtige Sorge behufs einer schönen, die ganze Persönlichkeit ansprechenden Menschenexistenz, bildeten Anstalten für Uebung in körperlichen Bewegungen einen Haupttheil der Nationalerziehung, von der die Weisesten, wie z. B. Platon, gar viel hielten (Gymnasien, Gymnastik).

Bei den Römern wurde, ihrer eigenthümlichen Natur angemessen, dergleichen mehr wieder durch den roheren Krieg ersetzt.

Bei den Germanischen Völkerschaften im Mittelalter begegnet uns dieselbe Sache namentlich in den Turnieren.

Uns ist nunmehr aber weder die dazu erforderliche Athletenkraft, noch das Interesse dafür eigen. Unserer Zeit angemessen, trat die Sache auf in Gestalt des sog. Turnens, leichter zwar, zugleich aber auch gesitteter und auf vielseitigere körperliche Uebung genauer berechnet. Dasselbe dient von Seiten der Diätetik alle Empfehlung. Möge sich fernerhin nichts Fremdartiges daran hängen, was Beschränkung oder gar völlige Verhinderung desselben zur Folge haben könnte. —

Seine Hauptbedeutung hat indessen das Turnen immer mehr nur für größere Städte. Auf dem Lande sind nicht blos die dazu erforderlichen Anstalten weniger leicht zu schaffen, sondern es bedarf ihrer auch weniger. Da bieten sich leichter eine Menge von Gelegenheiten zu Bewegungen dar, gegen die das Turnen fast nur als künstlicher Nothbehelf und als Surrogat erscheint; verschieden nach Verschiedenheit des individuellen Kräftezustandes und des Lebensalters.

So braucht man während des Kindesalters, während dessen es sich mehr um Uebung behufs der Leichtigkeit und Behändigkeit, als der Kraft und Ausdauer der Bewegungen handelt, die Kinder nur selbst gewähren zu lassen. Sie nicht zu eng und zu anhaltend einwickeln; sondern sie schon in den ersten Wochen und Monaten öfters längere Zeit offen liegen und strampfen lassen. Später ihr Kriechen nicht unnöthig beschränken. Beginnt das Laufen, sie nicht zu ängstlich gängeln. Noch weiterhin sie in der Regel, wo nur immer möglich, hüpfen, springen und sich tummeln lassen, besonders im Freien, bis sie selbst genug haben.

Bis hieher zeigt sich auch noch weniger Unterschied zwischen weiblichen und männlichen Individuen.

Erstere ziehen sich, und zwar Naturgemäß, schon im Knabenalter, allmälig stiller werdend, zurück, was um so weniger sehr geflissentlich begünstigt werden darf, als bisweilen etwas Affektation der öfters erwähnten Frühreife unsrer Zeit dabei ist. Insbesondere sind den Knaben die gewöhnlichen mit Bewegung verknüpften Spiele und Belustigungen möglichst unverkümmert zu lassen. Dergleichen sind denn nun aber manche im engeren Sinne sogenannten Gesellschaftsspiele, wie sich Fangen, dritten Mann schlagen u. s. w. ferner Reifenschlagen, Ballwerfen und Schlagen, Schaukeln, Schwimmen, Stelzengehen, Schlittschuhlaufen, Jägerspiel, Soldatenspiel; und auch ausserdem Klettern, Ringen u. s. w. Von der größeren Mißlichkeit des Tanzens und Reitens wurde weiter oben Erwähnung gethan (S. 258).

Leicht von selbst erhellt, wie durch diese verschiedenen Uebungen bald mehr diese, bald mehr jene Muskelparthie des Leibes geübt werde.

Während des Jünglingsalters, in welchem vorzugsweise die willkührlich bewegliche Muskulatur ihre Reife erreicht, haben beide Geschlechter den Tanz gemein. Ausserdem beschränkt sich, das nie vorherrschend Muskelstark seyn sollende weibliche Geschlecht auf Spazirengehen im Freien, Landparthieenmachen, häußliche Beschäftigungen, Besorgen eines Gärtchens ꝛc. Für Jünglinge bietet sich ausser eigentlichem Turnen dar: Jagd; wo möglich, hie und da Feld- und Gartenarbeit; öftere starke Spazirgänge nicht blos, sondern auch mitunter eigentliche und zwar beträchtlichere

Fußreisen; das vorzugsweise sogenannte Exerciren; Reiten, das nicht blos die Muskulatur der Schenkel, sondern auch Muskel- und Knochenapparat des ganzen Rumpfes kräftigt und ausserdem namentlich auch auf schwache, zu Stockungen, Verhärtungen rc. geneigte Unterleibs- und Brusteingeweide vortheilhaft wirkt; Fechten, Rudern, Kegelspiel, Billard, an dem zu Zeiten auch das weibliche Geschlecht Theil nehmen kann.

Ist es im Jünglingsalter besonders darum zu thun, Kraft und Ausdauer der Muskelthätigkeit zu gewinnen und zu vermehren; so handelt sich's im reiferen Alter mehr nur um deren Erhaltung. Zu diesem Behufe dienen die schon milderen, zum Theil gar schon blos passiven Bewegungen. Es gehören aber hieher: größere oder kleinere Reisen — Jagd — Spazirgänge, bei denen es nur, sollen sie nicht mehr erschöpfen, als erquicken, gilt, Arbeiten und Sorgen zu Hause zu lassen und sich mehr den zerstreuenden Eindrücken der Umgebung hinzugeben; ohnedieß erwartet man namentlich umsonst wohlthätige Wirkung für den Unterleib von ihnen — das Reiten leistet in diesem Alter die besten Dienste — jeweilige Beschäftigung im Garten und Feld — Kegeln — Billardspiel — Fahren — Sprechen — und so allmälig herab bis zum Reiben und Massiren des Greisenkörpers. —

Die übrigen, specielleren Zeitverhältnisse in Betreff der Bewegungsübungen ergeben sich von selbst. So sind dergleichen, sofern sie im Freien geschehen und in verschiedenen Jahreszeiten möglich sind, am vortheilhaftesten zu gewissen Tageszeiten zu veranstalten. Im Frühlinge und Herbste während des Nachmittags; im Sommer sind sie auf den Abend zu verschieben; im Winter mögen sie näher um Mittag, doch nie zu unmittelbar nach dem Essen, Statt finden.

Manche andere, wie Billardspiel ꝛc., passen mehr nur für üble oder sonst unbequeme Witterung. So eignet sich das Tanzen mehr nur für die kühlere Jahreszeit und den Abend. So sind die verschiedenen Arten der Jagd je nur zu gewissen Zeiten zu üben. So ist Schwimmen, Schlittschuhlaufen u. dergl. nur zu gewissen Zeiten möglich.

Was die Dauer solcher Uebungen betrifft, so ist sich dabei, unter den bereits erwähnten Beschränkungen, an das eigene Gefühl zu halten. Länger dauernd und zugleich wohlthätiger können sie gemacht werden durch Abwechselung unter den einzelnen Muskelparthieen.

Vorsichtsmaasregeln bei den einzelnen Bewegungsübungen ergeben sich von selbst.

Zweites Kapitel.

Muskelruhe — Schlaf und Wachen.

Alles Endliche ist nicht blos, wenn es seine Lebenshöhe überschritten hat, vorherrschend zur minderen Thätigkeit, zur Ruhe geneigt, bis es endlich ganz aufhört, als dieses besondere Wesen thätig zu seyn; sondern es ist durch seine ganze Lebensdauer einem Wechsel von öfterer relativer Zu- und Abnahme seiner Thätigkeit unterworfen. Doch ist bei verschiedenen Wesen theils dieser Wechsel in derselben Zeit häufiger oder seltener, theils der Unterschied zwischen beiden Zuständen größer oder kleiner, mehr oder weniger auffallend. Letzteres ist um so weniger der Fall, je besser und gleichmäßiger die äusseren Lebensbedingungen sind (Vegetation in den Tropenländern), und je mehr das einzelne Wesen ungestört instinktmäßig lebt.

Der Schlaf ist die vollkommenste und allgemeinste Ruhe. Ihm am nächsten kommt speciell von Seiten der Muskulatur das Liegen mit etwas erhöhten Kopf und Brust, mit im Ganzen mehr sanft verkürzten, als gestreckten Muskeln und mit solchem Wechsel der Lage, daß auch selbst nur passiv Eine Muskelparthie nicht zu ausschließlich und zu anhaltend durch die Körperschwere belästigt werde. Dieser Situation zunächst steht Rückwärtslehnen. Diesem das gewöhnliche Sitzen, bei dem nur eben Druck der Unterleibseingeweide und Beeinträchtigung der Brust möglichst zu verhüten ist. Stehen ist mehr nur relativ zu vorhergehender starker Bewegung oder zu gekrümmtem Liegen oder Sitzen, als Ruhe zu betrachten. Ausserdem erfordert es in die Dauer nicht geringe Anstrengung, und ist namentlich für Kopfarbeiter nicht die empfehlenswertheste Situation. Es erschwert nämlich einerseits den Hinfluß des Arterienblutes nach dem Kopfe, wogegen es den Rückfluß des Venenblutes aus demselben unverhältnißmäßig begünstigt; andrerseits bedingt es den gerade entgegengesetzten Zustand der Cirkulation in den unteren Körpertheilen, wo der Fortfluß des Arterienbluts erleichtert, der Heraufffluß des Venenbluts aber erschwert ist. Diese bedeutende Disproportion in der Cirkulation giebt sich denn auch leicht kund durch das Gefühl von Schwachheit, Uebelkeit, durch Schwindel, Fußgeschwülste, sog. Krampfadern an den untern Extremitäten, selbst Ohnmachten u. dgl. Ein Auskunftsmittel ist da hoher Sitz- (Reit-) Bock zu hohem

Pulte, die beide, so wie ein Fußbrett am Sitzbocke, abwechselnd höher und niedriger gestellt werden können. Uebrigens wird theilweise Ruhe schon gewonnen blos dnrch Abwechslung partieller Anstrengung. Auch zwischen Ruhe und Bewegung ist plötzlicher Uebergang zu vermeiden. —

Das Schlafen aber ist nicht das Resultat eines besonderen Zustandes irgend eines einzelnen Theils oder einer einzelnen Thätigkeit; sondern es geht unmittelbar aus einem Zustande des ganzen Lebensinhaltes eines Individuums hervor, welcher dem das Wachen bedingenden entgegengesetzt ist. Erklärungen dieser Zustände aus zu großer Anfüllung des Hirns mit Blut, oder zu großer Entleerung u. dgl. gehören zu den beschränktesten und unfruchtbarsten physiologischen Hypothesen. Auch bei manchen viel besseren Erklärungen ist bald mehr nur das Verhältniß des schlafenden oder wachenden Individuums zum allgemeinen Leben aufgefaßt, der innere Zustand des Individuums selber aber weniger beachtet; bald sich zu ausschließlich nur an eine oder die andere Erscheinung jener Zustände gehalten.

Dieß gilt zum Theil auch von der jetzt sehr beliebten Ansicht, zufolge deren Schlafen und Wachen durch einen rythmischen Wechsel zwischen absolutem Vorwalten dessen, was wir bisher öfter Basisches, Reales, Planetares ꝛc. im Menschenleben genannt haben, und dessen, was wir als Principales, Ideales, Solares ꝛc. bezeichneten, oder auch durch abwechselndes gegenseitiges Ueberwiegen zwischen Vegetativem und Animalischem, bedingt seyn soll. Es sind nämlich in der That beide thätiger im Wachen und beide ruhiger im normalen Schlafe. Dafür spricht deutlich genug der langsamere, schwächere Puls, das seltnere Athmen, die geringere Temperatur während des Schlafes. Aber allerdings relativ ist auch während des Schlafes das Vegetative noch rüstiger, als das Animalische. Und dieß zwar nicht blos darum, weil zu der Zeit (Nacht), die vorzugsweise zum Schlafe des Menschen und der meisten höheren Thiere bestimmt ist, auch das Solare (Sonne) im Makrokosmos von minderer Wirksamkeit ist und somit das Planetare (Erde) wenigstens relativ überwiegt; sondern auch darum, weil das Vegetative, mehr oder weniger gegen den Einfluß der Willkühr gesichert und vorherrschend instinktmäßig in einem mäßigen Takte fortlebend, durch die Thätigkeit des Wachens (bei Tage) weniger erschöpft wird, als das unter dem oft übertreibenden Sporne der Willkühr thätige Animalische, besonders das von physischer und psychischer Seite angesprochene Gehirn. An das häufige und leichte Ab- und Aussondern in der Nacht und während des Schlafs, das man wohl zugeben darf, kann man sich aber behufs der Rechtfertigung jener Ansicht nicht sehr fest halten; das hat seinen Grund in etwas bald zu Berührendem, ohne für absolut überwiegendes vegetatives Leben zu sprechen.

Vielmehr sinkt nämlich das Individuum seinem ganzen Lebensinhalte nach je und je während des Schlafs auf eine niedrigere Stufe der Entwickelung zurück; nähert sich während dieser Zeit dem Fötuszustande wieder mehr. Dahin deutet selbst die Haltung und Lage des Körpers Schlafender. Und selbst die Pflanzenblüthe kehrt in dem ihr zukommenden schlafähnlichen Zustande gewisser Massen zum Knospen- und somit zu ihrem Fötuszustande zurück. Im Innern des Menschenkörpers muß sich das aber weiter dadurch insbesondere ausdrücken, daß das während des Wachens gegenseitig mehr gespannte und sich anregende mannigfaltige Differente im Schlafzustande versöhnlicher und homogener wird, was denn in der organischen Substanz namentlich auch in einem Zustand größerer Weichheit, in Ueberwiegendwerden des Flüssigen gegen Festes und in einer Art Ineinanderverfließens sich aussprechen wird. Darum ist das ganze Seyn des Fötus mehr nur ein Schlafen; darum schläft das jüngere Kind in demselben Maaße mehr, als es noch weniger different entwickelt ist. Auch erklärt sich nur daraus die während des Schlafens gleichzeitig vorhandene geringere Temperatur und doch Statt findender größerer Turgor, beträchtlicheres Geröthetseyn mancher Hautstellen u. dergl. Dieß erklärt denn theilweise auch den eben bemerkten reichlicheren und leichteren Vorgang der Ab- und Aussonderung.

Anderntheils werden diese auf folgende Weise erklärlich. Bei der im Ganzen höheren Thätigkeit während des Wachens ist es dem Individuum möglich, sich selbst zu halten und willkührlich oder frei zu regieren, und sich somit egoistischer gegen das allgemeine Seyn abzusondern und zu behaupten. Allein mit dem jeweilig eintretenden Schlafzustande kommt es ausser Stand, sich selbst zu halten und zu bestimmen, es verliert sich selbst oder giebt sich selbst an das Allgemeine ausser ihm hin. Dieß erscheint uns einerseits in dem Mangel oder wenigstens der Schwäche des Selbstbewußtseyns, der Willkühr u. s. w. Wegen dieser innigeren Verschmelzung mit dem Aeusseren wird aber andrerseits der Mensch auch als Schlafender, Träumender, ähnlich wie es niedrigere, mit dem Ganzen noch mehr verflossene, aus demselben noch weniger selbstständig hervorgebildete Wesen unter allen Umständen mehr sind, mehr a h n e n d, weil jenem inniger und empfänglicher hingegeben; aber auch fürchtend, scheu, weil sich selbst weniger mehr habend und von sich selbst verlassen, seiner selbst nicht mächtig. Dieses Sich-

selbst-

selbsthingeben spricht sich denn nun aber leiblich insbesondere auch durch reichlichere Aussonderung aus.

Uebrigens spricht sich das Zurückgesunkenseyn des schlafenden Individuums auf eine frühere, niedrigere Entwickelungsstufe, oder gewisser Massen ein Zurückgekehrtseyn desselben zu einem fötusartigen Zustande auch dadurch aus, daß im Schlafenden, ähnlich wie im Fötus, allerdings das bildende Leben relativ vorherrscht. In dem Zwischenzustande zwischen entschiedenem Wachen und entschiedenem Schlafen, im Träumen, durch das daher auch vorzugsweise der Uebergang zwischen jenen beiden gemacht wird, ist mehr auch das psychisch-bildende Leben, die Einbildungskraft (und Phantasie) (S. 275.), rege, am ehesten in Verbindung mit der untersten Indifferenz des Psychischen, dem Gefühle oder Gemüthe, auf unterster Stufe seiner Manifestation.

Und so ist denn auch das Erwachen dem Geborenwerden, das Einschlafen dem Sterben wohl zu vergleichen. Letzteres ist der Ausdruck der Endlichkeit im Großen für die ganze irdische Lebensdauer; ersteres dasselbe im Kleinen für die Zeit einer einmaligen Umwälzung unserer Erde um ihre eigene Axe. Auch im Leichname regt sich noch bildendes Leben am längsten und relativ kräftigsten, wie wir später bemerklich machen werden *). —

Schon aus dieser allgemeinen Betheiligung des ganzen Lebensinhaltes des Menschen beim Wachen

*) Eine etwas ausführlichere Darstellung des Schlafes, Traumes und verwandter Lebenszustände, namentlich auch in Beziehung auf deßfallsige größere Erscheinungen in der Menschheitsgeschichte s. in meinem Grundrisse der gesammten Physiol. des Menschen. Abschnitt Biologie des Menschen.

und Schlafen ließe sich erwarten, daß das richtige Verhalten gegen sie in der Diätetik von großer Wichtigkeit seyn müsse. Aber es lehrt es auch die tägliche Erfahrung, welchen großen Einfluß das Verhältniß derselben auf unsere ganze Lebensführung habe. Indeß wir uns nämlich nach gehörigem Schlafe durch unser ganzes Seyn neu belebt, erleichtert, ermuntert, ermuthigt und gekräftiget fühlen, so daß Alles an und in uns mehr von selbst und zu eigener und des ganzen Individuums Lust lebt und erfolgreich wirkt — ist im entgegengesetzten Falle unser ganzes Leben mehr ein mühsam erzwungener und doch wenig Erfreuliches erzielender Zustand. Dieß ist aber nicht blos dadurch bedingt, daß unser Lebensgetriebe eine Weile ausgesetzt hatte und daß sich während dessen in seinen Werkzeugen neue Kraft angesammelt hat; sondern auch dadurch, daß durch Einstellung der Wechselwirkung zwischen Theilen und Thätigkeiten des Menschen und den ihnen entsprechenden äusseren Lebensbedingungen die Empfänglichkeit jener für diese, die bei fortgesetzter Wechselwirkung sich würde abgestumpft haben, je und je wieder größer und so der letzteren Einwirkung auf uns wieder Erfolgreicher wird; sowie denn auch dadurch, daß wir uns je für die Dauer des Schlafs der Willkühr, dieser so leicht gefährlichen und quälenden Lebensform, in hohem Maaße entrückt, dagegen dem Instinktmäßigen mehr anheimgegeben befinden, und endlich in das reinere allgemeine Leben, so zu sagen, eingetaucht werden, um uns in demselben zu läutern, zu verbessern und aus demselben uns zu bereichern. So fern es nun aber auch von uns sey, davon zu schwärmen, wie in Schlaf und Traum unserem Seelen- und Geisteswesen ein höherer Aufschwung und Gemeinschaft mit höheren geistigen Wesen zu Theil werde — so wenig können wir doch jene Meinung mancher Physiologen billigen, derzufolge die dem Schlafe gewidmete Zeit von der eigentlichen Lebensdauer des Menschen abgezogen werden soll. Denn Werth oder Unwerth unseres Wachens hängt großen Theils von der Beschaffenheit unseres Schlafens, und zwar namentlich auch in letzterwähnter Weise, ab.

Allerdings aber kann man auch umgekehrt sagen: wie das Wachen so das Schlafen. Zuwenig willkührliche und vollends selbstbewußte, eigentlich freie Thätigkeit während der dem Wachen gewidmeten Zeit ist selbst schon ein Zustand des Halbschlafes, und läßt auch für die Schlafzeit nur halben Schlaf zu. Den Lebenszustand solcher Individuen könnte man jenem lang andauernden Zwielichte im hohen Norden vergleichen. Der nächtliche Halbschlaf solcher Individuen wird von quälenden Träumen vollends gestört, die, bedingt von unverbrauchter Kraft und Masse, ein eigentliches Wachen ähnlich nur nachäffen, wie in der langen Nordnacht der schwache, kalte Nordschein das warme, belebende Sonnenlicht.

Aber auch all zu angestrengte und besonders spät in den Abend hinein fortgesetzte Thätigkeit ist einem guten Schlafe hinderlich, weil sie einen überreizten Zustand nach sich zieht. Aehnliches erfolgt von spätem Genuß erregender Speisen und Getränke, namentlich des Kaffee und Weins. Auch lang fortgesetztes Tabakrauchen wirkt ähnlich. Spät am Tage oder in der Nacht viel und wohl auch noch Warmes, Gewürztes ꝛc. zu essen, ist darum nicht räthlich, weil es theils wenigstens die Verdauungs- und Assimilationsthätigkeit für eine Zeit zu sehr aufregt, da alle Thätigkeiten in minderem Grade sich äussern sollten, theils zu ungestüme Cirkulationsthätigkeit, zu starke Athmung u. dergl. bedingt. Allerdings aber kann auch die Empfindung des Hungers oder Durstes den Schlaf beeinträchtigen. Schlafen jedoch spät noch viel Essende dennoch ziemlich gut, so ist gleichwohl zu bedenken, daß die Verdauung und Assimilation während des Schlafes nicht so vollständig und innig geschehen kann, als beim Wachen; sondern daß vielmehr nur unedlere, minder energische, wenn auch reichliche, organische Masse gewonnen werden kann. Auch unser Psychisches, besonders Gemüth und Einbildungskraft stärker Aufregendes muß gegen die dem Schlafe gehörige Zeit hin vermieden werden; so z. B. leidenschaftliches Spiel, aufregende Lectüre u. s. w.

Zu den weiteren Bedingungen eines guten Schlafes gehört nebstdem namentlich die gehörige Beschaffenheit des Schlafgemachs. Das muß, wo möglich nicht eins seyn mit der Wohnstube; gegen Lärmen geschützt seyn; hoch und geräumig seyn und fleißig gelüftet werden. Die beste Temperatur desselben ist im Durchschnitte die von 12 — 15 Gr. R. Sehr junge, zarte Individuen brauchen natürlich eine höhere; älteren, vollblütigen, hitzigen dagegen ist eine niedrigere Temperatur angemessener. Es müssen möglichst wenig Betten in demselben Gemache beisammenseyn.

Das Bett habe solch' eine Stellung zu Thüren und Fenstern, daß weder leicht Zug auf das Individuum treffen, noch Licht störend einwirken kann. Selbst die Richtung des Bettes nach den Himmelsgegenden kann nicht ganz gleichgültig seyn, und das, was deßhalb von Einzelnen vorgebracht wurde (von Nord nach Süd), darf nicht ohne Weiters als lächerlich zurückgewiesen werden. Wenn es übrigens wünschenswerth gefunden wird, daß je in einem Bette nur Eine Person schlafe, so sind doch gleichwohl die Vielen in der untersten Volksklasse nicht so gar sehr zu bedauern wegen des ihnen von der Noth aufgedrungenen Ge-

gentheils. Wie nämlich die dahin gehörigen Indivi-
duen in der Regel physisch und psychisch noch weniger
individuell entwickelt sind, so ist auch bei ihnen ein
engeres Zusammenseyn der einzeln noch weniger fest
begrenzten und abgeschlossenen Individuen noch natür-
licher, als bei weiter entwickelten und individualisir-
ten. Aehnlich ist's bei Kindern, welche die Furcht
vor Erdrücken und Ersticken zu häufig von der Nähe
der Mütter verscheucht und sie, die vor Kurzem noch
als Theil der Mutter zu betrachten waren, nicht
ganz Naturgemäß von letzterer in eigenen Lagern
isolirt hat.

Das Bettzeug muß nicht blos leicht und rein-
lich, sondern auch nach Verschiedenheit (des Klima
und) der Jahrszeit verschieden seyn. Immer besteht
es vortheilhaft aus mehr oder weniger schlechten
Wärmeleitern, weil während des gesunden Schlafs
die organische Wärme geringer ist. Aber dicke Feder-
betten eignen sich doch mehr nur für die kältere Jah-
reszeit, wogegen in der wärmeren Roßhaarne Matra-
zen, dünne mit Baumwolle gefütterte Decken u. dergl.
nur zulässig sind. Im ersteren Falle ist es auch am
wenigsten für empfindlichere Individuen verwerflich,
Kopf, Brust und Arme leicht zu bekleiden.

Was die dem Schlafen günstigste Lage des Kör-
pers betrifft, so haben Kopf und Brust mäßig erhöht
zu seyn, keineswegs aber bis fast zum Sitzen; ist
vorherrschend auf den Seiten, besonders auf der rech-
ten zu liegen, um durch die Rumpfeingeweide bei der
Lage auf dem Rücken die großen Gefäßstämme nicht
zu drücken und diese und die Baucheingeweide von
der schweren, großen Leber weniger belästigen zu las-
sen, auch das links liegende Herz weniger zu beengen.

Von anderweitigen, mehr künstlichen Mitteln zur
Erregung mangelnden Schlafes ist insgemein wenig

zu halten. Arzneimittel sind zu diesem Behufe durchaus nie ohne Gutheißen des Arztes zu gebrauchen. Noch am ehesten zulässig dürften, unter sonst geeigneten Umständen, seyn sog. animalisch magnetische Manipulationen, die bis zu gewöhnlichem leisen, sanften Streicheln herab abstufen. Eine Menge Mittel giebt es sodann noch, die gemeinschaftlich darauf hinausgehen, durch Monotonie Langweile zu machen, wie sich ein gleichmäßig wogendes Saatfeld vorstellen, continuirlich zählen, die Finger abwechselnd aufheben und wieder niederlegen, Recitiren von Dichtungen in recht eintönigem Metrum u. dergl. Deßgleichen sanfte, monotone Musik, ein andauerndes gleichförmiges Geräusche oder schwaches Tönen, willkührliches Abbrechen jedes sich bilden wollenden Zuges von Vorstellungen und Gedanken u. s. w. Diese können angewendet werden, weil, wenn sie auch wenig nutzen, sie doch nicht leicht schaden können.

Eine Hauptsache aber, sich einen guten Schlaf zu sichern, ist die gehörige Beachtung der Zeitverhältnisse. So gehört denn vor Allem Naturgemäß das Schlafen des Menschen vorzugsweise der Nacht an. Nicht blos aus Klugheit oder höchstens weil es eben zufällig so Gebrauch sey, übergeben wir uns während der Nacht dem Schlafe; sondern weil es auch im Mikrokosmos gewisser Massen selbstständig Nacht wird, wenn Nacht im Makrokosmos eintritt. In jenem erscheint sie aber eben als Schlafzustand. — Uebrigens ist, auf Erfahrung gestützt, der Vormitternachtsschlaf in besonders gutem Rufe. Dieß mit Recht und daraus erklärbar, daß, wie es im Makrokosmos vom Abend bis zur Mitternacht immer tiefere Nacht wird, auch der Mensch nach dem Willen der Natur befähigt ist, in derselben Zeit tiefer und tiefer in immer vollkommneren Schlafzustand zu versinken; wogegen er aus demselben von Mitternacht an eben so allmälig wieder auftauchen soll, als so allmälig der neue Tag kommt. Uebergiebt sich also der Mensch erst nah um oder gar nach Mitternacht dem Schlafe, so will er in Schlaf noch immer tiefer versinken, zu einer Zeit, da die natürlichen inneren und äusseren Lebensbedingungen schon mehr zum entgegengesetzten Uebergange aus dem Schlafen in's Wachen geeignet sind. Und tritt auch zu solcher Unzeit noch so tiefer Schlaf ein, der natürliche ist es nicht, und so erquickt er nicht, wie der rechtzeitige.

Bei solcher widernatürlichen Ordnung geht es aber dem Wachen, wie dem Schlafen. Leicht nämlich muß dann ein Theil des Morgens verschlafen werden, an dem innere und äussere Bedingungen zum schönsten und erfolgreichsten Wachen vorhanden sind, die aber so versäumt und unbenützt gelassen werden. Wie draussen in der großen Aussenwelt, so erhebt sich am Morgen auch in der kleinen menschlichen Innenwelt die Sonne (Hirn) von Neuem, und der junge Tag und das neu auflebende Gehirn passen so gut zusammen und jener wirkt so vortheilhaft auf dieses, wie sich's in der Regel zu keiner anderen Tageszeit mehr treffen kann. Darum: Aurora musis amica.

Daß gegen diese Ordnung namentlich in größten Städten von der vornehmen Welt so häufig gelebt wird, ohne die allerauffallendsten üblen Folgen, rührt daher, daß in gar vielen Dingen Gewohnheit zur erstern Natur werden kann, daß unter solchen Umständen ein mehr oder weniger großer Reichthum von Mitteln zu Gebote steht, um das Leben auf andere Weise zu stützen und zu fördern, daß aber dennoch zugleich ein großer Theil der dahin zu zählenden Menschen, bei all' seiner sogenannten Bildung, aus einem Halbschlafe auch bei Tage und im Wachen nicht herauskommt. Immer ist dieß mehr Sache der keck und nicht ungestraft die reine Natur verdrängenden Willkühr. Nie ist die sog. andere Natur der ersten, wahren Natur gleich zu schätzen. Und ungleich stärker werden die für solche Mißachtung der Naturgesetzlichkeit gestraft, denen nicht hinreichende Mittel, den Schaden einiger Maßen wieder gut zu machen, zu Diensten stehen, und die eigentlicher zu wachen, genöthigt sind. Selbst der noch so mächtig entwikkelte Geist kann und will die Ordnung der Natur im Ganzen nicht aufheben, obwohl er in mancher Hinsicht von ihrer zwingenden Gewalt entbindet.

Die Zahl der bei gehöriger Nachtzeit zu schlafenden Stunden ist verschieden nach Jahreszeit, Zeit- und Lebensalter, Leibesconstitution und Temperament u. s. w. Wenn man nun als Mittelmaas 6 — 8 Stunden ansetzen darf, so erfordert der Winter, als Nacht im Großen (S. 242.), und die nächstangrenzenden Theile des Jahres, mehr, als der Sommer und der ihm ähnlichere Theil des Jahres. Ferner je jünger ein Individuum, desto mehr Schlaf bedarf es unter sonst gleichen Umständen; jedoch mit der Ausnahme, daß auch das höhere Alter wieder zunehmend Schlaf bedarf. In willkührlich so bewegten, so leidenschaftlich und vielseitig regen Zeitaltern, wie in dem gegenwärtigen, ist ebenfalls im Allgemeinen längerer Schlaf nöthig. Von Seiten der Leibes- und Seelenconstitutionen haben sog. Sanguiniker und Choleriker sich nicht zu karg zu seyn in Bezug auf Schlafen; entgegengesetzt aber haben sich Phlegmatiker zu verhalten. Bei gleicher physischer und psychischer Anstrengung und unter sonst gleichen Umständen thut dem weiblichen Geschlechte mehr Schlaf Noth, als dem männlichen. In Bezug auf Verschiedenheit der

Lebensweise u. dergl. ergiebt sich das Erforderliche wohl von selbst.

Schlußbemerkung
in Beziehung auf das Verhalten gegen die organische Wärme.

Die organische Wärme ist eben so wenig das Resultat einer einzelnen, örtlich beschränkten Thätigkeit, als der Schlaf blos aus einem besonderen Zustande irgend eines einzelnen Theiles oder einer einzelnen Thätigkeit hervorgeht. So plausibel es auch erscheinen mag, daß, wie ein Paar gegen einander geriebene Holzstücken sich allmälig erwärmen, ja selbst entzünden, so auch aus bloser mechanischer Reibung der thätigen irritablen Theile, der Reibung der Blutkügelchen unter sich und an die Gefäßwände u. dergl. in dem lebendigen Organismus Wärme resultire; ferner auf mehr chemische Weise durch Uebergang gasförmiger Stoffe in Dunst- und tropfbare Gestalt, tropfbarer in relativ feste Substanz; deßgleichen durch Begegnung von auszuscheidendem Kohlenstoff und aufzunehmendem Sauerstoff u. dergl.; wie derlei in der Metamorphose, beim Athmen durch Lungen und Haut fortwährend geschieht — — so ergiebt sich doch wohl bei näherer Betrachtung und tieferer Verfolgung: daß dabei das rein Mechanische und Chemische doch nur eine sehr untergeordnete Rolle spielen, die Hauptsache dabei aber wahrhaft dynamische Verhältnisse seyen.

Auf diese führt unausweichlich schon die ganz schlichte Betrachtung der Vermehrung und Verminderung der Wärme unserer Atmosphäre. Der frühesten einfachsten Betrachtung erschien die organische Wärme in so vorzugsweisem und unmittelbarem Zusammenhange mit Thätigkeit überhaupt, daß z. B. selbst Hippocrates Wärme und Leben ohne Weiteres identificirte. Ueberall zeigt sich's, je größer die Thätigkeit, desto beträchtlicher der Wärmegrad. Ein Hauptmittel aber, größere Thätigkeit anzuregen, ist energischere Spannung und direktere Wechselwirkung zwischen Gegensätzen. Die ergiebigste Quelle der intensivsten und constantesten Wärme ist aber wohl eine mehrseitige und energische Wechselwirkung zwischen einer peripherischen Mannigfaltigkeit und einem Centrum. So zwischen Sonne und den Planeten. Darum bei den Thieren gleichen Schrittes mit bestimmterer Entwickelung eigentlicher Centralgebilde und Centralthätigkeiten die Wärme beträchtlicher und constanter wird. Darum wird denn selbst durch eine innigere Beziehung von ganzen organischen Individuen auf eine von ihnen zu integrirende Ganz- und Einheit die Temperatur absolut erhöht. Dieß geschieht z. B. durch das dichte Zusammensitzen eines Bienenschwarms, so daß die ganze Masse einen höheren Wärmegrad zeigt, als die Umgebung und als die einzelnen Bienen. Ebenso erhöht sich die Temperatur in einem gereizten Ameisen-Haufen, respective Staat oder Organismus auf zweiter Potenz. Und doch ist in diesen Fällen die Ein- und Ganzheit nicht, wie beim höheren Thiere, beim Menschen, durch ein Nervensystem und vollends ein Gehirn und durch andere untergeordnete Centra, wie Herz, Plexus solaris u. dgl. m., repräsentirt. Ja selbst im Bereich des Psychischen kehrt gewisser Maßen diese Erscheinung wieder, und läßt dieselbe Deutung zu. So wird die Temperatur eines Menschen, unter sonst gleichen Umständen, in demselben Grade erhöht, als sich, wie

z. B. im Enthusiasmus, der Begeisterung rc., Ein Gefühl, Ein Gedanke rc. zum Herrschenden unter dem übrigen Seeleninhalte macht und zwischen diesem und jenem eine energischere Wechselwirkung eintritt und ausdauert.

Wenn wir daher unter Anderem namentlich auch vermehrte Irritabilität und vermehrte Wärme stets mit einander auftreten sehen, ein Phänomen, das mehrfach verschieden gedeutet worden ist; so ist wohl der wahre Grund und Zusammenhang der: daß das kräftigere Irritable, als das vorzugsweise Egoistische und Mannigfaltige (S. 273. 289.), eine kräftigere Wechselwirkung mit seinem Gegensatze, namentlich dem Einheit darstellenden und gebenden Nervensysteme (S. 273.) erregt und unterhält.

Wie aber so Wärme das Resultat von Thätigkeit ist; so ist sie auch umgekehrt eines der mächtigsten Erregungs- und Unterstützungsmittel für Thätigkeit, für Leben. Und darum ist die Sorge für ihre Erhaltung und gehörige Vermehrung immer wichtig genug.

Manches dahin Gehörige ist gelegentlich schon früher angeführt. So ist unter den Speisen und Getränken alles das geeignet, Wärme zu vermehren und zu erhalten, was mehr erregt, reizt, und namentlich unmittelbarere Beziehung zur Irritabilität einerseits und zur Sensibilität andrerseits hat. So ist in dem Abschnitte von der Hautkultur erwähnt worden, welche Bekleidung Wärme weniger ableite, ja ihre Erzeugung wohl selbst mehr anfache, nämlich alles Wollene, besonders thierische Wolle, Haare, Federn, Seide u. dgl. Wogegen Linnen und Aehnliches Wärme aus dem Körper wegleitet, was natürlich unter Umständen ebenfalls sehr zu Statten kommen kann, besonders in unserem, wenigstens momentan leicht hitzig auflodernden, Zeitalter, da auch hierin nimium nocet, die Lebensflamme zu rasch verlodern machend; die einzelnen Lebensthätigkeiten zum Nachtheil des wünschenswerth soliden Produktes, so wie unter der Gefahr manchfacher wichtiger Verletzungen des Organismus, übereilend, und die organische Materie vorzeitig verschlackend und verkohlend.

Hier mag also nur noch erwähnt werden, wie theils größere oder geringere Thätigkeit überhaupt, theils insbesondere Erhöhung oder Herabstimmung von Centralthätigkeiten und ihrer Wechselwirkung mit ihrem Gegensatze, Hauptmittel der Vermehrung oder Verminderung der organischen Wärme seyen, und daß jene Erhöhung oder Herabstimmung nicht blos von physischer, sondern auch von psychischer Seite durch freie Selbstbestimmung und in nächstem Zusammenhange mit Gehirnerregung erzielt werde könne. Die centralste Thätigkeit eines Menschen ist aber ein Charaktervolles und Charakterfestes Wechselwirken mit der Umgebung, die sein glücklich gewählter Beruf mit sich bringt. Charakterlos dagegen und „lau" oder „nicht kalt, nicht warm" kann man auch im unmittelbaren Wortsinne zusammenstellen.

II.

Zur Gesundheitspflege
des
psychischen Menschenlebens.

Vorläufige Bemerkung.

Es soll sich in dieser zweiten Hauptabtheilung der Eubiotik aller möglichen Kürze befleißiget werden. Und es darf dieß geschehen, theils weil schon manches die Eubiotik des psychischen Lebens Betreffende in dem bisherigen Verfolge berührt und erörtert werden mußte, was nicht wiederholt werden soll; theils weil nunmehr der geneigte Leser durch das Bisherige hinlänglich in den Stand gesetzt seyn kann, aus manchen anthropologischen Andeutungen das Diätetische in mancher Beziehung selbst zu folgern; theils endlich weil, was hier weiterhin zur Sprache kommt, an sich Sache der Philosophie, der Pädagogik, der Religion ist, darum hier nicht in sich selbst weitläufig erörtert zu werden braucht, sondern nur unter Anderem auch von ärztlicher Seite aus betrachtet und erprobt, und namentlich in besondere Beziehung gebracht werden soll zum Gesundseyn und Langleben.

Dieser beabsichtigten Kürze wegen soll denn eine Zerfällung dieser zweiten Hauptabtheilung in Bücher, Abschnitte, Kapitel u. s. w. unterlassen und deren Inhalt nur unter I. II. u. s. w. vertheilt werden. Dabei soll abermals weiter zu gleichem Zwecke rein Psychologisches und Diätetisches soviel als möglich je mit einander verbunden werden.

I.

Der Organismus des psychischen Lebens an sich.

Wir sprechen von einem Organismus des psychischen Lebens, indem wir unter Organismus eine nothwendig geordnete Ganz- und Einheit von Mannigfaltigem verstehen, unter diesem Mannigfaltigen im gegenwärtigen Falle nur verschiedene Wirksamkeiten eines wesentlich Einen verstehend, das kein materielles Ding ist.

Das Wort psychisch wird im weitesten Sinne gebraucht, zur Bezeichnung von Allem, was nicht Physisches oder Somatisches am Menschen ist (S. 11.), obwohl man dasselbe selbst wieder in zwei Hauptgebiete unterschieden auffassen kann und muß, als Seelenleben einerseits und als Geistesleben andrerseits *); und obwohl schon im Alterthume, namentlich auch im neuen Testamente, ψυχικος mehr nur gleichbedeutend gebraucht wird mit seelisch, πνευματικος dagegen mit geistig. Es fehlt uns aber an einer anderen passenden Benennung.

Die gemeinsame Wurzel nun des psychischen Organismus einerseits und des somatischen andrerseits ist das Leben schlechtweg, das in jedem einzelnen Menschen mehr oder weniger anders modificirt ist (S. 9). Aus dieser ihrer gemeinschaftlichen Wurzel, aus dieser ihrer Indifferenz und Identität, durch die sie

*) Der Sprachgebrauch ist, zum Beweise der noch geringen Cultur dieser Wissenschaft, in der Psychologie noch sehr unsicher. So wird Geist auch gleichbedeutend gebraucht mit psychischem Leben überhaupt; eben so auch Seele. Oder andern Theils wird Geist für einerlei genommen nur mit Erkenntnißkraft ꝛc.

sie stets am innigsten in einander überwirken, entwickeln sich beide, so zu sagen, nach entgegengesetzten Richtungen. Der somatische Organismus wächst aber mehr für sich selbst daraus hervor. Der psychische thut dieß nur einiger Massen auf den niedersten Stufen seiner Entwickelung; weiterhin gehört wesentlich dazu der Einfluß der Willkühr und Freiheit von Seiten des Individuums, wenn dessen höheres geistiges Wesen sich gehörig weiter entwickeln soll.

Uebrigens geht diese, wie jede Entwickelung, also vor sich, daß je aus einer niedrigeren Indifferenz sich Gegensätze entwickeln, die weiterhin wieder in einer höheren Indifferenz gewisser Massen versöhnt werden. Dieselbe, sonach höhere Indifferenz erscheint aber in Beziehung auf die weiter fortschreitende Entwickelung zugleich wieder als niedrige, aus der sich abermals Gegensätze hervorbilden, um wiederum in höherer Indifferenz ein Band zu finden u. s. f.

Dieß stellt sich denn nun in dem Einen, unteren Hauptgebiete des gesammten psychischen Organismus, oder als Seelenleben im engeren Sinne des Worts, das man dem Vegetativen im leiblichen Organismus vergleichen mag, also dar: Aus dem untersten Keimpunkte des Psychischen im Menschenleben schlechtweg, den man etwa mit Instinkt schlechthin oder auch mit Gefühl überhaupt bezeichnen kann, und in dem die Gegensätze noch innig verschmolzen sind, entwickelt sich in der einen Richtung, als mehr Weibliches oder Negatives, das, was man überhaupt Sinn in weiterer, doch nicht weitester, Bedeutung wird nennen dürfen; in der entgegengesetzten Richtung, als mehr Männliches oder Positives, der Trieb, ebenfalls im weiteren Sinne des Worts. Durch den Sinn gewahren wir, mittels einer von der Peripherie nach dem Centrum gehenden Wirksamkeit, den Zustand unserer eigenen Leiblichkeit und den der physischen Aussenwelt. Durch den Trieb werden, mittels einer vom Centrum nach der Peripherie gehenden Wirksamkeit, theils in unsrer eigenen Leiblichkeit, theils in der Aussenwelt Veränderungen bezweckt.

Die höhere Indifferenz aber, durch welche diese Gegensätze gewisser Massen wieder versöhnt und vereinigt, doch nicht aufgehoben und verschmolzen, werden, ist was wir Geschmack oder ästhetisches Gefühl nennen, das aber selbst wieder als Unterseite von etwas zu betrachten ist, das wir von seiner Oberseite „Gewissen," in seinem Mittelpunkte aber „Gemüth" im engeren Sinne des Worts nennen.

Wenn wir nun weiter den Sinn vergleichen können dem einen Gebietstheile des ganzen Vegetativen, dem Unterleibsleben oder der Verdauung und anfangenden Säftebereitung; den Trieb aber der Athmung und Säftevollendung in der Brust: — so läßt sich der Vergleich weiter also fortsetzen. Wie in dem Unterleibsleben selbst wieder Gegensätze bemerkbar werden, wie zwischen Magen und Leber u. s. w. (S. 39.); deßgleichen im Brustleben zwischen Lungen und Herz, Lungen und Thymus u. s. w. (S. 53.): — so treten auch im Bereiche des Sinnes einerseits und im Bereiche des Triebes andrerseits ebenfalls weitere untergeordnete Gegensätze auf. Der Sinn nämlich theilt sich selbst einerseits in Empfindung (= Gemeingefühl, äusseres Gefühl, Geschmack und Geruch) *), bei der wir uns mehr passiv verhalten, und durch die wir mehr subjective Wahrnehmungen gewinnen; andrerseits in Vorstellung (Gehör, Gesicht, Einbildungskraft und Phantasie) **), bei der wir uns

*) Vergl. S. 282 — 284.

**) Vergl. 276.

mehr activ verhalten, und durch die wir mehr objektive Anschauungen erzeugen. — Der Trieb dagegen spaltet sich einerseits in etwa sozunennenden Naturtrieb, der mehr das unmittelbarste Bestehen des Individuums von leiblicher Seite und ebendasselbe in Bezug auf die Gattung bezweckt, und wohin also Bildungstrieb, Selbsterhaltungstrieb, Geschlechtstrieb, bei Thieren der Kunsttrieb gehören — andrerseits in das, was man unteres Begehrungsvermögen nennt, was abzweckt auf Sicherstellung und Förderung der eigenen mehr sinnlich-egoistischen Persönlichkeit und des ihr zunächst Angehörigen (Familie ꝛc.) in der gewöhnlichen Wirklichkeit und durch sie; was erscheint als Begierden, die über einen gewissen Grad hinausgesteigert zu Leidenschaften werden, und sich auf sinnliche Glückseeligkeit, persönliche Geltung, Befriedigung der Eitelkeit, des persönlichen Hasses, persönlicher Zuneigung u. dergl. bezieht.

Wie sich nun ein Theil des animalischen Lebens in das Vegetative herabsenkt und als vegetatives Nervensystem (S. 274 ff.) und vegetatives Muskelsystem (S. 287.) letzteres selbst mit ausmacht; so knüpft sich auch an das bisher erörterte Seelenleben von obenherab noch Einiges an, das übrigens seine weiteren Beziehungen nach oben zu einem höheren, zum eigentlichen Geistesleben hat, ähnlich wie der höhere Theil des Animalischen schon zum Psychischen gehört. Dieß thut aber, wie schon erwähnt, aus der indifferenten Mitte herab, das Gemüth durch diejenige Beziehung oder Seite, die wir (ästhetischen) Geschmack nannten, unter dem einerseits Empfänglichkeit für Schönes oder Unschönes, Schickliches oder Unschickliches, und andrerseits Streben nach Vereinigung mit dem Ersteren und nach Entfernung von dem Anderen — Alles jedoch mehr im Bereiche des Sinnlichen und

Zeitlichen — verstanden wird. Es thut dieß ferner ausserdem auf der weiblichen oder negativen Seite der zunächst zwischen Vorstellung und Vernunft vermittelnde Verstand; auf der männlichen oder positiven aber dasjenige, was, in der Mitte zwischen unterem Begehrungsvermögen und dem höheren freien Willen stehend und wirkend, Willkühr im engsten und strengsten Sinne des Worts genannt werden kann.

So läßt sich denn vorläufig zur Erleichterung der Uebersicht das Seelenleben in folgendem Schema darstellen:

Verstand.

Geschmack oder ästhetisches Gefühl, als Beziehung des Gemüths nach unten.

Willkühr.

Sinn.	Vorstellung.	Phantasie. Einbildungskr. Gesicht. Gehör.	Nach persönlicher Geltung. Nach sinnlicher Glückseeligkeit. Nach Besitz ꝛc. *).	Unteres Begehrungsvermögen.	Trieb.
	Empfindung.	Geruch. Geschmack Aeusseres Gefühl u. Getast. Gemeingefühl.	Geschlechtstr. Erhaltungstr. Bildungstr. Kunsttr. (bei Thieren).	Naturtrieb.	

Instinkt oder Gefühl schlechtweg.

Gedächtniß und Erinnerungskraft sind nicht besondere Vermögen des psychischen Lebens; sondern sie sind allgemeine Lebenseigenschaften. Von Allem nämlich, was mit irgend etwas Lebendigem eine einiger Massen innige Wechselwirkung eingegangen hat, bleibt mehr oder weniger Spur in letzterem, aus der, wie aus einem Keime, die Vorstellung der Sache selbst gelegentlich redintegrirt wird. So kann man selbst z. B. das Sichrühren des Weines zur Blüthezeit des Weinstocks Erinnerung nennen, die ein Gedächtniß voraussetzt.

Keim- und Quellpunkt des eigentlichen Geisteslebens, wie andrerseits zugleich mittelster und höchster Einheitspunkt des Seelenlebens, somit also wahrhaft der Mittelpunkt des ganzen psychischen Lebens, ist das Gemüth. Sinn und Trieb des Seelenlebens sind in ihm auf höherer Potenz wieder vereinigt, und zwar nicht blos so, daß sein eigenes Leben zugleich und in Einem ein sinnliches Wahrnehmen und ein Streben ist, sondern namentlich auch so, daß sich jede Harmonie oder Disharmonie zwischen Sinn und Trieb als Gefühl der Lust oder Unlust, der Sympathie oder Antipathie, so zusagen, in's Gemüth sublimirt. Und umgekehrt ist das Gemüth die neue höhere Indifferenz, aus welcher eben so ein höherer Sinn und ein höherer Trieb hervortreiben, deren Harmonie oder Disharmonie sich ebenfalls als Gefühl von Lust oder Unlust ꝛc. in dasselbe präcipitirt, sowie das Gemüth als solches erkennt und strebt zugleich und in Einem, schwach ähnlich dem höheren Sinne

*) Ein Werk, von einem Deutschen, der eben so gründlich in der Wissenschaft wäre, als bewandert im Leben, gleichen Inhalts mit Alibert's Physiologie der Leidenschaften, ist zu wünschen und gehörte hieher.

und höheren Triebe. Das Gemüth ist derjenige Punkt unseres Lebens, in dem sich Niederes und Höheres, Sinnliches und Uebersinnliches, Zeitliches und Ewiges, Welt und Gott begegnen und verknüpfen. Auf welche dieser mehrfach bezeichneten zwei Seiten das Gemüth mehr neigt, dahin geht vorzugsweise das Dichten und Trachten des ganzen Menschen; wie sein Gemüth, so ist der Mensch. Aber auch umgekehrt: alles gute oder schlimme Seyn und Leben am und im Menschen hat zuletzt und hauptsächlich für das Gemüth eine verbessernde oder verschlechternde Wirkung.

Die nach oben gekehrte Seite des Gemüths denn nun, also der eigentliche Keim des Geisteslebens, ist das Gewissen. Gewissen heißt es ohne Zweifel, weil es relativ vorzugsweise Gewißheit giebt. Diese gilt aber dem Ewigen, Geistigen, Göttlichen; gegenüber dem, was der Geschmack in Bezug auf Zeitliches, Sinnliches, Weltliches zugleich wahrnimmt und anstrebt oder flieht. Auch im Gewissen ist dieses Beides, Wahrnehmen und Darnachstreben oder Verabscheuen unmittelbar in Einem gegeben, gemäß dem Charakter der Indifferenz in allen psychischen Vermögen der mittleren Reihe. Daraus, daß Geschmack und Gewissen so verschieden, und doch zugleich auch wieder im Gemüthe so Eins sind, erklärt sich großentheils der häufige Streit und Zwiespalt in dem Einen Menschen.

Nur relativ giebt das Gewissen vorzugsweise Gewißheit insofern, als die Vernunft in ihrer möglichsten Entwickelung die evidenteste Gewißheit giebt, wogegen die Gewißheit des Gewissens immer zugleich mehr noch in der Gestalt mehr oder weniger unsicherer Ahnung, Gefühls u. dergl. erscheint. Allein da das Gewissen instinktmäßig und ohne vorausgegangene besondere Kultur spricht; die Vernunft aber als solche ohne freie oder bei nicht hinreichender Geistescultur nicht oder von der Willkühr allzuleicht störbar und verrückbar spricht; und da sich die Vernunftkultur bei der Mehrheit der Menschen dermalen noch in diesem leidigen Zustande befindet: so verdient so relativer Weise das Gewissen seinen Namen wohl. Auch insofern erscheint das Gewissen als ein sehr wichtiges Vermögen, als es eben als Keim, so zu sagen, in dem ganzen Saamenkorne des menschlich Geistigen zu betrachten ist, in welchem sich im Vergleich mit den übrigen Theilen des Saamenkornes das beste Leben am innigsten concentrirt hat. Mancherlei, Physisches und Psychisches des Menschen verderbende Wirkungen des willkührlichen Lebens (S. 7.) konnten theils diesen im Mittelpunkte des Saamenkornes entspringenden und geborgenen Keim weniger verletzen, als seine Umhüllung, theils konnt' er sich auch als Lebendigstes leichter behaupten gegen derlei Einwirkungen, als alles übrige Peripherische. Und so könnte man auch im Sprachgebrauche einer gewissen Parthei sagen: das Gewissen sey das im Menschen, was beim Sündenfalle am wenigsten gelitten hat und daher den besten Anhaltspunkt gewährt für die Wiedererhebung des Menschen, seine Rückkehr zu Gott und die allgemeine Wiederbringung und Vergöttlichung.

Aber deßhalb das Gewissen über die Vernunft setzen ist gleichwohl eben sowenig zu billigen, als wenn man den zarten Keim des Saamenkerns, etwa einer Obstart, höher achten wollte, als den gesunden, fruchtbaren Obstbaum selbst. Die Klarheit, den Umfang und die Sicherheit erreicht das Gewissen, als Gewissen, nie, welche die richtig ausgebildete Vernunft gewährt *). —

*) Man vergl. Eschenmayer's Psychologie Stuttg. und

Aus der Indifferenz des Gewissens entwickelt sich nun gegensätzlich oder polarisch Weibliches oder Negatives einerseits = Vernunft, und Männliches, Positives andrerseits = Wille. Die Vernunft ist der Sinn für das Allgemeine, das Ewige, Geistige, Göttliche; der Wille ist der Trieb in Beziehung auf ebendasselbe.

Was im Sinne die Empfindung ist, das ist in der Vernunft das, was man (auf Allgemeines, Höheres, Geistiges, Ewiges gerichtete) Ahnung nennen mag; und diese ist, in nächster Gemeinschaft mit Geschmack, Phantasie und Einbildungskraft, Element eigentlicher höherer Poesie. Was dagegen im Sinne die Vorstellung, das ist in der Vernunft die Idee (intellektuelle Anschauung?).

Sinn und Vernunft nehmen unmittelbar wahr; nur jener im Bereiche des Besonderen, Zeitlichen und Sinnlichen; diese dagegen im Bereiche des Allgemeinen, Ewigen und Uebersinnlichen. Die höchsten und vollendetsten Vorstellungen, als höhere Offenbarungsweise des Sinnes, und die Ideen sind gemeinschaftlich „Anschauungen" zu nennen; wie denn eben ἰδέα (ἰδεῖν) ursprünglich so heißt. Durch beide

---

Tüb. 1817. §. 24. 137. u. f. — Man wird überhaupt zwischen der in jener Psychologie versuchten Darlegung des psychischen Organismus und der in dieser Eubiotik dargebotenen bedeutende Abweichungen finden, die ich, bei schicklicher Gelegenheit, wenigstens zum Theil zu meinen Gunsten rechtfertigen zu können, fest überzeugt bin. — Ebenso fehlt es nicht an Abweichungen der gegenwärtigen Darstellung und der Heinrothś sowohl in seinem Lehrbuche der Störungen des Seelenlebens, als in seinem Systeme der psychisch gerichtlichen Medicin enthaltenen, mir wohlbekannten.

wird unmittelbar erkannt, gegenständlich angeschaut, recht eigentlich „wahrgenommen" — nicht, wie durch den Verstand und sein Schließen, blos mittelbar und so zu sagen, ungegenständlich. Die nächsten Gegenstände der unmittelbaren Vernunft-Anschauung sind aber die Gattungen (genera), als wirkliche, concrete höhere Ganz- und Einheiten von Wesen, die selbst einzeln der Sinn als solcher nicht ganz und zumal wahrnehmen kann, was vielmehr erst die Einbildungskraft und zum Theil selbst der Verstand bewirkt; indeß der Sinn selbst an den einzelnen Wesen wieder nur Einzelnes und noch dazu nur Aeusseres (Oberflächliches, Schaale ꝛc.) gewahrt. Die Gattung, in welcher Bedeutung eben ἰδέα zugleich auch bereits von den Griechen gebraucht wurde, ist aber das Ur- und Vorbild, das Ideal des einzelnen zu ihr gehörigen Wesens, das sich zu dem großen Organismus der Gattung verhält, wie ein Materienkügelchen zu dem Organismus einer ganzen einzelnen Pflanze oder eines Thieres oder eines Menschen *).

---

*) Vergl. über Idee: Fichte's Grundzüge des gegenwärtigen Zeitalters, wo in der dritten und vierten Vorlesung, im Gegensatze zum Inhalt der zweiten, von der Sache auf eine Weise die Rede ist, die in Hinsicht auf Anschaulichkeit und Eindringlichkeit ihres Gleichen nicht leicht finden wird. Aehnlich in den Büchern: Anweisung zum seeligen Leben; über die Bestimmung des Gelehrten ꝛc. — Deßgl. Schelling unter Anderem in den Jahrbüchern der Medicin. Bd. 1. Heft 1. S. 34. u. f., wo es heißt: die ursprüngliche Bedeutung von Idee bezeichne das Wesen des Besonderen, sofern es (das Wesen) unmittelbar auch Seyn sey ꝛc. — Hegel: Encyklopädie. Erste Aufl. §. 161. u. f. z. B. „alles Wirkliche, insofern es ein Wahres ist, ist die Idee, und

Die höchste Vernunftanschauung ist die des All als eines Organismus und in seinem wesentlichen Verhältnisse zu Gott.

Der Wille, der freie Wille also ist im Bereiche des Geisteslebens das, was im Seelenleben der Trieb ist. Er ist zugleich dasselbe, was von Manchen, namentlich von Kant, praktische Vernunft genannt worden ist in einer Weise, wie man auch den Trieb praktischen Sinn nennen könnte. Frei ist der Wille insofern, als er, gehörig entwickelt, will, was er will, mit dem Bewußtseyn (der vernünftigen Erkenntniß), daß nichts wahrhaft Besseres gewollt werden könne; aber nicht insofern, als er überhaupt sowohl irgend etwas, aber auch dessen Gegentheil wollen könne, was vielmehr eben nur Willkühr ist, die wir bald näher bezeichnen werden. Demnach kann man auch sagen: der Wille sey das Vermögen des Menschen, durch das er sich entschließt, die göttliche Ordnung, das Ewige, das Reich Gottes gründen, wahren und erweitern zu helfen, welchem Entschließen aber eben die von der Vernunft zu leistende Erkenntniß des letztgenannten vorausgehen muß. Wohl mag übrigens auch der Wille an sich in einer niedern und einer höheren Form erscheinen, wie die Vernunft in Ahnung und Idee; allein es fehlen dafür, ausser etwa der „oberes Begehrungsvermögen" für das etwa der Ahnung entsprechende untere Glied, gebräuchliche Bezeichnungen.

Das endlich, worin sich Vernunft und Willen nach oben einigen, ähnlich wie Sinn und Trieb im ästhetischen Gefühle, mag (religiöser) Glauben im

---

hat seine Wahrheit allein durch und kraft der Idee. Das einzelne Seyn ist irgend eine Seite der Idee ꝛc."

eminentesten Sinne des Worts genannt werden; und zwar so verstanden, daß im Fortgange des quantitativen Wachsthums des individuellen menschlichen Geistes der Glauben, nach Art des Gefühls im weitesten Sinne des Worts, oder aller mittleren Vermögen des psychischen Lebens (Gefühl schlechtweg auf niederster Stufe, Gemüth, Geschmack, Gewissen) zugleich wahrnehmend und strebend, weitere, höhere neue Gegenstände des Erkennens und Wollens stets zuerst berühre und umgekehrt von ihnen zuerst berührt werde — welches Resultat solcher vorläufiger Berührungen aber Schritt für Schritt weiterhin durch fortschreitende Entwickelung der Wirksamkeit der Vernunft und des Willens in ihren Bereich gezogen und in demselben aufgeklärt, und bestimmt gegliedert dargestellt und verwirklicht werden soll.

Was der Glauben für sich und als solcher gewinnt und veranlaßt, mag Mystik im edelsten und höchsten Sinne des Worts genannt werden dürfen, von der und ihren übrigen Stufen später noch die Rede seyn muß. Das Reich der Mystik muß aber im Fortgange der Geistesentwickelung des Individuums, wie der Gattung, von Gebiet zu Gebiet in Wissenschaft im höchsten Sinne des Worts umgewandelt werden, deren Gebiet im Fortgange der Menschheitsentwickelung im Allgemeinen immer größer werden muß, als das der Mystik, obwohl diese demnach als eine Quelle und als ein Vorhof, ja selbst als Leitstern (S. 7.) der Wissenschaft zu betrachten ist*).

*) Vergl. eine Anwendung und historische Nachweisung davon in Bezug auf die Sache des sog. thierischen Magnetismus, magnetischer Ecstase, Hellsehen rc. in meinem Buche: Heilwissensch., Seelenheilk. und Lebensmagnetismus rc. S. 304 u. f.

Demnach stellt sich das Geistesleben für sich in einem Schema also dar:

Glauben.

Idee. ?

Vernunft. **Wille.**

Ahnung (in höchster Bedeutung). Oberes Begehrungsvermögen.

Gewissen,
als Beziehung des Gemüths nach oben.

Verstand. **Willkühr.**

Im Seelenleben herrscht, je tiefer hinab, desto mehr Instinktmäßigkeit und blinde Nothwendigkeit vor. Im Geistesleben aber waltet, je höher hinauf und je inniger durchbildet, desto ausschließlicher Selbstbewußtseyn und eigentliche Freiheit. Beide Extreme mögen mit den sogenannten unwillkührlichen Lebensvorgängen der physischen Organisation einerseits und den willkührlichen andrerseits verglichen werden. Wie es nun aber in letzterer Theile und Functionen giebt, wo sich Willkührlichkeit und Unwillkührlichkeit begegnen und vermischen: so auch in der psychischen Organisation des Menschen. Jede der drei Hauptreihen des ganzen psychischen Lebens hat ihren Theil bei dieser Vermittelung. Die mittlere oder indifferente durch das **Gemüth**; die weibliche oder negative durch den **Verstand**; die männliche oder positive durch das, was wir **Willkühr** im engsten und strengsten

Sinne nennen. Diese drei bilden zugleich Band und Uebergang zwischen Seele und Geist des Menschen.

Gemüth bezeichnet unsre Sprache bekanntlich auch durch Herz. Treffender aber kann dasselbe, namentlich in Beziehung auf dessen eben in Frage stehende amphibische Natur, und gewiß mit allgemeiner Einstimmung derer, die in dieser Beziehung erfahren und geprüft sind — treffender kann es schwerlich in gleicher Kürze geschildert werden, als es der Prophet Jeremias (17, 9.) in den Worten gethan: Es ist das Herz ein trotzig und verzagt Ding; wer kann es ergründen?

Für einen ähnlichen Charakter des Verstandes könnte schon der Umstand sprechen, daß er bald sehr hoch gestellt; bald ziemlich gering angeschlagen wird. Noch mehr der Umstand, daß sich scharfer, tüchtiger Verstand ebenso gut bei Gemüths- und Willens-Schlechtigkeit, als bei deron Vorzüglichkeit, ebenso gut bei Gewissens- und Vernunft-Verkümmerung und Mangel, als bei deren gehöriger Wirksamkeit findet. Ferner, daß er eben so treu und gut den furchtbarsten Irrthümern, als den köstlichsten Wahrheiten dient. Man sehe deßhalb nur in die Geschichte der Wissenschaften und Religionen. Endlich weis jeder, der ernstere Erfahrungen in Bezug auf seine eigene innere Lebensführung gemacht hat, wie mißlich es sey, sich in kritischen Momenten dem Verstande vorzugsweise anzuvertrauen. — So knüpft denn, wie das Gemüth durch ästhetisches Gefühl nach unten und durch das Gewissen nach oben, auch der Verstand in seiner Reihe Oberes und Unteres zusammen. Einerseits nämlich bildet er, mit besonderem Zuthun der Einbildungskraft, je aus einer Mannigfaltigkeit von concreten Vorstellungen Einen Begriff d. h. die Gattung derselben (Eschenmayer §. 116.). Andrerseits prägt er Vernunft-Ahnungen, mit Beihülfe der Phantasie, zu Principien um, unter Princip verstanden: die Einheit einer Mannigfaltigkeit von Begriffen (System)*).

Aber die Einheiten, die so der Verstand zu Stande bringt, verhalten sich zu denen der Vernunft, zu den Ideen, wie Kunst- zum Naturwerk, wie Mechanismus zum lebendigen Organismus; so namentlich auch, daß, wie sich in der Idee, wie im Organismus, alles diese Integrirende gegenseitig lebendig durchdringt, das in diesen Verstandeseinheiten Vereinigte sich gegegentheils, wie die Theile eines Mechanismus, sich gegenseitig streng und schroff ausschließt.

Aehnlich verhalten sich die Begriffe selbst nur im Vergleich zu Vorstellungen der Einbildungskraft, wie Schattenriß wenigstens zum frischen Farbenbilde, wenn nicht zum lebendigen Originale.

Gleichwohl sind diese Geschäfte des Verstandes höchst wichtig, da sie in der Wissenschaft, so zu sagen, Leib und Seele, Erde und Himmel, Besonderes und Allgemeines, Zeitliches und Ewiges, Wirklichkeit und Idee stets und allseitig an einander knüpfen. Auch für's Handeln, für's praktische Leben und Wirken, hilft der Verstand das höhere, vollkommnere Soll mit dem niedrigeren, unvollkommneren Ist in Zusammenhang und Wechselwirkung bringen und erhalten. Wie wichtig aber beides sey, sehen wir daraus, daß, wenn „der Verstand verloren" oder erschwacht oder irgend wie falschwirkend

---

*) Eschenmayer §. 124. nennt die Vernunft das Vermögen der Principien. — Nach Heinroth ist ungefähr diese letztere Beziehung des Verstandes gleichbedeutend mit Intelligenz.

ist, aller Reichthum der Seele und alle Keime des Geistes (nicht ebenso ausgebildeter Reichthum des Geistes) nur ein wahnsinniges, schwärmerisches rc. Gewirre geben. — Indem aber der Verstand jenem Vermittleramte obliegt, urtheilt und schließt er zugleich.

Aber durch all' sein Wirken wird das menschlich psychische Leben nicht reicher an Inhalt; sondern dieser nur bearbeitet, umgestaltet, verschiedenartig unter sich verknüpft. Auch kann er nie und nirgends, was ihm jedoch oft zugemuthet wird, die Vernumft ersetzen. —

Die Willkühr endlich ist als Mittelglied zwischen dem Triebe, und zwar insbesondere dem unteren Begehrungsvermögen einerseits und dem freien Willen, zunächst besonders mittels des oberen Begehrungsvermögens im engeren Sinne des Worts andrerseits, zu betrachten. Im Sprachgebrauche des wirklichen Lebens ist sie hinlänglich als etwas Zweideutiges, leicht Mißliches und Gefährliches bezeichnet. Auch in dieser Eubiotik ist sie schon mehrmals, und schon in der allgemeinen Vorbereitung darum angesehen worden. Sie ist aber dennoch ein nothwendiges Mittelglied, ja ein nothwendiges Uebel. Uebel insbesondere dadurch, daß, wie auf ihr Begehren oder Wollen Gemüth und Verstand einwirken, sie auch umgekehrt den Verstand nnd das Gemüth bestimmt.

II.

Natürliche Entwickelungs- und Lebensgeschichte des Psychischen, Gefahren derselben und Hülfsmittel dagegen — mit besonderer Anknüpfung an die Lebensalter des Individuums und der Menschheit im Ganzen, und mit besonderer Rücksicht auf Religion.

Der wünschenswerthen und nun auch, in Beziehung auf das Bedürfniß des denkenden Lesers, mehr und mehr thunlichen Kürze wegen lassen wir eine Reihe von Sätzen so auf einander folgen, wie sie der Gedankengang ordnet, ohne jedoch überall eine vollständigere Entwickelung des Gedankenganges selber zu beabsichtigen — ausser etwa in Beziehung auf das vorzugsweise Gemeingut Aller, die Religion.

1) Der Mensch trägt von seiner Empfängniß an ebenso den Keim seines ganzen psychischen Lebens, als seines Physischen in sich, und obwohl der letztere rascher sich entwickelt und früher reift; so ist doch schon beim zartesten Kinde psychischer Einfluß, erst mehr nur durch Blick und Mienen unbestimmter vermittelt, nicht ohne gute oder schlimme Wirkung auf sein Psychisches. Das früher und rascher sich entwickelnde Physische nimmt die Elternsorgen je früher um so mehr vorzugsweise in Anspruch, als die erste psychische Entwickelung möglichst instinktmäßig geschehen soll. Und um so weniger sollen Erwachsene mit ihrer Willkühr in sie eingreifen, je mehr theils sie selbst schon durch Instinkt zu dem Nöthigen (freundliche, schützende Fürsorge) angetrieben werden, theils der äusseren Anregnngen für die erste psychische Entwickelung sich in der Umgebung des Neugebornen mehr als genug von selbst darbieten und aufdrängen.

2) Von Stufe zu Stufe entwickelt sich die mittlere

lere indifferente Reihe von psychischen Vermögen oder Wirkungsweisen (Functionen) früher, als die dazu gehörigen Differenzen. Obacht auf sie ist, eben weil es Mittelpunkte sind, besonders wünschenswerth. Unter den letzteren entwickeln sich wiederum die weiblichen (dem Erkenntnißleben angehörigen) früher, als die männlichen (das Willensleben integrirenden). Obwohl weiterhin eine neue Entwickelungsstufe der mittleren Reihe (vergl. die Schemata S. 340 u. 348.) zugleich der Entwickelung neuer Differenzen vorausgeht, und die letztentwickelten zur höheren Einheit vereinigt. So erfordert denn die erste Sorge in Bezug auf psychische Bildung Veranstaltungen, um das Kind jene Lebensacte des Instinktes oder des Gefühles schlechtweg einzeln bestimmt gewahren und äussern zu machen. Nebstdem aber ebendasselbe zu leisten in Bezug auf die Empfindungen; dann in Bezug auf die Naturtriebe. Also nicht sowohl vor Allem eigentliche Vorstellungen, namentlich des Gehörs und Gesichts, auffassen und festhalten lehren wollen; noch weniger aber sogleich, anstatt der wirklichen Gegenstände und ihrer wirklichen Verhältnisse, auf Auffassung und Einprägung der todten, abstrakten Zeichen für dieselben, wie Worte, Buchstaben und Zahlen vorzugsweise dringen. Ja selbst das allzu schnelle und mannigfaltige Einwirken der das Kind umgebenden Natur und Gesellschaft ist anfangs lieber geflissentlich zu mindern und zu mäßigen, als zu vermehren.

3) Dadurch wird zugleich am besten die Geburt des Ich befördert. Wie das ganze psychische Leben dadurch hauptsächlich charakterisirt ist, daß in ihm das Streben nach Einheit und Selbsterfassung vorherrscht und wie es durch ein eigentliches Gehirn eo ipso zu einem Selbst der physischen Organisation

kommt; so erfaßt sich das Kind schon ziemlich bald als ein Ich, wenn auch erst noch als ein ziemlich Inhaltarmes und leicht momentan wieder verlierbares. Daß dieses bald, kräftig und bestimmt genug geschehe, davon hängt sehr die spätere Fortbildung und Reife des Bewußtseyns ab. „Auf das zuerst zum Bewußtseyn erwachende Kind dringen alle Eindrücke der dasselbe umgebenden Natur zugleich ein, und vermischen sich zu einem dumpfen Chaos, in welchem nichts einzelnes in dem allgemeinen Gewühl hervorsteht. Wie soll es jemals herauskommen aus dieser Dumpfheit? Es bedarf der Hülfe anderer; es kann diese Hülfe auf keine andere Weise an sich bringen, denn dadurch, daß es sein Bedürfniß bestimmt ausspreche, mit den Unterscheidungen von ähnlichen Bedürfnissen, die schon in der Sprache niedergelegt sind. Es wird genöthigt, nach Anleitung jener Unterscheidungen, mit Zurückziehung und Sammlung auf sich zu merken, das, was es wirklich fühlt, zu vergleichen, und zu unterscheiden von anderem, das es wohl auch kennt, aber gegenwärtig nicht fühlt. Hierdurch sondert sich (fängt an, sich abzusondern) erst ab in ihm ein besonnenes und freies Ich. Diesen Weg nun, den Noth und Natur mit uns anhebt, soll die Erziehung mit besonnener und freier Kunst fortsetzen" *).

4) Vorausgesetzt die Anerkennung dessen, was sich durch die tägliche Erfahrung erhärten läßt: daß nämlich einerseits schon in den Jahren der Kindheit

*) Fichte: Reden an die deutsche Nation S. 306. Sehr beachtenswerth ist, was er auf den vorhergehenden Blättern in Bezug auf erste Erziehung und ersten Unterricht über und zum Theil gegen Pestalozzi sagt.

höhere psychische Vermögen und selbst die edelsten Beziehungen des Geistes sich leise, und bald schon vorzugsweise unter der Form des religiösen Gefühls, regen, und daß andrerseits bei jeder neuen höheren Entwickelungsepoche die Entwickelung sich auch rück- und herabwärts, von Neuem tiefer aus dem Grunde ausholend, erstrecke; — so gilt

a) im Kindesalter die psychische Entwickelung vorzugsweise dem Gefühle und der Empfindung. Wie es das Gemeinfühl fast ausschließlich sey, was das Leben des Kindes in den ersten Monaten nach seiner Geburt regiere, ersieht sich gar leicht daraus, daß es auf nichts mit der Bestimmtheit und Dringlichkeit reagirt, als auf das, was Hunger und Durst befriedigen kann, auf körperlich Schmerzliches oder Wohlthuendes u. s. w. So ist es ferner der Mund, zu welchem das jüngere Kind sinnlich erkennbare Gegenstände vor jeder anderen Erkenntnißoperation führt. So läßt sich täglich bemerken, wie Kinder von einem Alter von 3, 4 und mehr Jahren noch gar häufig, was uns Erwachsenen nur Gegenstand des Gesichtssinnes ist, vielmehr durch Betastung zu erkennen geneigt sind u. s. f. In Uebereinstimmung damit, daß im Physischen während des Kindesalters das Bauchleben vorherrschend in Entwickelung begriffen ist (S. 17.), ist daher auch in diesem Lebensalter das Psychische vorzugsweise in Bezug auf die Empfindung zu üben, weil für diese jetzt, wie später nie wieder, die rechte Blüthezeit ist. Durch diese Betrachtung erscheint unter Anderem ein gewisses genäschiges Wesen des Kindes nicht blos als Naturgemäse Aeusserung des sich entwickelnden Geschmackes, sondern auch als etwas, woran die Erziehung insbesondere anknüpfen soll, um im Bereiche dessen, was übrigens vor Anderem Speise und

Getränk des Kindes seyn darf, den Geschmack zu üben.

Wohl ist schon beim Kinde viel zu thun auch für die unteren Beziehungen der Vorstellung, und es gehört dahin das Kennenlernen der Buchstaben, der Zahlzeichen, das Schreiben- und Zeichnenlernen, das Musiklernen ꝛc. Möge nur namentlich das Gesicht nicht zu ausschließlich an diesen todten Zeichen, sondern vorzugsweise an Gegenständen der lebendigen Natur geübt werden wollen, und zwar bald und oft mit religiöser Anknüpfung! Von der Religion des Kindes aber überhaupt soll das Nöthige im Zusammenhange mit der Religion des Knabenalters unter b. beigebracht werden. Uebrigens sprechen sich auch im Kinde schon die niedrigeren Naturtriebe, wenn auch einfach, doch schon kräftig aus. Aber vorzugsweise ist doch

b) die Entwickelung des Triebes in seinen höheren Beziehungen Sache des Knabenalters. Damit in innigem Einklange steht die höhere Belebung des Bluts durch vorherrschende Brust- und Athmungsentwickelung während des Knabenalters. Auch stimmt zu dem vorherrschend männlichen, positiven Charakter des ganzen Knabenalters ganz der Theil des Nervensystems, der im Zusammenhange mit den Brusteingeweiden in diesem Lebensalter vorherrschend entwickelt wird, nämlich der Vagus als männliche oder positive Parthie des vegetativen Privatnervensystems für die obersten Körpertheile und des Sympathicus, als vegetativen Rückenmarks (vergl. S. 278. u. 281.); so wie denn die Athmung als positiver Pol des gesammten vegetativen Lebens zu betrachten ist (S. 34.). (Die Brust als Sitz des Muthes — Herz, Beherztheit ꝛc.).

Im Knabenalter fängt sich der höchste Naturtrieb, der Geschlechtstrieb, erst zu regen an. Welche Gefahren mit ihm eintreten und wie ihnen zu begegnen sey, davon ist umständlich die Rede gewesen in dem dem Zeugungsleben gewidmeten Abschnitte. Der Erhaltungstrieb tritt nun schon kräftiger und vermittelter auf und äussert sich namentlich auch in den Raufereien und Balgereien und in mehreren Spielen, die dem Knabenalter vorzugsweise zukommen.

Das untere Begehrungsvermögen entwickelt sich in diesem Alter unverkennbar vorzugsweise gleichen Schrittes mit dem wachsenden Selbstbewußtseyn und in demselben Maase, als sich das Individuum bestimmter als ein Ich absondert und erfaßt. Das untere Begehrungsvermögen hat in diesem Lebensalter seine Blüthezeit. Das spricht sich klar aus z. B. in dem Werthe, der auf den Besitz eines bestimmten Taschengeldes oder von einem Paare Tauben rc. rc. gesetzt wird. Es wird nun schon nach sinnlicher Glückseeligeit, die über die einfache Befriedigung der wesentlichsten Bedürfnisse hinausgeht, gestrebt; man thut sich namentlich hie und da aus eigener Baarschaft im Trinken von Luxusgetränken etwas zu gute, man strebt wohl darnach, gelegentlich eine Pfeife Tabak zu rauchen, ein Spiel um Geld zu versuchen rc. rc. rc. Ferner der Knabe will schon persönlich gelten; er will beim Soldatenspiel lieber Hauptmann oder General, als Tambour oder deß etwas seyn; er will auch bei anderen Knabenangelegenheiten anordnen, befehlen rc.; er sucht seinem Wissen und Können Geltung und Anerkennung zu verschaffen u. dergl. m.

Die wesentlichsten dieser Beziehungen sind so vorzugsweise männlicher Beschaffenheit, daß in ihnen während dieses Lebensalters das Mädchen bedeutend zurücksteht und sich vom gleichalterigen Knaben beträchtlich unterscheidet. Am meisten äussert sich beim weiblichen Geschlecht die Entwickelung dieser Seite und Stufe durch größere Aufmerksamkeit auf die eigene Person in Bezug auf Kleidung u. dergl.; ferner durch den Bedacht, Vorzüge der eigenen Persönlichkeit, körperliche Schönheit ꝛc. geltend zu machen; endlich in einer gewissen Geschäftigkeit in Bezug auf Verrichtungen im häuslichen und Familien-Leben.

Der Gefahren der Mißbildung sind in diesem Alter schon viel mehrere, als im vorhergehenden. So ist von den Erziehern ebenso wohl darauf Bedacht zu nehmen, daß sich eine gewisse Energie des Triebes entwickele und befestige, als Basis später zu bildender Willenskraft und Charakterfestigkeit, deßgleichen eine gewisse Selbstständigkeit, Ehrliebe ꝛc.; als darauf, daß das untere Begehrungsvermögen nicht zu sehr in Eigennützigkeit, eigensinnige Rechthaberei und Unverträglichkeit, in Hang zu Schwelgerei, in Eitelkeit, superkluges Wesen, Ehrgeiz, Herrschsucht u. s. w. entarte.

Lebensgeschichten von kräftigen, mannhaften, edelmüthigen, bescheidenen, holdseeligen Menschen dürften, ausser lebendigen Vorbildern im Kreise der Bekanntschaft des Knaben und Mädchen, Hauptmittel gegen solche Entartungen seyn.

Ausserdem regen sich in diesem Alter weiterhin mehr noch die höheren Beziehungen der Vorstellung, als das Gemüth. Verirrungen dieser noch schwächlichen, aber eben darum auch um so vager und gefährlicher wirkenden Vermögen, wird am besten begegnet werden durch ernste, anhaltende Uebung der höheren Sinne mittels Musik, Zeichnen, Malen, Mathematik, Naturbeobachtung, durch Auswendiglernen von dem Interesse und der Urtheilsfähigkeit der Individuen dieses Alters angemeßneren Sachen. Dazu und zugleich zur vorläufigen Entwickelung der Verstandesthätigkeit ist das Sprachen-Studium noch ganz besonders geeignet.

Die Behandlung des Gedächtnisses insbesondere betreffend: so ist nicht zu leugnen, daß dasselbe in diesem Lebensalter um so mehr geübt werden muß, als in demselben die natürliche Neigung zu einem (weiblichen) An- und Aufnehmen eines Fremden geringer, die dagegen desto größer ist, das eigene Innere (männlich) zu veräussern, ohne daß während des bisherigen Lebens ein beträchtlicher innerer Reichthum gewonnen werden konnte und ohne daß die rechten menschlichen Triebfedern des Wollens und Handelns schon im gehörigen Gange sind. Dagegen, je mehr in späterer Lebenszeit der innere Lebensreichthum wächst, das Urtheil zunimmt, die tiefere Forschung gedeiht, der eigentliche Wille herrschend und eine höhere mystische Contemplation Naturgemäser wird: desto weniger ist Lust und Gelegenheit vorhanden, sich Fremdes als bloße Gedächtnißsache, ohne lebhafteres Interesse dafür zu haben, anzueignen; was aber gleichwohl in so mancher Hinsicht nöthig erscheint. Daher ist das Knabenalter, im Zusammenhange mit dem, ihm auch als Verwahrungsmittel vor Entartungen nöthigen, Geschichts-Studium, dem ihm besonders geeigneten Sprachen-Studium, der Beschäftigung mit Mathematik, Zeichnen u. dergl., besonders geeignet für die Kultur des Gedächtnisses, namentlich auch in Beziehung auf Namen, Zahlen u. dergl. Diese Rücksicht beschränkt selbst eine Hauptregel der Gedächtnißkunst: daß man das Gedächtniß je nur vorzugsweise in Bezug auf, dem Individuum besonders interessante und seiner Beurtheilung angemessene Gegenstände üben solle.

Was die religiöse Bildung insbesondere anlangt; so ist das Kind erst mehr nur durch das lebendige Beispiel auf den Gegenstand der Religion hinzulenken und äusserlich bis auf einen gewissen Grad an Aeusserungen des religiösen Lebens zu gewöhnen. Wenig zusammenhängende Belehrung über Gott und das Verhältniß des Menschen zu ihm; am wenigsten in Bibelversen, Katechismusphrasen u. dergl.; sondern erst nur gelegentlich Analogieen zwischen Kindern und Eltern einerseits und Gott und den erwachsenen Menschen andrerseits; hinweisen auf einen guten, mächtigen, weisen, heiligen Gott bei Betrachtung von Naturgegenständen, besonders aus dem Pflanzenreiche; noch mehr von Naturerscheinungen, wie Gewittern, des scheinbaren Wandels von Sonne und Mond und dessen, was zunächst damit zusammen- und davon abhängt, des Sternenhimmels überhaupt u. dgl. Die Religion des Kindes ist die der Kindheit des Menschengeschlechts; d. h. Naturdienst, Sternendienst, nur schon in einiger Verbindung mit christlichem Geiste, der füglich manchfach an das Christkindlein geknüpft werden kann.

Aber im Knabenalter wird schon mehr nöthig. Namentlich die Erweckung der Ahnung und des Glaubens, daß in und über Allem eine ewige, weise Gesetzlichkeit walte, gegen die der Mensch mit keinem anderen bleibenden Erfolge, als mit Unglück für sich und Anderes verstoßen und ankämpfen könne; daß er aber, göttlichen Geschlechts, all sein Thun und Lassen stets in Beziehung auf den Geist der Geister setzen müsse; daß der höchste Endzweck alles Wissens und Forschens die Erkundung jener ewigen und weisesten, Alles umfassenden Gesetzlichkeit, und alles Wollens und Thuns höchstes Ziel sey: diese Gesetzlichkeit und somit das Reich Gottes immer reiner durchwalten machen und herstellen zu helfen.

Sofern der Knabe in Bezug auf Religion so

vorzugsweise auf's Gesetz zu verweisen ist, ist die Religion des Knaben die Religion der Juden, in deren Nationaleigenthümlichkeit man wohl überhaupt den Charakter des Knabenalters der Menschheit am stärksten hervortreten sehen dürfte. (Egoismus, der selbst einen Privatgott haben mußte, Habsucht, knabenhafter Trotz ꝛc. ꝛc.).

c) Im Jünglingsalter concentrirt sich die Entwickelung des psychischen Lebens, ausser daß das untere Begehrungsvermögen schon unter stärkerem Anklang der Willkühr weiter reift, vorzugsweise in den höheren Beziehungen der Vorstellung (Einbildungskraft und Phantasie), ferner im Gemüthe, vorzugsweise von Seiten des ästhetischen Gefühls, übrigens zugleich mehr schon auch auf den Verstand sich erstreckend, so wie denn auch in ihm einerseits der Tag des Geistes merklicher anbricht, andrerseits der niedere Inhalt des Seelenlebens weiter gedeiht und sich befestigt. In diesem Lebensalter erhält das ganze Seelenleben seine relative Vollendung. Die überwiegende Weiblichkeit dieses Lebensalters macht namentlich auch das weniger Gefällige und Leutseelige des späteren Knabenalters wieder abnehmen, das wohl auch als Charakteristik der sog. Flegeljahre gilt, denen Aehnliches jedoch früher und später unter ähnlichen Bedingungen auftritt. Aus der rasch vorwärts schreitenden Entwickelung von Einbildungskraft, Phantasie und ästhetischem Gefühle geht ein eigener Charakter des Poetischen, Begeisterten, Enthusiastischen, Schwärmerischen, Sentimentalen ꝛc. hervor. Das hat in ihm seine Blüthezeit; das muß in ihm gehörig gefördert und vor Mißgedeihen bewahrt werden. Zu diesem Behufe aber muß nunmehr bereits das wirkliche Leben mehr thun, als die Einwirkung des einzelnen Erziehers und Lehrers.

Der Jüngling muß daher einer gewissen Freiheit genießen, so groß und manchfach auch die Gefahren der Mißbildung in diesem Lebensalter sind. Aber durch größere Selbstständigkeit muß jener vorbereitet werden auf das spätere Freiwerden. Er muß zum Theil durch Schaden klug werden, um, weniger blos blind glaubend und folgend, allmälig zu selbstständiger, lebendiger Ueberzeugung (Wiedergeburt im Geiste im weitesten, tiefsten Sinne dieser Redeweise) zu gelangen. Das Glücklichste und Wünschenswertheste dabei ist, daß eine vage Phantasterei, eine weichlich sentimentale Schwärmerei, ein gegen die rechte Vergeistigung anstrebender sinnlicher Mysticismus, gefährlicher, in unserer Zeit besonders gern in's politische und Staats-Leben eingreifender Fanatismus, verhütet werden.

Glücklicher Weise hat dieses Lebensalter eigene schützende Genien. Dieß theils in der zugleich nun schon regeren Verstandesbildung, theils in dem Bedürfnisse nach (platonischer) Liebe zu Individuen des anderen Geschlechts und nach Freundschaft mit Individuen des gleichen Geschlechts, theils in dem regeren Sinne für Schönes und Schickliches, theils endlich auch in der von der Wirklichkeit ausgehenden und das Individuum dieses Alters auf äussere Begründung seiner Existenz, in der Gestalt von Sorge für baldigen Broderwerb, zu erreichendes Amt u. dergl. hindrängenden Noth, mit der sich der rein menschliche Drang, bald ein eigenes Familienleben zu begründen, verbindet.

Freilich ist es in Bezug auf eine der schönsten und mächtigsten dieser schützenden Genien, die Liebe, gefährlich, daß sich in diesem Alter somatisches und psychisches Zeugungsleben strenger von einandertrennen (S. 236.) und daher ersteres durch überwiegende niedrige Sinnlichkeit selbst leicht gefährliche Verirrungen bedingt. Freilich kann das Bedürfniß nach Freundschaft an ungeeignete Gegenstände sich verirren. Da gilt es, daß Eltern und Lehrer unter die Freunde und Freundinnen zu gehören geeignet seyen. Die drängende Noth der Wirklichkeit kann freilich leicht in den Kreis der Gemeinheit und Niedrigkeit eines gemein eigennützigen, in Bezug auf höhere geistige Interessen allzugenüglichen Lebens verleiten.

Dagegen muß denn nun weiter einerseits die Kunst in ihren verschiedenen Gestalten mit ihren Idealen, besonders die höhere Dichtkunst, und andrerseits eine besondere Form und Entwicklungsstufe der Religion hauptsächlich schützen. Im Jünglingsalter mit seiner Phantasie und mit seinem ästhetischen Gefühle ist die historische und zugleich symbolische Religion vorzugsweise an ihrer Stelle und von besonderer Wirksamkeit. Der concrete Christus in seiner historischen Wirklichkeit, der selbst der äusseren Erscheinung nach vorzugsweise ein Jünglingsleben lebte, muß nun Freund und lebendiges Vorbild für jetzt und die fernere Menschwerdung des Jünglings werden. Nebstdem muß das religiöse Symbol in diesem Alter vorzugsweise an die Welt des Sittlichen und Heiligen knüpfen. Sofern blos das letztere, insofern kann man die Religion des Jünglings die Religion des Jünglingsalters der Menschheit nennen, und diese im vorchristlichen Alterthume in der heiteren, kunstsinnigen Religion Griechenlands finden. Sofern man aber das Historische und Symbolische zusammenfaßt und die religiöse Bildung durch das Mittelalter und die neue Zeit verfolgt; so ist die Religion des Jünglingsalters, für das Individuum und für die christliche Menschheit, — der **Katholicismus**.

Dafür mag unter Anderem sprechen der gerade in diesem Alter oder von Individuen, die auch im späteren Lebensalter noch vorherrschend den Charakter des Jünglingsalters an und in sich tragen, wie namentlich von Individuen, die in der Kunst, in der Poesie ihren Lebensberuf fanden, oder sonst überwiegender Phantasie oder überwiegenden Gemüths sind, besonders häufig erfolgende Uebertritt zur katholischen Kirche. Diese ist eben als solche im Besitz der vorherrschend historischen und symbolischen Christusreligion; wogegen in der protestantischen Kirche, ihrem Wesen nach, und wie sie dermalen noch besteht, die nächste, vom äusserlich Historischen und Symbolischen zur Idee und zum Geiste und der Wahrheit fortschreitende Entwickelungsstufe der christlichen Religion erscheint. So gewiß aber auch diese Entwickelungsstufe noch nicht die höchste ist, ebenso gewiß wird sich die katholische Kirche, der auch dann noch eine Weile die Mehrheit der Menschen angehören wird, im Laufe der Zeit wesentlich zu dem umgestalten, was bisher, ihrer wesentlichen Bedeutung nach, die protestantische war. Dieß wird zu einer Zeit geschehen, da ihrer Seits auch die protestantische Kirche eine neue höhere Entwickelungsstufe, sey's in der alten oder in der neuen Welt, eingehen wird — und wir leben wohl schon in dieser Zeit. (S. den Verfolg unter Mannesalter).

Die Früchte des rechtgelebten Jünglingsalters sind namentlich bis in's höchste Alter hinausreichende Frische, Lebendigkeit, Wärme, Schönheit und Anschaulichkeit des ganzen psychischen Lebens.

d) Im **Mannesalter** reift zwar einerseits das höhere Vorstellungsleben vollends gar und schreitet sowohl die Entwickelung des Gemüths, besonders in seiner Offenbarung als Gewissen, als auch die der Vernunft weiter fort; hauptsächlich aber concentrirt sich die Entwickelung in der Willkühr und dem oberen Begehrungsvermögen, zu deren Dienst weiter der gleichzeitig noch zu entwickelnde und zu befestigende Verstand in Anspruch genommen wird. Darum erscheint das männliche Alter wieder vorherrschend männlich oder positiv.

Der näheren und unmittelbaren Leitung sowohl durch andere Menschen, wie Eltern, Lehrer ꝛc., als durch den Instinkt vollends entwachsen, die göttliche Ordnung der Welt aber noch nicht deutlich und umfänglich genug schauend, um sie frei wollen zu können, nimmt der einzelne Mensch im Mannesalter das Regiment über sich auf sich selbst, regiert er, den der Geist noch lange nicht in alle Wahrheit eingeleitet, sich vorherrschend aus und nach sich selbst — großentheils unsicher und auf gut Glück. Das nun soweit selbstständig gewordene Ich ist nunmehr fähig und berufen, einen bestimmten Platz in der Wirklichkeit einzunehmen und auszufüllen, einen bestimmten Beruf selbstständig auszuüben und ein eigenes Familienleben zu begründen. Dieser Platz muß der Wirklichkeit gewisser Massen abgekämpft werden. Auch hierbei ist mehr oder weniger „Arg mit Arg zu vertreiben;" die nicht Raum geben wollende Willkühr der Wirklichkeit mit eigener Willkühr theilweise zu besiegen. Und so bedarf's der vorzugsweisen Entwickelung der Willkühr in diesem Lebensalter, und wird sie eben durch diese ihr aufgelegte Nothwendigkeit geübt und gestärkt.

Aber das Mannesalter ist in Beziehung auf die psychische Entwickelung auch das gefährlichste Lebensalter. Während desselben steht nämlich der Mensch mißlich zwischen zwei Welten, der des eigentlichen Seelen- und der des Geistes-Lebens, zwischen inne, ohne auf einem von beiden fest zu gründen, da es ihn von ersterer wegzieht, er aber in letzterer noch zu wenig vertraut und heimisch ist. Während deß steht und schwankt er auf dem so zweideutigen, gefährlichen Boden der Willkühr, des Gemüths und des Verstandes (vergl. S. 349.). In dem Kampfe, der auf diesem Grund und Boden mit der Wirklichkeit geführt werden muß, verhärtet leicht die Seele. Leicht verwöhnt sich das Individuum für seine ganze Folgezeit an dieses Kämpfen der Willkühr gegen Willkühr, in welchem nicht selten mehr niedrige List und Klugheit, als Weisheit und hoher Edelmuth sich offenbaren. Ist aber dieser Kampf insofern für das Individuum auch von gutem Erfolge, als es erringt, worum es zunächst kämpfte; so waltet noch die Gefahr ob, daß sich dasselbe die eigene Einnistung in der Wirklichkeit gar zu anlegen seyn läßt und daß es vor lauter Haben und Seyn nicht zu dem Werden kommt, das es noch durchzumachen hätte. Verliert es sich auch nicht sogleich in eine niedrigere Sinnlichkeit; so bleibt es doch leicht all zu lange in jener Zwischenwelt zwischen eigentlichem Seelen- und eigentlichem Geistes-Leben, bis die Rückbildung und Verkümmerung des leiblichen Organismus auch selbst das Seelenleben, das von dem nicht hinreichend entwickelten und cultivirten Geistesleben nicht die gehörige Hülfe erhalten kann, mit in den Ruin hineingerissen wird. Dann ist's aus mit der Ehrwürdigkeit des späteren Alters und mit dessen übrigen Segnungen, die zunächst an höhere Geistesentwickelung geknüpft sind und sollte diese auch nur in der Form der Ahnung, der Mystik, des Glaubens geschehen.

Aber selbst dieß wird durch Dazwischentritt des an sich gleichgültigen, achselträgerischen, kalten Verstandes, der in diesem Alter eine beträchtlichere Rolle spielt, leicht erschwert. Jemehr nämlich der Mensch im Mannesalter auf sein früheres Leben zurückblickt und gewahrt, daß das nicht völlig bleibenden Bestand und Wahrheit hatte, was er als Knabe begehrt und erstrebt; und daß die Ideale des Jünglingslebens im späteren Gedränge der Wirklichkeit gar sehr beschränkt, entstellt und fast gänzlich zerronnen sind: desto Erfolgreicher erhebt sich der zweifelnde Verstand gegen eine erst dämmernde Welt des höheren Geistigen, und wird dieser Dämmerschein, sammt den früher bisweilen gewahrten mächtigeren Lichtstrahlen aus jener Region her, leicht für eine bloße optische Täuschung des jugendlich trunkenen Auges gehalten *).

Doch giebt es auch besonders viele und mächtige Hülfsmittel für diese Noth, die das weibliche Individuum, das ja nie Mann wird, nur wenig kennen lernt. Nicht das stärkste ist jedoch die Mahnung des höher auflebenden Gewissens. Denn theils hat im Gedränge zwischen Willkühr und Willkühr in der gewöhnlichen Wirklichkeit der Verstand mit seiner Klugheit ebenfalls eine bedeutende Stimme, der bis auf einen gewissen Grad Gehör gegeben werden muß, wenn sich der Mann, gegenüber so mancher Verkehrheit und Schlechtigkeit, als Mann beweisen will, was er soll; wodurch aber die allgemeineren und unbestimmteren Mahnungen des Gewissens beschränkt werden — theils wirkt dem Gewissen der noch kräftigere niedrigere Theil des Gemüths, der die ganze Sinnlichkeit im weitesten Sinne des Worts auf seiner Seite hat, ent-

---

*) Vergl. Schiller's: Resignation — Dessen Gedichte: die Ideale; das Ideal und das Leben. —— Dieß die Zeit der Faustiaden. Dieß der Grund und Boden namentlich auch von Göthe's Faust.

gegen — theils endlich ist die Willkühr als Willkühr nicht besonders geneigt, sich vom Gewissen meistern und beschränken zu lassen.

Auch selbst die sonst so große Macht der Religion ist in diesem Lebensalter weniger groß und unwiderstehlich. Denn abgesehen davon, daß auch über ihr Wesen und ihre Wirklichkeit sich Zweifel in diesem Alter besonders leicht erheben; hat die Religion des Mannesalters im besten Falle fast mehr verneinenden, als bejahenden Charakter, und ist sie auch in letzterer Beziehung weniger Lebens-warm und reg, sondern mehr ruhig besonnen und kritisch; wodurch sie aber auf Manche weniger Gewalt ausübt. Sie ist mehr verneinenden Charakters insofern, als sie die Religion der vorhergehenden Lebensalter von dem blos äusserlich Historischen und Symbolischen bis auf einen gewissen Grad zu entkleiden und sie rein im Geiste und in der Wahrheit zu erfassen strebt, was aber nicht so schnell befriedigend gelingt; und als sie auch ausserdem kritisch und bedenklich gegen unstatthaft, mißbräuchlich und willkührlich Erscheinendes in der Kirche sich setzt, dagegen protestirt. Denn eben der Protestantismus an sich ist die Religion des Mannesalters des Individuums und der Menschheit. Es ist nicht ganz wohlgethan, den Namen: Protestanten mit dem: Evangelische zu vertauschen, wie neuerlich so gerne geschieht — obwohl einerseits das Evangelium Jesu Christi auch als Protestation gegen veraltete und überlebte Geisttödtende Aeusserlichkeiten und mancherlei willkührlichen Mißbrauch im Juden- und Heidenthume angesehen werden kann und das Protestiren der Protestanten vorzüglich auch zu Gunsten des reinen Evangeliums gegen Fremdartiges, an sich Unstatthaftes oder wenigstens nicht mehr Zeitgemäßes geschieht.

Der

Der rechte Protestant muß eben wegen dieses eigenthümlichen Wesens des Protestantismus, wie einerseits ruhig besonnen und kritisch verständig, so andrerseits vorherrschend mannhaft kräftig seyn. So waren auch namentlich Petrus, dieser Fels, auf den der Herr seine Kirche gründen wollte, und der gewandte, scharfsinnige, furchtlose, thätige Paulus. So der ehrliche, klare und mannhafte Luther. Jenen gegenüber steht Johannes der Evangelist, dieser übrigens so herrliche mehr weibliche, Phantasie- und Gemüthreiche Apostel; so wie Luthern besonders gegenüber der sanfte, weiche, sinnige Melanchthon. Der Protestantismus schließt diese weibliche Seite nicht aus; aber untergeordnet ist sie in ihm der entgegengesetzten. Umgekehrt ist dieß Verhältniß im Katholicismus. Der Mysticismus, als Uebertreibung der Mystik, strebt unbewußt, auch innerhalb des Protestantismus die weibliche Seite mehr hervor zu heben und dadurch — abgesehen davon, daß er sie karrikirt — den Protestantismus katholisch zu machen. Allein mit Unrecht und vergebens. Denn theils läßt sich die religiöse Entwickelung im Ganzen und gegen ewige Gesetze nicht rückgängig machen — theils bilden Katholicismus und Protestantismus einen nothwendigen Gegensatz, aus dem stets mächtigere Anfachung des gesammten christlich religiösen Lebens hervorgeht. Dieser Gegensatz ist aber nicht mit Feindschaft zu verwechseln, die bringt höchstens der Romanismus in die Sache, dadurch dem Katholicismus an sich nicht weniger schadend als dem Protestantismus, und somit überhaupt der christlichen Religion.

Christus aber steht über Allen, beide Seiten in sich vereinigend. Denn wenn er eben auf den aus Klugheit gelegentlich ihn selbst verleugnenden, übrigens rüstigen und hitzigen Petrus seine Kirche vorzugsweise bauen wollte; so war zugleich im traulichen häußlichen Kreise Johannes sein Liebling. Und indem er einerseits kräftig die Käufer und Verkäufer aus dem Tempel jagte und den Pharisäern mannhaft in's Angesicht sagen konnte: ihr Otterngezüchte! — so ertrug er Leiden und Tod still und unter sanften Seegnungen seiner Feinde und Mörder. — Und wie Christus, der auch dadurch als Mittler erscheint, jene beiden Richtungen des religiösen Wesens liebreich und unpartheiisch in sich vereinigte; so werden sich nicht blos dereinst, nicht erst in einem Jenseits, sondern schon im Laufe der irdischen Menschheitsgeschichte, namentlich auch katholische und protestantische Kirche mehr und mehr wahrhaft vereinigen. Aber es hat Alles seine Zeit. Ehe die gekommen, bringen gewisse Anstrengungen Einzelner, wie sie unsere Zeit leider besonders häufig gewahren läßt, nur bittere, giftige Früchte, denen der Geist des Christenthums fehlt. Die verschiedenen christlichen Kirchen sind die Glieder des Leibes, dessen Haupt Christus ist. Ueberall hat das Eine Haupt eine Mehrheit von Gliedern, wie zu der Einen Sonne eine Mehrheit von Planeten gehören. Der ganze Leib, das ganze Wesen, leidet aber, wenn Glied gegen Glied über seine Bestimmung und sein Recht hinaus feindlich kämpft.

Das würdige und allein vernünftige und Gott wohlgefällige Benehmen in dieser Hinsicht ist aber hauptsächlich nur von ächt wissenschaftlicher Würdigung, also überhaupt vom Gedeihen eigentlicher Wissenschaft zu erwarten. Nur sie und die Idee in ihr und durch sie kann auf eine unserer Zeit und der nächsten Zukunft angemessene und genügende Weise versöhnen, ohne blos palliativ zu verkleistern und zu verwischen. Wohl uns, daß wir Gründe haben, unsere und besonders die nächst bevorstehende Zeit als die Blüthezeit für eigentliche Wissenschaft anzusehen! Wohl uns, daß gegenüber letzten gemeinsamen Anstrengungen der Willkühr, des Eigennutzes, des Verlebten, der Beschränktheit und Gemeinheit; aber auch gegenüber dem blinden Eifer oft sehr Seelen- (doch nicht Geist-) voller, mehr nur gemüthlicher und phantastischer Männer — die eigentliche Wissenschaft in den beiden genannten christlichen Kirchen, und in besonderer Beziehung auf Religion und Kirche, kräftig auflebt! Sie wird Religion und Kirche nicht aufheben; sondern ihre Gottgefällige weitere Entwickelung befördern und ein würdiges gegenseitiges Verhalten zwischen den Partheien stiften.

Mächtige Hülfs- und Verwahrungsmittel gegen die Gefahren der psychischen Entwickelung des Mannesalters sind ferner: der Einfluß von Weib und Kindern auf den Mann. Von letzterem ist das Wesentlichste bereits oben (S 251.) angedeutet. Der Einfluß des Weibes ist aber namentlich dadurch bedingt, daß es in seiner größeren Instinktmäßigkeit und Milde das Gefährliche und Rauhe der Willkühr des Mannes um so glücklicher ausgleicht, je mehr das einzelne Eheweib als andere Menschenhälfte zum einzelnen Manne genau paßt; daß es mit seiner natürlichen größeren S e l e n - Fülle das G e i s t e s - Uebergewicht des Mannes ergänzt, und des letzteren Wirksamkeit manchfach und freundlich an die Wirklichkeit anknüpft. (Vergl. deßhalb S c h i l l e r's Gedicht: die Würde der Frauen).

Wo die bisher erwähnten Mittel fehlen oder nicht anschlagen: da muß entweder Noth und Unglück im Leben beten lehren und weise machen, in denen freilich auch zu Grunde gegangen werden kann, was namentlich oft in der Form des Wahnsinns im weitesten Sinne des Worts geschieht — oder es hilft nur noch eigentliche Wissenschaft, und zwar in besonderer Beziehung auf die Geschichte, um durch deren Hülle hindurch den Geist, die Idee und somit ein Weltgericht schauen zu lassen — die aber freilich in diesem Lebensalter sich zu entwickeln, mehr erst beginnt, als vollendet werden kann.

Die Hauptfrucht des Mannesalters aber, die erst für die spätere Lebenszeit vollends reift, ist: Erstarkung der menschlichen Wirksamkeit auf die Wirklichkeit, um in dieser weiterhin das Reich des Geistes, das Reich der Vernunft, das Reich Gottes kräftig und gewandt immer mehr begründen und erweitern zu helfen, gleichen Schrittes, wie sich letzteres im glücklichen weiteren Fortgange der geistigen Entwickelung, besonders in der Form der Wissenschaft deutlicher und vollständiger aufschließt. Verstand, Gemüth und Willkühr sind die Mittler der Verbindung und Verschmelzung des Sinnlichen mit dem Uebersinnlichen, des Zeitlichen mit dem Ewigen, der Welt mit Gott — jene sollen im Mannesalter extensiv und intensiv ausgebildet werden, damit in der nächsten Lebenszeit des Individuums jene Verbindung und Verschmelzung um so vielseitiger und inniger bewirkt werden könne. —

Wie diesseits des Mannesalters, vorzugsweise im Seelenleben, so liegen auch jenseits desselben noch drei Entwickelungsperioden, die vorzugsweise das Geistesleben angehen. Ist der Mensch nur glücklich in die erste eingetreten, so wird es ihm kaum fehlen, sie alle richtig durchzuwachen; denn die größte Gefahr der Verwirrungen und Entartungen ist überwunden; der Geist ist gekommen, der sanft und sicher in alle Wahrheit einleitet. Aber keiner kommt in die erste Periode, ohne vorherigen rüstigen und umsichtigen Kampf, ohne bedeutendes selbstthätiges Streben, ohne manchfache Verleugnung der eigenen niedrigeren Selbstigkeit und ohne in Wahrheit von sich sagen zu können: „der Menge Spott hab' ich beherzt verachtet; nur Geistes-Güter hab' ich groß geachtet."

e) Der erste Abschnitt des Restes vom irdischen Menschenleben, den wir im Ganzen Greisenalter nennen wollen, ist wieder vorzugsweise weiblichen Charakters. Er ist vorherrschend der Entwickelung der Vernunft gewidmet, einerseits von der Ahnung zum Schauen der Ideen vorwärtsdringend, andrerseits mittels des Verstandes die besonderen Erkenntnisse des Sinnes (Empirie) mit der Erkenntniß des Allgemeinen durch die Vernunft (Speculation) allseitig verknüpfend; ist also vorherrschend der eigentlichen Wissenschaftlichkeit gewidmet, und der Mensch wird dabei — ausser daß nun das frühere religiöse Gefühl und die religiöse Ahnung selbst zum Theil in Wissenschaft verklärt wird — von der nach unten immer unabhängiger und sicherer werdenden Stimme des Gewissens geleitet. Zugleich entwickelt sich in der Form des Glaubens im höchsten Sinne des Worts eine immer lebendigere Anziehungskraft für das Ewige, Heilige, Göttliche.

f) Die zweite Periode des Greisenalters ist aber wieder überwiegend männlichen oder positiven Charakters. In ihr entwickeln sich vorzugsweise die höchsten und edelsten Beziehungen des Willens. Die in der vorigen Periode gewonnene Wissenschaft wird nun zur praktischen Weisheit, welche die Seegnungen der höheren Geisteswelt, auf die irdische Wirklichkeit um so Erfolgreicher und vielgestaltiger überträgt, oder welche umgekehrt die Wirklichkeit um so mächtiger und vielseitiger in das Element des Ewigen erhebt — je dienstwilliger das vorher entwickelte und erstarkte obere Begehrungsvermögen und die Willkühr gegen den höheren freien Willen geworden sind. Die Religion äussert sich vorzugsweise als reine Sittlichkeit.

g) In der dritten Periode des Greisenalters aber endlich und in der letzten des richtig und ganz sich entwickelnden psychischen Lebens im irdischen Daseyn wendet sich der Mensch allmälig mehr und mehr von der irdischen Wirklichkeit ab, und kehrt sich im Glauben dem immer heller herüberdämmernden Lichte einer höheren Welt mehr und mehr zu, der er sich mittels der höchsten Form der Mystik immer näher anschließt.

Es wird aber unter Mystik überhaupt verstanden: die unmittelbarere und lebhaftere Beziehung menschlicher Individuen auf das Ewige und Göttliche, durch ein im ganzen psychischen Organismus überwiegendes psychisches Vermögen der mittleren Reihe und sich in der Regel dazu gesellende lebhaftere Einbildungskraft und Phantasie bedingt. Welches von denselben nun auch vermittle, das Gefühl schlechtweg, oder das Gemüth oder der Glauben im eminentesten Sinne des Worts, immer bleibt als Charakteristik der Mystik bestehen: nur Fühlen, nicht Wissen des Geistigen, Ewigen, Göttlichen; eine gewisse (sinnliche) Lebhaftigkeit dieser Beziehung von Seite des Mystikers, die namentlich auch durch Dazwischentreten einer regeren Einbildungskraft und Phantasie erhöht wird, welche Vermögen die Mystik zugleich symbolisch machen — und, was aus der Natur der Vermögen der mittleren Reihe folgt, in der Regel ähnlich lebhaftes, mit jenem Fühlen in Einem und zugleich ge-

gebenes Streben nach Verwirklichung des Gefühlten.

Der Mysticismus ist entartete, vereinseitigte und übertriebene Mystik, in den sie, die in ihren Schranken und unter gehörigem Zusammenwirken anderer psychischer Operationen ein wesentliches Element alles psychischen Lebens ist, leider leicht ausartet. Es giebt aber drei Hauptstufen der Mystik. Die niederste, sinnlichste wurzelt vorzugsweise im Gefühle schlechtweg. Sie äussert sich vorzugsweise in religiös-sentimentaler Betrachtung und solchem Genusse der äusseren Natur. In Mysticismus entartet, gebiert aber diese Stufe jene sich auf das Geschlechtsleben und auf grausame Verletzungen des eigenen Leibes oder des Leibes anderer beziehenden Scheußlichkeiten. — Die zweite Stufe wurzelt im Gemüthe. Sie ist die häufigste, die vielgestaltigste und mächtigste. Bei dieser sind Einbildungskraft und Phantasie am meisten mit beschäftigt. Neigt sie übrigens mehr auf Seite des ästhetischen Gefühls, so erscheint sie überhaupt sinnlicher und zudem mehr poetisch und romantisch. Neigt sie dagegen mehr auf Seite des Gewissens, so wird sie reiner religiös (Pietismus). Einen besonderen Reiz gewinnt sie, sofern sich insbesondere eine tiefere Vernunft-Ahnung an sie anschließt. Bisweilen aber wird dagegen ein ziemlich wackerer Verstand mit in's Spiel gezogen, der aber eo ipso schon eine eben nicht wohlthätig ansprechende Degeneration der Mystik bedingt, in der sich der Mysticismus, arrogant genug, auf eine gewisse verständige Kritik, Wortklauberei und Buchstäbelei gestützt, gegen die sich auf Ewiges und Göttliches beziehende Wissenschaft auflehnt. Ja, in diesem Falle gesellt sich ihm auch gerne eine gewisse — jüdische könnte man sie nennen — störrige Willkühr bei, die, auf eine mit dem Kerne des Glaubens solcher Leute wenig zusammenstimmende Weise, Machinationen allerlei Art nicht verschmäht. Die anderen Formen des Mysticismus, in welche die Mystik dieser zweiten Stufe leicht entartet, lehrt jeden Aufmerksamen unsere Zeit zur Genüge kennen.

Gleichwohl ist nicht zu leugnen, daß dergleichen nicht selten Verwahrungsmittel werden vor noch größerem Unglücke im Entwickelungsgange des Psychischen.

Die dritte und höchste Stufe der Mystik ist der Gefahr der Entartung ziemlich entrückt. Sie ist im Geiste des Menschen und in besonderer Beziehung auf die nächste höhere Existenzform desselben wesentlich eben das, was die Ahnung eines anderen Lebenselementes und einer anderen Lebensform und zugleich das Streben nach derselben ist bei der in Mutterleibe körperlich bis auf einen gewissen Grad gereiften menschlichen Frucht. — —

5) Es ist gleich widernatürlich und gefährlich, entweder eine oder die andere höhere Entwickelungsstufe des Psychischen schuldig zu bleiben, oder niedrigere überspringen und wenigstens übereilen zu wollen, um höhere gewisser Massen zu anticipiren. Ersteres ist für das Psychische dasselbe, was die sog. „Hemmungsbildungen" für das Physische sind. Letzteres bedingt im Psychischen ähnliche krankhafte Zustände, als eine übereilte Entwickelung im Physischen, wie Schwindsuchten, Scropheln u. dergl.

Ersteres jedoch mit folgender Beschränkung: der Lebensgang des Individuums ist im Allgemeinen wesentlich abhängig vom Lebensgang der Gattung. Die Gattung hat aber dem Wesentlichen nach, in einzelnen langen Perioden der Geschichte, dieselben Entwickelungsstufen durchzumachen, wie das Individuum in kurzen Abschnitten seiner Lebensgeschichte. Die Gattung im Ganzen aber scheint kaum noch im Mannesalter befestigt zu seyn; mit ihr und durch sie denn auch bei Weitem die meisten Individuen auch der gebildeten Völker. Bei diesen ist daher der Umstand, daß sie noch weniger geistig leben und die Entwickelungsstufen des Geistes selbst in ihrer höchsten Entwickelung mehr nur angedeutet, als förmlich durchgemacht zeigen, und zwar hauptsächlich theils in Form der Mystik auf ihrer zweiten Stufe, mit Vorherrschen des Gewissens, theils in der Form der vernünftigen Ahnung, — in diesem Betrachte Naturgemäs. Die Wenigeren, die es darin weiter bringen, und in denen die beste Kraft der Menschheit einer bestimmten Zeit erscheint, schreiten ihrem Zeitalter als Muster und Wegweiser voran; und es muß ihnen rüstig nachgestrebt werden von denen, die nicht zu den Nachzüglern des Zeitalters und zu dessen Hefe gehören wollen, in denen die schwächste Kraft und selbst bloser Auswurf desselben erscheint.

III.

Verschiedenheit des Psychischen nach Verschiedenheit des Geschlechts, und daraus folgendes Verhalten.

1) Beim Weibe soll Naturgemäs zu allen Zeiten das Seelenleben überwiegen; beim Manne dagegen soll, jenseits des männlichen Alters, das Uebergewicht auf Seiten des Geisteslebens seyn, worauf schon in der früheren Lebenszeit Bedacht genommen werden muß, indeß das weibliche Individuum leich-

ter von selbst wird, was es werden soll, wenn nur positiv schlimm eingreifende Einflüsse abgehalten werden.

2) Beim Weibe walten Bestimmungsgemäs die indifferenten Vermögen der mittleren Reihe vor. Sein Auffassen und Erkennen ist daher vorherrschend mystisch, poetisch, religiös, zugleich aber mehr instinktmäsig nur empfindend und ahnend, unmittelbarer und subjektiver. Sein Wollen und Handeln tritt unmittelbar mit diesem Auffassen und Erkennen auf, und ist ihm entsprechend. Durch einiges geflissentliches Hervorheben der vermittelten Erkenntnißweise des Mannes und des entsprechenden Wollens und Handelns beim Weibe kann es daher bewahrt werden vor übrigens nicht so leicht drohender Verirrung in Mysticismus, Schwärmerei u. dgl.

3) Der Mann hingegen ist dadurch gefährlicher dran, daß sich seine psychische Bildung mehr in Sprüngen von der negativen zur positiven Reihe der psychischen Vermögen bewegt, die dadurch oft einen zu wenig innigen und sich gegenseitig stützendeu Zusammenhang haben. Bei männlichen Individuen thut daher die geflissentliche Bildung namentlich des Gemüths Noth.

4) Ausserdem ist beim Weibe die negative Reihe der Vermögen, besonders der Sinne, relativ vorherrschend über die positive, wovon beim Manne im Ganzen das Gegentheil Statt findet. Was das Gegentheil bedingen könnte, ist daher als Schädlichkeit zu meiden.

5) Es kann nur Unglück zur Folge haben, wenn weibliche Individuen männlich, oder männliche gegentheils weiblich gebildet werden wollen.

IV.

Die Temperamente und ihre eubiotische Würdigung.

Die Temperamente sind im psychischen, vorzugsweise jedoch nur im Seelen-Leben dasselbe, was die Leibesconstitutionen für die physische Organisation sind. Beide sind je in demselben Individuum gleichartig, zusammenpassend, weil sie beide Eine gemeinschaftliche Wurzel haben. Diese ist aber die angeborne Eigenthümlichkeit des Menschen-Lebens schlechtweg bei jedem menschlichen Individuum (S. 9.), die sich weiter eben sowohl im Physischen, als im Psychischen reflectirt.

Wie es nun vier hauptsächliche Leibesconstitutionen giebt, ausser ihnen aber noch eine fast unbestimmbar große Zahl von untergeordneten: so auch vier Haupt-Temperamente. Eines ist dadurch bedingt, daß diejenige Proportion des psychischen Lebens, welche in gewisser Ausbildung das Kindesalter charakterisirt, stärker ausgeprägt durch das ganze Leben eines Individuums, oder wenigstens durch einen größeren Theil desselben hindurch Statt findet (S. 355.) und dadurch das ganze psychische Seyn eines solchen Individuums bestimmt modificirt. Trifft zusammen mit der lymphatisch-venösen Constitution. Ein zweites besteht dadurch, daß die dem Knabenalter eigene Proportion im Psychischen dem Wesentlichen nach durch's ganze Leben eines Individuums beharrt. Ist vergesellschaftet mit der arteriellen Constitution. Ein drittes ist der Art, daß das psychische Leben des Individuums, dem es angehört, so ziemlich durch sein ganzes Leben relativ überwiegend Jünglingshaft beschaffen ist. Findet sich vereinigt mit der irritablen (?) Constitution. Und ein viertes so, daß durch dasselbe sein Inhaber stets mehr oder weniger das Charakteristische des psychischen Lebens im Mannesalter an sich trägt. Ihm zum Gefährten ist die sensible Constitution (?) gegeben.

Die alte und fortdauernde Nichtunterscheidung von Leibesconstitution und Temperament macht, daß wir für letzteres gar keine besonderen Namen haben, wenn wir nicht die doppelt unstatthaften: phlegmatisch, sanguinisch ꝛc. gebrauchen wollen.

Znm Beweise, daß die Temperamente für die Eubiotik wichtig seyen, kann unter Anderem die Bemerkung dienen: daß im wirklichen Leben das Temperament so oft verklagt wird, als habe es dieses und jenes Unrechte veranlaßt, oder daß man den Menschen in dergleichen Fällen damit zu entschuldigen sucht, daß er eben viel Temperament habe.

Das Gefährliche jedes stark ausgeprägten Temperaments ist aber eben die Disharmonie im Seeleleben, die im Ueberwiegen gewisser Beziehungen (Vermögen) desselben einerseits besteht und in dem Zurückstehen anderer andrerseits. Diese Einseitigkeit in der inneren Anlage des Psychischen bedingt entsprechende Einseitigkeit im Leben, zunächst mittels vorherrschender besonderer Neigungen, die weiter leicht gefährlich in einzelnen Affekten auflodern oder noch schlimmer zu Leidenschaften und zu allen jenen persönlichen Eigenschaften degeneriren, die unsere Sprache mit „Suchten" bezeichnet. Dergleichen Lebensführung aber macht durch Rückwirkung die angeborne Disharmonie nur noch größer, sowie sie auch die entsprechende Leibesconstitution begünstigt. Uebrigens sind die Gefahren der einzelnen Temperamente wesentlich dieselben, wie die der einzelnen Lebensalter; und eben so die Hülfsmittel dagegen.

Früher hat die Erziehung dahin zu wirken, daß das Ueberwiegende nicht all zu große Ueberwucht erhalte und daß dagegen das Zurückstehende hervorgehoben, belebt und geübt werde. Später, wenn sich das Individuum mehr selbst heimfällt, ist die Panacee gegen jene Gefahren: die gehörige Entwickelung des Geisteslebens. Denn je weiter diese gedeiht, desto mehr hat das Individuum im Geistesleben für sein eigenes Seyn das ordnende und ausgleichende Princip, und desto harmonischer und passender findet es sich auch gegen die gesammte menschliche und nicht menschliche Aussenwelt gestellt.

Gegentheils werden Leibesconstitution und Temperament leicht gar reichliche Quellen der Krankheit, jene mehr der somatischeu, dieses mehr der psychischen; sowie jeglicher Gefährdung des Lebens in jeder Beziehung.

Die Erörterung des Specielleren kann füglich dem denkenden und bis hieher aufmerksam folgenden Leser überlassen werden.

V.

Noch einige speciellere Wechselbeziehungen zwischen Physischem und Psychischem desselben Individuums.

1) Das Seelenleben im engeren Sinne des Worts, in welchem wir davon sprechen, ist zunächst großentheils Resultat der Wirksamkeit der Nervengebilde; weiterhin aber und somit mittelbar aller übrigen Substanzen und Gebilde des Leibes. So erregt eben jeder beträchtlichere Zustand irgend einer Substanz oder eines Gebildes ein entsprechendes Gefühl oder eine entsprechende Empfindung der sog. Cönästhesis, die durch das ganze weit verbreitete vegeta-

tive Nervensystem, besonders aber die Bauchgeflechte gewonnen wird. So gehen ferner zwar unwillkühr-liche und willkührliche Bestrebungen, Triebe, Begehrungen, als Impulse zu irgend einer Wirksamkeit, zunächst von Nervengebilden aus; aber theils nur, weil sich entsprechende Bedürfnisse aus dieser oder jener Substanz, aus diesem oder jenem Gebilde des Leibes in jenen als Empfindungen reflectirt haben; theils gehen umgekehrt die Impulse zu Wirksamkeiten von ihnen, namentlich durch das Rückenmark, den Sympathicus, Vagus etc, an die verschiedenartigsten Substanzen und Gebilde des lebendigen Leibes. So endlich sind es allerdings zunächst Hirnnerven und das Gehirn selbst mit seinem Aether, durch deren Wirksamkeit wir zu den Vorstellungen der höheren Sinne, der Einbildungskraft und Phantasie gelangen; allein auch sie sind theils durch Sinnwerkzeuge, die nicht selbst wieder aus Nervensubstanz bestehen, theils durch den Zustand des ganzen übrigen Leibes mit bedingt.

Wie die Nervenwirksamkeit einerseits von der übrigen leiblichen Organisation bedingt werden könne, und wie sie andrerseits Einfluß übe auf den Körper überhaupt, ist dem Wesentlichen nach früher bemerklich gemacht worden. Aus dem eben Angeführten erhellt nun, welche besondere sensible oder psychische Thätigkeiten mit gewissen Körpertheilen besonders und vorzugsweise correspondiren — und zwar unmittelbar.

2) Sehr anders ist es aber mit dem, was wir als Geistesleben im engeren Sinne des Worts charakterisirten, und zum Theil selbst mit jener Zwischenwelt zwischen Seelen- und Geistesleben, Verstand, Gemüth und Willkühr im bestimmteren, von uns gebrauchten Sinne dieser Worte. Diese und am meisten Vernunft, freier Wille und Glauben sind Wirk-

samkeiten eines Lebensgebietes, das an sich in keinerlei körperlichen Gebilden, das unmittelbar nicht räumlich, sondern nur in der Zeit erscheint. Von ihnen heißt es, wie dort von Gott: „Du sollst dir kein Bildniß, noch irgend ein Gleichniß machen." Wesentlich verschieden ist das Geistesleben selbst von dem zartesten, lebenschwangersten und räumlich noch so wenig hemm- und beschränkbaren Hirnäther.

Aber, wie alle Substanzen und übrigen Gebilde des Leibes zunächst mittels der Nervengebilde in Beziehung und Zusammenhang mit dem Seelenleben stehen: so auch mit dem Geistesleben; aber nur mittelbar, zunächst nur durch das Seelenleben. Und zwar nicht blos so im Allgemeinen; sondern auf gewisse specielle Weisen.

Glauben und Gewissen nämlich mittels des Gefühls schlechtweg zunächst weiter durch die Quelle des Gemeingefühls, also besonders durch die hauptsächlichsten Knotengeflechte des vegetativen Nervensystems. Daher die Rede von dem Magen, oder insbesondere der Cardia, ferner der Leber, des Zwergfells u. dergl. als Sitz gewisser psychischer Funktionen, z. B. bei Homer; den Nieren im alten Testamente ꝛc. Der bessere oder schlechtere Zustand dieser Theile bestimmt mehr oder weniger auch jene Geistesvermögen und ihre Wirksamkeit. Kraft, Raschheit, Stimmung und Richtung dieser hängt allerdings einiger Massen von dem verschiedenen Zustande jener Theile ab. Und solche Einwirkungen letzterer auf jene geistigen Wirksamkeiten können namentlich bis zu jenen oft in der Geschichte vorkommenden furchtbaren Freveln religiöser Schwärmerei und religiösen Fanatismus oder zu eigentlichem Wahnsinne gedeihen. Aber auch umgekehrt wird die geistig bedingte rechte Wirksamkeit jener geistigen Vermögen der schönste und mächtigste Lebensbalsam für die genannten Körpertheile und für alles, was zunächst zu ihnen gehört und von ihnen abhängt.

Die Wirksamkeit der Vernunft aber und zum Theil auch des Verstandes sind mit dem Leibe zunächst in Verbindung gesetzt durch den Sinn, zuallernächst und hauptsächlich aber durch die Vorstellungsthätigkeiten, besonders die Phantasie (S. 275 rc.). Dadurch aber haben jene vorzüglich mit dem Hirne und was zunächst zu ihm gehört, wie die Hirnnerven und die Sinnwerkzeuge, Zusammenhang. Nur in diesem Sinne ist es zu verstehen, wenn vom Hirne als Sitz des Verstandes und der Vernunft die Rede ist. Der verschiedene Zustand jener Körpertheile nun reflectirt sich allerdings auch in der Verstandes- und Vernunftthätigkeit, sie fördernd oder beeinträchtigend; mehr noch die Verstandes-, als die Vernunftthätigkeit. Aber ungleich mächtiger und wohlthätiger wirkt umgekehrt die tüchtige Wirksamkeit des Verstandes und der Vernunft auf Hirn und seine Nerven, die Sinneswerkzeuge und was mit diesen Theilen zusammen- uud von ihnen abhängt. Jedoch ist für diese die ungeordnete, getrübte Thätigkeit jener auch ein eindringlich schädlicher Einfluß.

Der Willen endlich und zum Theil die Willkühr haben besonderen Zusammenhang mit dem Leibe durch den Trieb und dadurch weiter mit vorzugsweise der Bewegungserregung dienenden Nervenparthieen des animalischen und vegetativen Nervensystems; namentlich mit dem Rückenmark, dem kleinen Gehirne, dem Sympathicus, dem Vagus, und was mit diesen zusammen- und von ihnen abhängt. Der verschiedene Zustand dieser Theile modificirt die Wirksamkeit des Willens und der Willkühr, leider oft auch bis zu den furchtbarsten Ausbrüchen der Wuth, der Tobsucht

sucht (Manie); dennoch aber wirken umgekehrt im Ganzen Willen und Willkühr noch mächtiger auf jene Theile und ihre Wirksamkeit.

3) Hieraus erhellt denn nun von selbst, auf welche Theile des Leibes zu Gunsten dieser oder jener Wirksamkeiten des psychischen Lebens, aber auch umgekehrt auf welche Thätigkeitsweisen des psychischen Lebens zu Gunsten dieser oder jener Körpertheile eingewirkt werden könne. Die Wirkungen sind sich in beiden zunächst immer ähnlich, so daß Erhöhung der Thätigkeit im einen auch die Thätigkeit seines Correlats im anderen erhöht u. s. f.

Was aber zu diesem Behufe einerseits Speisen, Getränke, Luft, Licht, Gerüche, Farben, Töne u. s. w. sind — das sind andrerseits geistige Betrachtung der Natur, persönlicher geistiger Verkehr mit geistiger lebenden Menschen; ist der Genuß der Schöpfungen höherer menschlicher Kunst und Wissenschaft durch unmittelbare Anschauung und Lectüre, die in unserem Zeitalter von besonders großem Umfange und großer Wichtigkeit ist; und endlich die unmittelbare Beziehung des eigenen Geistes auf Gott, den Geist der Geister, in jederlei Gottesdienst. Aber geistig sey letzterer und immer geistiger werde er; denn Gott ist ein Geist und die ihn anbeten, sollen ihn im Geiste und in der Wahrheit anbeten. So sehr auch das Symbol die noch weniger geistig lebende Masse zum wahren Gottesdienste anregen und hinleiten kann und muß; so sehr muß vom Symbol zum Wesen hindurchgedrungen werden. Ohne innigere Beziehung des Menschengeistes auf Gott ist der Mensch irgend einem Gliede zu vergleichen, dessen zum oder vom Gehirn gehender Nervenapparat unterbunden ist. Es ist dadurch in sich selber nichtig und unbrauchbar. Wäre es aber auch möglich, daß ihm noch so viel Leben bliebe; so ist es doch von jenem Einheitspunkte aus nicht mehr zum Zweck und Ziele des Ganzen zu regieren, und stiftet so, der Anarchie verfallen, mehr Unheil, als Heil.

Möge dabei aber übrigens nur Folgendes wohl bedacht und beherzigt werden:

a) daß durch keinerlei sinnlichen Genuß Geist erzeugt werden könne. Wer seiner und seine Segnungen theilhaft werden will, der muß sein sinnliches Wesen im weiteren Sinne des Worts sogar theilweise verleugnen, es jedenfalls, mit Achtung seiner eigenen Gesetzlichkeit, in eigene geistige Gewalt zu bekommen suchen; der muß unmittelbar geistig zu leben streben und dieses Streben durch die eben angeführten, und uns besonders auch von der Religion angezeigten, geistigen Lebensmittel unterstützen.

b) Nur wo das Gegentheil davon geschieht, tritt Zerstörung des Geistigen durch das niedrigere Psychische und das Physische ein. Dieß ist insbesondere wohl zu bedenken in Bezug auf die in unserer Zeit immer zunehmende Gefahr, förmlich psychisch krank zu werden. Psychische Krankheit wird aber nicht leicht durch irgend einen physischen Fehler erzeugt, ohne daß der eigene Geist selber das Meiste dabei verschuldete; sey's mehr nur überhaupt durch geistige Schwäche und Unmacht aus Mangel an rechter Selbstthätigkeit zu seinem Gedeihen, oder sey's eine gesetzlos ungeordnete Lebensführung des Psychischen, oder endlich dadurch, daß mehr die blinde Neigung und wilde Leidenschaft, als die klare, feste, ruhige Selbstbestimmung das Regiment im Psychischen führt. Ja, am Ende ist eben meistens derlei auch Schuld an manchen üblen Zuständen unseres physischen Lebens, die wirklich von übler Wirkung auf unser Psychisches sind. Dieß ausserdem insbesondere auch dadurch, daß wir in den verschiedenen Lebensaltern der Individuen, in verschiedenen Tages- und Jahreszeiten psychische Thätigkeiten von uns fordern, für welche, namentlich in Beziehung auf das zunächst betheiligte Nervensystem, die geeigneten Zustände Naturgemäß jetzt nicht, wohl aber zu einer anderen Zeit, vorhanden sind. So, wenn wir am Abend oder in der Nacht so thätig seyn wollen, als wir es der göttlichen Lebensordnung zufolge nur am Morgen und am Tage seyn sollen und wahrhaft können, und umgekehrt. Das einzelne hieher Gehörige ist in früheren Abschnitten erwähnt worden; der gewissenhafte und denkende Leser vergegenwärtige sich's hier und wend' es selber nach den vorstehenden Andeutungen weiter an.

c) Das höhere, eigentlich geistige Leben des Menschen ist auch das reinste, schönste, intensivste und wirksamste. Es vermag unendlich viel mehr und Besseres über unser Seelen- und Leibes-Leben, als diese umgekehrt über jenes. Es ist das mächtigste Verbesserungs- und Verschönerungsmittel unseres ganzen Seyns. Unser geistiges Leben ist aber auch das allein Ewige in uns; kann man sich wundern, wenn ihm auch, ist es nur selbst, was und wie es seyn soll und kann, zugetraut wird, daß es zugleich das beste und unfehlbarste Lebensverlängerungs-Mittel sey?

VI.

Einige Andeutungen im Betreff gewisser noch übriger nächster Hauptquellen eines glücklichen oder unglücklichen Menschenlebens.

Das hieher gehörige braucht fast nur genannt zu werden. Es gehört aber dazu hauptsächlich

1) die Wahl des Berufs im Leben. Jeder ist zu etwas Bestimmtem durch die göttliche Weltordnung berufen, und behufs dieser Berufung mit einem eigenthümlichen Lebenskeime ausgestattet. Der Mensch ohne bestimmten Beruf ist eine Mannigfaltigkeit ohne Einheit, die in sich selbst und nach Aussen haltungslos zerfällt und verfließt, wodurch der ganze Lebensinhalt leidet. Eine Lebensform aber, die willkührlich gewählt oder aufgedrungen, mit solchem göttlichen Berufe nicht übereinstimmt, legt der eigenthümlichen physischen und psychischen Einrichtung und Bestimmung des Einzelnen einen durch das ganze Leben anhaltenden Zwang auf, und fordert in der einen Hinsicht, wozu der Grund nicht gelegt ist, und hemmt und unterdrückt und richtet anders dagegen anderes, gegen die göttliche Weisheit der ursprünglichen Einrichtung. Das kann aber ohne Erzeugung mancherlei krankhafter Zustände und mancherlei Ungemachs des Lebens nicht geschehen; wogegen die richtige Wahl des Berufs Physisches und Psychisches und das ganze Schicksal des Individuums mächtig fördert und begünstigt.

2) Die Wahl der Verbindungen mit Menschen, durch Freundschaft, durch Ehe, durch Geschäfte. Man bedenke nur insbesondere, was das Eine Wort: häusliches Glück oder Unglück in sich begreift und von welchen Folgen es ist — und

forsche namentlich näher nach in Irrenhäusern, um zu erfahren, wie viele der unglücklichen Bewohner derselben ihren Zustand häuslichem Ungemache verdanken. — Auch des Partheienwesens unserer Zeit gedenke man dabei, wie es in so mancherlei Formen geheim und öffentlich betrieben wird.

3) Die Wahl der Lectüre, die in unserer Zeit eine so große Rolle spielt. Wie sorglich sind doch so manche in der Wahl ihrer Speisen und Getränke; wie sorglos dagegen in der Wahl der Bücher, die sie lesen. Wohl aber sind diese ein Hauptartikel des Speise- und Getränke-Vorrathes für unser Psychisches. Zwar wird leicht gewaltig fehlgegriffen und eine göttliche Ordnung keck gemeistert, wenn gemeint wird, es werde zu viel gelesen, und wenn solches zu beschränken gesucht wird. Denn unseres Zeitalters beste Kraft strebt nach eigentlicher Wissenschaftlichkeit, in ihr, die im rechten Bunde mit Religion steht (S. 7), mit Recht die allein sichere und durchgängig befriedigende Grundlage eines rechten Lebens suchend; und dazu ist ein Hauptmittel sein vieles Lesen. Allein, abgesehen von der häufig unverhältnißmäßig geringen eigenen unmittelbaren Betrachtung der Erkenntnißgegenstände und des zu wenigen kräftigen, ruhigen, freithätigen Denkens, statt dessen man gar häufig mehr nur passiv genießt, — wird allerdings gar vielfältig theils nicht multum, sondern nur multa gelesen, theils werden dabei zu selten vorzugsweise auch die Werke der wenigeren großen Meister aller Zeiten gelesen. Namentlich hält uns von ihrem Studium unser allmälig sehr beklagenswerth gewordenes Zeitschriftenwesen ab, das jedoch Gottlob! seine höchste Höhe bereits hinter sich haben dürfte.

Wo aber auf dem Wege der Lectüre besondere Nahrung für Seele und Geist und für deren einzelne Beziehungen insbesondere zu suchen sey — davon hier weiter zu handeln, möchte nicht ganz am rechten Orte seyn.

Schlußbemerkung
über die Kunst, gut zu sterben.

Seit Jahrtausenden, seit die Menschheit vorherrschend unter dem Regiment der Willkühr lebt (S. 6), sterben Tausende eines widernatürlichen, krankhaften Todes, bis Einer gut und Naturgemäß stirbt. Dieß war anders, als die Menschheit noch vorherrschend Instinktmäßig lebte; es wird wieder anders werden, wenn sie einst vorherrschend vernünftig und sittlich leben wird. Jeder Einzelne sichert sich in demselben Grade ein besseres, natürlicheres Sterben, in welchem er richtiger lebt.

Ebenso verhält es sich mit der Lebensdauer der Individuen. Der Tod tritt in demselben Verhältnisse später ein, als der Mensch richtiger lebt; sey's, was bei so vorgerückter Menschheits-Geschichte weniger leicht möglich ist, mehr Instinktmäßig, oder, worauf wir hauptsächlich angewiesen sind, selbstbewußt und freithätig vernünftig und sittlich. In einer frühesten Zeit der Geschichte lebten die Menschen allgemein nothwendig — und abgesehen von jeder Verschiedenheit der Zeitrechnung und darauf beruhenden

Angaben — länger; sie werden einst wieder länger leben.

Das rechte, naturgemäße Sterben ist selbst ein Lebensakt; aber der schönste Akt des irdischen Menschenlebens. Giebt es dagegen wirklich das Schauderhafteste, das einiger Massen zu fassen der menschliche Geist vermag, nämlich einen Tod, der das wahre Gegentheil von Leben und ewiger Tod des ganzen Wesens ist: so kann er nur dadurch bedingt werden, daß der Menschengeist im Einzelnen so wenig entwickelt und selbstständig wird, daß er vom Physischen ganz überwältigt, verschlungen und vernichtet wird.

Naturgemäß sterben wir aber leiblich und zum Theil auch seelisch durch die ganze zweite Lebenshälfte ganz allmälig. Ganz allmälig und schmerzlos versiegt und erlischt, versinkt in tiefen Schlaf das physische und das niedrigste psychische Leben in demselben Verhältnisse, als sich das Leben mehr im Geistigen concentrirt und dieses, in sich selbst für eine höhere Lebensform immer selbstständiger reifend, sich von der irdischen Wirklichkeit immer mehr abwendet und so das Werkzeug seines Leibes immer weniger bedarf. So trifft endlich der niederste Lebensstand des Leiblichen mit der für das irdische Daseyn vollständigsten, schönsten, reinsten, kräftigsten und gediegensten Entfaltung des Geistigen zusammen — und da scheiden beide ohne schmerzliche Trennung von einander, jedes seiner eigenthümlichsten Bestimmung folgend. Der Geist, selbst mehr göttlich werdend und Gott näher kommend, geht, nicht unwahrscheinlich mittels des ihm folgenden, der hiesigen physischen Organisation näher verwandten Seelischen, eine höhere persönliche Lebensform ein, erwacht am neuen Orte zu neuem, höherem, schönerem Leben — und Leben wandelt selbst den zurückgelassenen Leichnam, in der schön sog. „Ver-Wesung" in eine Mannigfaltigkeit niederer Wesen und niedrigeren, aber Instinktmäßig glücklich lebenden, Seyns um.

Die Kunst, spät, richtig und schön zu sterben, ist die Kunst, richtig zu leben, die durch dieses ganze, nun sich schließende Buch, darzustellen versucht wurde.

Kolibri 360 GmbH
Ferdinand-Jühlke-Straße 7
99095 Erfurt, Deutschland
produktsicherheit@kolibri360.de